LA DIETA SONOMA

LA DIETA SONOMA

Mejore su figura y su salud en 10 días

Connie Guttersen

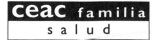

ceac familia
salud

Título original: *The Sonoma Diet*, publicado en lengua inglesa por Meredith Books

© 2005 por Meredith Books

© Ediciones Ceac, 2007
  Planeta DeAgostini Profesional y Formación, S.L.
  Avda. Diagonal, 662-664 - 08034 Barcelona (España)
  Para la presente edición en lengua castellana
  www.editorialceac.com
  info@editorialceac.com

Fotografía cubierta: Workbook/COVER, 2007
Diseño cubierta: Valerio Viano
Traducción: Isabel Murillo
Fotocomposición: gama, sl

ISBN: 978-84-329-1865-0
Depósito legal M-13.450-2007
Impresor: Rotapapel

Sobre la autora

La doctora Connie Peraglie Guttersen, destacada experta en nutrición, ha dedicado su vida profesional a desarrollar estrategias sabrosas para una alimentación sana y para la pérdida de peso.

Dietista, profesional de la cocina y nutricionista asesora del mundialmente famoso Culinary Institute of America, de Greystone, la doctora Guttersen ofrece a la industria alimenticia, a los medios de comunicación y a los profesionales de la salud, unos mensajes de nutrición básicos que aúnan el arte y la ciencia de los alimentos. Se ha centrado de forma extensiva en los beneficios que para la salud suponen las dietas inspiradas en la cocina mediterránea y otras cocinas regionales.

Entre los muchos logros de la doctora Guttersen destacan el desarrollo de las pautas a seguir en un centro médico de Bellevue, Washington, especializado en el tratamiento de la obesidad, así como su trabajo como consultora nutricionista para un amplio abanico de empresas entre las que se incluyen Kraft, Nestlé, Sodexho Marriott, Radisson Hotels, Hyatt Classic Residences y Panera Bread.

La doctora Guttersen vive en el norte de California, el precioso país del vino, en compañía de su esposo y sus dos hijos.

Agradecimientos

Me gustaría dar las gracias al equipo de *La Dieta Sonoma* por sus conocimientos, tiempo y esfuerzo: Bob Mate, Jim Blume, Doug Guendel, Patrick Taylor, Jennifer Darling, Stephanie Karpinske, Amy Nichols, Gina Rickert, Steve Rogers, Jeff Myers, Greg Kayko, Margie Schenkelberg, Matt Strelecki, Ken Carlson, Som Inthalangsy, Andy Lyons y Laura Harms. Gracias a Kelly Garret por su estrategia de escritura profesional y precisa. Mi agradecimiento especial a Heidi Krupp por su tan valiosa experiencia. Jeremy Wolf, Jennifer Ull y el resto de la banda de Krupp: ¡Todo lo que hacéis tiene mucho gusto!

Me gustaría dar las gracias a la chef Toni Hendrickson Sakaguchi por su inspiración culinaria para este proyecto y a mis amigos del Culinary Institute of America, en Greyston, que me han enseñado a incluir el sabor y la alegría dentro de la nutrición. También, mi más sincero agradecimiento al doctor Mark Dedomenico, de Bellevue, Washington, por sus palabras de aliento para seguir adelante con mis trabajos para el tratamiento de la obesidad y las enfermedades relacionadas con ella.

Estoy en deuda con mi fallecido padre, el doctor Bruno Peraglie, y con mi hermano, el doctor Cesare Peraglie, médico de cuarta generación. Gracias por revelarme la importancia de la nutrición, el bienestar y la responsabilidad que todos debemos tener para con nuestra salud. Mi agradecimiento para mi esposo, Shawn, y para nuestros hijos, Gabriella y William, por su motivación y apoyo en este proyecto.

Unas palabras de la autora

Creo firmemente que la comida sabrosa es el elemento que falta para que una dieta coseche éxito a largo plazo. *La Dieta Sonoma* se basa en una de las cocinas más sabrosas del mundo: la de los alimentos del Mediterráneo, que no sólo son deliciosos, sino que además aportan muchos beneficios para la salud. Hoy en día, en mi trabajo para el Culinary Institute of America, en California, el país del vino, estoy inmersa en el mundo del sabor y su efecto sobre cómo comemos y qué comemos. La cocina de la soleada Sonoma y del Napa Valley hace su propia interpretación de la dieta mediterránea. Celebra sus ingredientes frescos, sus alimentos integrales y un estilo de alimentación en el que cada comida es un agradable placer.

Mi interés por la comida y la salud se inició en un momento muy temprano. Vengo de una familia de médicos que siempre creyeron que la buena Nutrición era el secreto de una buena salud. Después de doctorarme en nutrición, trabajé como profesora de nutrición en la Texas Christian University. Luego pasé diez años asesorando a gente que luchaba contra la obesidad y el control del peso. A través de mis pacientes, empecé a ver las muchas frustraciones que se viven con los programas de dieta. Y esto me impactó directamente cuando mi padre empezó a cobrar peso y quedó enganchado en el ciclo de las dietas. Gracias a ello, viéndolo sufrir pasando hambre, comiendo alimentos insulsos y con la experiencia de tener que someterse a una dieta estricta mientras los demás que estábamos sentados a la mesa comíamos comida «de verdad», comprendí mucho mejor y compadecí también a todas las personas que se ponen a régimen. Tuve claro entonces que a las «dietas» actuales les faltaba un elemento clave.

La filosofía que respalda *La Dieta Sonoma*, que lleva muchos años en gestación, está basada en diversos estudios científicos. A partir de mi experiencia como nutricionista, he reunido todos estos descubrimientos y los he traducido en una dieta que proporciona una pérdida de peso a largo plazo y una vida más sana. He trabajado además con destacados chefs de cocina para elaborar recetas frescas y sabrosas que conviertan esta dieta en una experiencia única. De modo que cuando a lo largo del libro vea que hablo en plural, «nosotros», estaré refiriéndome a los investigadores, a los expertos culinarios y a las demás personas que me han formado e inspirado, tanto directa como indirectamente, para crear *La Dieta Sonoma*.

La Dieta Sonoma puede convertirse en su camino hacia la pérdida de peso y un estilo de vida más sano. Se trata de buena comida, de adelgazar con éxito y de disfrutar de una vida más sana.

Índice

BIENVENIDO
A SU NUEVO ESTILO
DE VIDA

La dieta sonoma es distinta a todas las demás.

Perderá todos los kilos de más que necesita perder. Y, simultáneamente, disfrutará comiendo como nunca en su vida ha disfrutado. Se trata de una manera de comer en la que las comidas son una celebración, no una privación.

Y esto se debe a que, con la dieta sonoma, la pérdida de peso no se produce dejando de comer. La pérdida de peso se produce disfrutando de cantidades satisfactorias de los mejores alimentos del planeta. A lo mejor, por primera vez en su vida, disfrutará de verdad de sus comidas. La dieta sonoma celebra el renacimiento de la comida y el sabor que en la actualidad está produciéndose en Estados Unidos.

En la dieta sonoma no existe tal cosa como los «alimentos de régimen». Tampoco existen alimentos especiales. Nada fuera de lo normal. Simplemente alimentos integrales, frescos y deliciosos que son fáciles de encontrar y más fáciles aún de preparar.

Los resultados son fenomenales. Al principio, empezará a perder kilos rápidamente, y luego más despacio hasta que su peso se sitúe justo donde siempre quiso estar (¡y tal vez nunca se atrevió a esperar que estaría!). Y se trata de una pérdida de peso que dura toda una vida.

Los distintos pasos del viaje desde el sobrepeso hasta el peso ideal serán cómodos, placenteros y sencillos. Disfrutará de los mismos alimentos que comen sus compañeros de mesa. No tendrá que contar calorías, ni anotar «puntos» de ningún tipo, ni pesar y medir constantemente la comida. Olvídese de comer cosas distintas a los demás. Apenas recordará que está siguiendo una dieta.

Hemos trabajado en todo esto para usted, hasta el último detalle nutricional. Y lo hemos hecho para que no tenga que contar, ni planificar, ni analizar, ni preocuparse. Lo único que tiene que hacer es seleccionar entre una amplia variedad de elecciones culinarias y luego seguir nuestras directrices. Si lo desea, puede utilizar las recetas que aquí le proporcionamos, pero lo principal es que disfrute con sus comidas.

La dieta sonoma ofrece además lo que otras dietas suelen ignorar: una personalidad más sana y energética. Lo que es evidente es que si tiene usted sobrepeso, la simple pérdida de peso le ayudará a estar más sano. Pero la dieta sonoma le ofrece mucho más que eso: con este plan, la mejora de su salud no es sólo un efecto secundario de la pérdida de peso sino que es el camino hacia esa pérdida de peso. Se sentirá con mucha más salud y energía mucho antes de haber perdido el último kilo que le sobra.

¿Demasiado bueno para ser cierto? Todo lo contrario. La dieta sonoma se basa en los más recientes descubrimientos sobre nutrición, salud y pérdida de peso. Detrás de todo plan de comidas y recomendación alimenticia está la investigación más novedosa que va más allá de los consabidos conceptos de bajo en carbohidratos y bajo en grasas. Se saciará de «alimentos poderosos», que proporcionan el máximo de nutrientes necesarios para combatir las enfermedades con un mínimo de calorías. Comerá platos con combinaciones minuciosamente elaboradas que no sólo descubren sabores escondidos, sino que además maximizan la absorción de los nutrientes esenciales por parte del organismo.

Estas potentes combinaciones son la base de la dieta sonoma. Son el gran motivo mediante el cual descubrirá una nueva y vibrante salud y una figura más esbelta. Piénselo bien. ¿No debería, cualquier dieta, aportarle ambas cosas? De no ser así, la dieta no tiene sentido.

De hecho, emulará usted la forma de comer mediterránea, famosa por limitar la aparición de enfermedades cardiacas y por prolongar la esperanza de vida, además de mantener esbeltos a quienes la siguen. Una comida mediterránea es una fiesta para los sentidos y una bendición para la salud y la longevidad, y así será precisamente cómo comerá usted si sigue la dieta sonoma.

Uno de los detalles de su éxito es que usted se sentirá feliz y satisfecho durante todo el día. La dieta sonoma no invita a la frustración limitando artificialmente cualquier categoría de alimentos. Eso la convierte en la dieta «siguiente» perfecta para cualquiera que lo haya intentado y fracasado con una dieta «baja en carbohidratos» o «baja en grasas». La dieta sonoma no es «baja» en nada. Es un plan de comidas equilibrado que proporciona al organismo todo aquello que necesita.

La dieta sonoma no es una dieta de privaciones. Incluye carne, pescado, legumbres, huevos, etc. ¿Tentempiés? Naturalmente. ¿Vino? Por supuesto, si le apetece. Bebido con moderación, es bueno para usted.

En lugar de prohibir categorías enteras de alimentos, la dieta sonoma le ayuda a comer cantidades razonables de los alimentos más magros y más sanos de cada categoría. Aprenderá a saciar su hambre sin comer en exceso; aprenderá a comer despacio y a saborear cada mordisco, y aprenderá a acabar las comidas sintiéndose saciado, nunca con hambre.

La dieta sonoma no es una dieta baja en carbohidratos. Todo lo contrario, refuerza una gran variedad de alimentos vegetales ricos en la energía que proporcionan los carbohidratos. ¿Le gusta el arroz u otros cereales acompañando su plato principal? Disfrútelos, siempre y cuando se trate de la versión integral, más sabrosa y rica en fibras. ¿El pan? Por supuesto, y desde el primer día que siga la dieta. ¿Los cereales? Disfrútelos a diario si le gustan. ¿Frutas y verduras? En abundancia.

La dieta sonoma no es tampoco una dieta baja en grasas. El aceite de oliva, bueno para el corazón y con gran sabor, puede ser una característica diaria de sus comidas, resaltando los nutrientes y los sabores de muchos de los alimentos que consuma.

Le animaremos también a aprovechar las demás grasas sanas. Una variedad de frutos secos y aguacates, por ejemplo, y los aceites naturales del pescado, tan buenos para la circulación, le ayudarán a perder peso y le mantendrán saciado.

El secreto para adelgazar de la dieta sonoma está en redescubrir la «manera correcta de comer». Se trata de la alegría sensual de saborear una amplia variedad de alimentos frescos, integrales y deliciosos. Es decir, adoptará usted un nuevo estilo de vida en sus comidas. Le resultará mucho más placentero y saciante que el estilo que dejará atrás. El estilo de vida de la dieta sonoma formará parte de usted incluso mucho después de que haya alcanzado su peso objetivo. Le mantendrá esbelto, sano y disfrutando de todas sus comidas durante el resto de su vida.

LA REGIÓN DE SONOMA

¿De dónde ha sacado su nombre la dieta? Una pregunta excelente, pues el nombre de «Sonoma» es sinónimo del espíritu de la dieta que empezará usted a seguir. Para comprender a qué nos referimos, necesitamos un poco de geografía elemental.

Busque en un mapa el Mar Mediterráneo. Recorra su perímetro con el dedo y verá que, entre otros lugares, pasa por las costas de España, el sur de Francia, Italia y Grecia.

¿Por qué son famosos esos países? Por su clima ideal, sus frutas y verduras, sus buenos vinos, sus carnes magras, su abundante pesca y su aceite de oliva, tan bueno para el corazón. De hecho, las costumbres alimenticias y el estilo de vida activo de esta parte del mundo son tan beneficiosos para la salud humana que la ciencia le ha encontrado incluso un nombre: la Dieta Mediterránea.

Ahora, coloque el dedo en el centro de Italia y siga en línea recta hacia el oeste, cruzando el Atlántico y hasta llegar a los Estados Unidos y la costa californiana. Está en el condado de Sonoma, al norte de la bahía de San Francisco.

Aquí, las olas rompen contra costas rocosas que dan paso a majestuosos bosques de secoyas que cubren las montañas costeras. Tierra adentro, las colinas están salpicadas de olivos y manzanos.

En los ribazos se encuentran algunos de los viñedos más alabados del mundo, sus uvas verdes y moradas brillando bajo el sol de California.

Los caminos y las pistas rurales de Sonoma están llenos de caminantes y ciclistas haciendo deporte y captando toda la belleza del paisaje.

Esta región, de impresionante paisaje, comparte con el Mediterráneo algo más que la latitud y el clima. Sus frutas y verduras son igual de frescas y deliciosas, su vino igual de exquisito, su carne igual de magra, su pescado y marisco igual de abundante, y su aceite de oliva igual de sano. ¿El estilo de vida? Más sano si cabe.

Y la dieta sonoma procede de las granjas y restaurantes y cocinas de este idílico hogar de comida sana y sensual.

Se trata de la versión norteamericana de la dieta mediterránea. Por lo tanto, disminuye el riesgo de contraer enfermedades cardiacas y determinados cánceres, y le ofrece una vida más larga, más activa y con más recompensas.

Los habitantes del sur de Europa y de Sonoma han contribuido al elemento de placer que incluye esta dieta. Nosotros le hemos añadido otro beneficio: una pérdida de peso segura y permanente.

ADELGAZAR CON COMIDAS DELICIOSAS

El énfasis de la dieta sonoma, quiero repetir, no se sitúa en evitar la buena comida, sino en comer los mejores alimentos del planeta. Éstos son algunos de ellos: mucha de la mejor fruta fresca y verdura en lugar de comidas preparadas y dulces edulcorados. Cantidades generosas de pan integral y cereales integrales en lugar de productos hechos con harina blanca refinada. Carne blanca de ave sin piel, carnes rojas, de cordero, de cerdo, de ternera siempre magras, huevos, lácticos descremados, judías de soja, y mucho pescado para conseguir proteínas. Vegetales y especias en cantidades ilimitadas. Aceite de oliva y frutos secos como principales fuentes de grasas. Un poco de vino. No importa dónde viva: la dieta sonoma puede ser su «forma de comida».

¿Le parece atractivo? Entonces está ya dentro del espíritu de la dieta sonoma.

Los capítulos siguientes le llevarán a seguir la dieta paso a paso. Lo primero que verá es que todo es muy sencillo. No existe ninguna regla que diga que comer bien tiene que ser complicado.

Después de un resumen de los principales puntos de la dieta, le presentaremos la enorme variedad de alimentos que consumirá. Pondremos énfasis en los alimentos poderosos, aquellos que proporciona la mayoría de nutrientes sanos con la mínima cantidad de calorías.

A continuación, le guiaremos a través de la dieta en sí misma, dándole instrucciones concretas sobre cómo elegir los alimentos, prepararlos y comerlos en las proporciones y cantidades correctas. Encontrará recetas, comidas concretas que preparar y consejos específicos para facilitarle las cosas y aprovechar al máximo la dieta.

Hay también capítulos dedicados a ayudarle a superar los inevitables puntos difíciles: los antojos, los obstáculos, las frustraciones que aparecen de vez en cuando en cualquier dieta. Le explicaremos cómo afrontar exactamente cada problema, para dejarlos atrás y seguir avanzando hacia su objetivo de adelgazamiento.

A los pocos días de iniciar la dieta sonoma percibirá un cambio para mejor en su manera de sentirse y en cómo le sienta la ropa. Empezará a adelgazar de inmediato.

Percibirá también una diferencia en su manera de pensar en la comida. A medida que vaya dejando atrás las viejas maneras y vaya adoptando las nuevas, descubrirá algo asombroso. ¡Las nuevas maneras sientan mejor! Usted se siente mejor, está adelgazando... y disfruta de sus comidas más de lo que jamás habría imaginado.

Y en esto consiste *La Dieta Sonoma*. Empecemos ya.

¿QUÉ ES
LA DIETA SONOMA?

La Dieta Sonoma es un plan único para perder peso que, por vez primera, une el arte y la ciencia de los alimentos. La apreciación y el disfrute de comidas sabrosas desarrollan un estilo de comer saludable que acaba convirtiéndose en algo natural. Las sencillas directrices en cuanto a cantidades y combinaciones de alimentos hacen que el mismo plato se convierta en una guía. Todo se ha diseñado para que usted pierda kilos con seguridad y muy fácilmente hasta alcanzar su peso ideal.

Los alimentos y las recetas que le llevarán hasta allí han sido cuidadosamente seleccionados para que usted se sienta más sano y feliz mientras va adelgazando. Tanto la selección de alimentos como la preparación de las comidas reflejan los últimos descubrimientos del universo de la investigación nutricional.

Pero esta dieta no nació en un laboratorio.

Sus auténticos creadores son los habitantes llenos de vitalidad de dos lugares muy especiales del mundo real, lugares donde el disfrute de una gran abundancia de alimentos deliciosos se ha convertido en una forma de vida. La dieta sonoma debe su nombre a uno de estos lugares. Está inspirada en los sabrosos y soleados alimentos que convierten el precioso condado californiano de Sonoma en un paraíso de la comida sana y el estilo de vida activo.

La cocina de Sonoma, a su vez, es un estado mental y un reflejo de la «forma de comer» y de los alimentos que disfrutan a diario las personas que viven cerca del Mar Mediterráneo. Los europeos que viven esta «dieta mediterránea» disfrutan con generosidad de alimentos frescos integrales y deliciosos: verduras, frutas, cereales integrales, frutos secos, aceite de oliva, carnes magras y vino. La cocina de Sonoma, con su diversidad de sabores y su toque local, representa una interpretación única de la dieta mediterránea.

Estas dos comunidades –Nuevo Mundo y Viejo Mundo– tienen algo más en común, además de su estupendo instinto nutricional. Comparten una forma festiva de ver la comida, un amor de corazón por la buena comida que convierte cada ocasión en una celebración de la vida.

Y usted sentirá esta misma alegría comiendo porque es algo que está en la base de *La Dieta Sonoma*. De hecho, uno de los secretos del éxito es aprender a saborear los distintos gustos y disfrutar de una amplia variedad de recetas. Cuando decimos «Que aproveche y disfrute de su comida», lo decimos de verdad.

FRESCO DEL MEDITERRÁNEO

Hace unas décadas, los investigadores empezaron a reflexionar sobre lo que parecía una paradoja. ¿Por qué las poblaciones mediterráneas tienen una esperanza de vida más alta, viven una vida más sana y presentan menos casos de enfermedades cardiacas, cáncer, obesidad y diabetes, en comparación con otras partes del mundo? Se dice que cuando los norteamericanos o los habitantes del norte de Europa comen lo que consideran un buen festín, están aumentando sus probabilidades de sufrir un infarto, pero cuando los habitantes del sur de Europa celebran su versión de lo mismo, están más sanos. ¿Qué sucede aquí?

La respuesta está en los alimentos sabrosos y ricos en nutrientes y en la «forma de vida» de la dieta mediterránea. Ejemplifica los principios básicos de la comida sana. Una elaboración mínima y el aliño adecuado maximizan el contenido de nutrientes de estos alimentos. La salud no se basa en evitar determinados alimentos «peligrosos» o «insanos», se basa en disfrutar más de aquellos alimentos que son ricos en nutrientes.

La Dieta Sonoma se basa exactamente en esa inspiración sana para seleccionar los alimentos. Subraya el comer una amplia variedad de alimentos que fomentan la vitalidad, protegen el corazón y mejoran la salud en general. La mayoría de estos alimentos son los mismos que dominan la dieta mediterránea.

¿En qué consiste la dieta mediterránea? Incluye una variedad de cocinas y geográficamente abarca el sur de Italia, España, Marruecos, Túnez, Grecia y el sur de Francia. Estas cocinas contribuyen con sus platos locales, pero todas mantienen una característica común: aceitunas, uvas y trigo. En gran parte, los platos son a base de vegetales, es decir, que los protagonistas principales son las verduras de temporada, los cereales integrales, las frutas, las legumbres, los frutos secos y el aceite de oliva. Además de sus beneficios para la salud, el aceite de oliva proporciona el sabor necesario para disfrutar de grandes cantidades de verduras y legumbres en forma de ensaladas y otros platos. (Una importante lección a aprender. Quizá no come usted la cantidad suficiente de verduras y legumbres porque no ha aprendido a prepararlas de maneras sabrosas.) El pescado y las aves destacan por encima de las carnes rojas y los lácteos. El vino, tinto o blanco, juega también un papel importante en la comida. Se trata de comidas sencillas, sin pretensiones y aliñadas con hierbas y especias.

En realidad, comerá usted como se come en el Mediterráneo, beneficiándose al máximo de aquellos alimentos que fomentan la buena salud. A estos alimentos los denominaremos «Alimentos Poderosos». Son aquellos que ofrecen la máxima nutrición con el mínimo de calorías. Comer estos milagros de la naturaleza es tan importante para perder peso como no comer alimentos «que engordan».

El factor Sonoma

La Dieta Sonoma se basa, desde el punto de vista nutricional, en los saludables hábitos alimenticios de los países mediterráneos, pero está inspirada en la creatividad culinaria del

Visite primero a su médico

Cualquier tipo de cambio de dieta necesita la aprobación de un profesional de la medicina. Antes de iniciar la dieta sonoma, programe una cita con su médico. El médico le ayudará además a determinar el objetivo de peso que le servirá de guía mientras sigue la dieta.

condado de Sonoma y en el amor por los alimentos frescos, integrales y llenos de sabor.

Pero la principal diferencia entre la dieta sonoma y la mediterránea es su objetivo. La primera se ha concebido para adelgazar. La dieta mediterránea, no. La palabra «dieta» después de la palabra «mediterránea» se refiere simplemente a lo que se come a diario. La palabra «dieta» después de la palabra «sonoma» se refiere a un programa de adelgazamiento.

La Dieta Sonoma, por lo tanto, es una adaptación de la dieta mediterránea en la que se incluyen estrategias de adelgazamiento basadas en los descubrimientos más recientes sobre lo que funciona y lo que no. Combina el secreto mediterráneo de comer pensando en proteger el corazón con el énfasis que se hace en Sonoma sobre el placer de una comida sana, e integra ambas cosas en un plan de adelgazamiento que funciona.

El resultado es una recompensa triple que jamás esperaría poder obtener de una dieta de adelgazamiento: con la dieta sonoma, perderá peso y ganará en salud, además de disfrutar más que nunca con la comida.

LA DIETA DEL PASO SIGUIENTE

Cuando se presenta la dieta sonoma, siempre sale a relucir una pregunta: ¿Se trata de una dieta baja en carbohidratos o baja en grasas?

La respuesta corta es «ninguna de las dos cosas». Pero la respuesta más exacta sería la siguiente: «Es una pregunta irrelevante».

El hecho de que surja la pregunta no es más que un signo de la época que vivimos. Hoy en día, la sabiduría popular sostiene que el adelgazamiento depende drásticamente de alterar el equilibrio entre carbohidratos, grasas y proteínas, y, en consecuencia, las dietas oscilan como un péndulo de los carbohidratos a las grasas.

Eso deja a muchas personas que dejan la dieta en un estado de insatisfacción y confusión. Las dietas bajas en grasas nos dicen que la comida tiene que saber a nada y nos dejan con hambre. Las dietas bajas en carbohidratos nos niegan el pan de cada día y convierten en enemigos a las frutas y las verduras. Sea como sea, perder peso se convierte en un ejercicio de negación.

¿Le suena?

La Dieta Sonoma es la dieta del «paso siguiente». No tiene nada que ver con reducir carbohidratos o grasas. No tiene nada que ver con pocas grasas o muchas grasas. Los alimentos y el control de las porciones de esta dieta se calculan para conseguir el mejor equilibrio posible entre proteínas, carbohidratos y grasas. Ese equilibrio le mantendrá satisfecho en cada paso de su viaje hacia el adelgazamiento.

El «paso siguiente» reconoce que los niveles artificialmente bajos de grasas no son ni placenteros ni sanos. Incluso existen pruebas recientes de que las dietas bajas en grasas contribuyen a la depresión.

Las grasas esenciales

Las grasas son absolutamente esenciales para una dieta saludable, sobre todo cuando se intenta perder peso. Añaden sabor para aumentar el placer de los buenos alimentos. Ayudan al organismo a absorber los nutrientes y obtener más beneficio nutricional sin necesidad de comer más cantidad. Y las grasas sanas, como las de los frutos secos, proporcionan sensación de saciedad, por lo que nunca se quedará con sensación de hambre.

Los beneficios de los carbohidratos

El «paso siguiente» significa también reconocer que limitar de forma generalizada los carbohidratos condena al fracaso prácticamente cualquier dieta. Una estrategia baja en carbohidratos es imposible de mantener porque no es sana y resulta insatisfactoria.

Como la mayoría de la gente sabe, los carbohidratos son los alimentos que el organismo convierte con más facilidad en energía. Se encuentran en los cereales integrales, las verduras y las frutas, todos ellos alimentos estupendos.

Entre los carbohidratos se incluyen también las fibras. Las fibras no sólo son esenciales para la salud del sistema digestivo y cardiovascular, sino que además juegan un papel protagonista en la fisiología del adelgazamiento.

Es evidente que necesitamos energía, nutrientes y fibra. Y por ello todos necesitamos recibir la cantidad adecuada de carbohidratos.

La Dieta Sonoma trata de...

EQUILIBRIO. No tiene nada que ver con pocos carbohidratos o pocas grasas.

CEREALES INTEGRALES. Comerá pan y cereales desde el primer día.

ALIMENTOS PODEROSOS. Cantidades generosas de alimentos deliciosos y con alto contenido en nutrientes le ayudarán a perder peso.

SALUD. Se basa en la dieta mediterránea, que lleva siglos protegiendo a los habitantes de los países mediterráneos de las enfermedades circulatorias y otras enfermedades.

PLACER. Comerá despacio para saborear y disfrutar de las comidas, al estilo de Sonoma.

RECETAS QUE HACEN LA BOCA AGUA. Directamente de los maestros culinarios del californiano condado de Sonoma: simples, elegantes y deliciosas.

ACEITE DE OLIVA. Un aceite vegetal bueno para la circulación e impulsor de los elementos nutrientes, que aumenta los sabores y hace temblar el mito de que las grasas son malas.

SIMPLICIDAD. No contará calorías ni nada. Ya lo hemos hecho nosotros por usted.

VARIEDAD. Podrá elegir los alimentos que quiera consumir a diario a partir de listas copiosas de carnes, mariscos, pescados, frutas, verduras, cereales y otros tipos de alimentos.

INSTRUCCIONES SENCILLAS. Sólo tendrá que llenar su plato según las proporciones ofrecidas en la página 83 para la Primera Ronda y la página 95 para la Segunda y la Tercera Rondas.

ALIMENTOS FRESCOS E INTEGRALES. Se pone énfasis en alimentos soleados, cargados de sabor y ricos en nutrientes, como los que se encuentran en las granjas y ranchos de Sonoma.

VINO. Damos las gracias a los mediterráneos por enseñarnos que un vaso de vino en la cena mejora tanto la salud del corazón como la comida.

SATISFACCIÓN. Se trata de comidas completas y que dejan saciado.

No tiene ninguna lógica que una dieta limite severamente una categoría de alimentos que incluye cereales integrales, verduras y frutas. De ser así, estaría emitiendo un mensaje contradictorio entre adelgazar y aprovechar los beneficios saludables de los alimentos ricos en fibras y nutrientes. Es un mensaje falso. Y los que se someten a dieta lo saben por instinto, razón por la cual mucha gente abandona las dietas bajas en carbohidratos.

En la dieta sonoma, comerá pan y cereales desde el primer día. Tendrá su ración de carne y pescado, naturalmente, pero también le animaremos a disfrutar desde el primer día de una amplia variedad de verduras preparadas de formas muy sabrosas.

Después de un período de transición de diez días, la fruta pasará también a formar parte de su dieta. De hecho, la dieta sonoma considera varias frutas como «Alimentos Poderosos», lo que significa que son un elemento de elección prioritaria.

Comemos alimentos, no categorías

La estrategia del «paso siguiente» se sostiene sobre una filosofía: preocuparse por la cantidad de grasas alimenticias o carbohidratos que se consumen es una distracción. Realizar un seguimiento de categorías nutricionales como «carbohidratos», «proteínas» o «grasas alimenticias» no tiene nada que ver con la manera en que la gente normal planifica sus comidas. Y esto se aplica tanto si se quiere adelgazar como si no.

Comer un exceso de carbohidratos, sobre todo refinados –aunado con comer mucho de todo–, contribuye definitivamente a tener sobrepeso. Los carbohidratos son la categoría que con mayor exceso se consume debido al efecto que tienen sobre el metabolismo del azúcar en sangre (del que nos ocuparemos más adelante).

Pero la solución no está en compensar un exceso de carbohidratos (o grasas) con una cantidad mínima de los mismos. Después del probable éxito inicial, el cuerpo acaba revelándose ante la privación de carbohidratos. Y también la cabeza. Se corre entonces el riesgo de sumarse a la lista de los muchos que abandonan las dietas bajas en carbohidratos (o bajas en grasas). Incluso se corre el riesgo de convertirse en candidato para sufrir el famoso efecto rebote, con el que se termina pesando más que al empezar la dieta restrictiva.

Con la dieta sonoma, el efecto rebote es infrecuente. Como hemos mencionado, las pautas alimenticias y los planes de comidas presentan

Comer: el estilo de Sonoma

¿Qué es una «grasa alimenticia»? Podría ser una grasa animal, como la grasa de una costilla, una grasa láctica como la mantequilla, las grasas «no saturadas» de las margarinas, los aceites vegetales, los aceites del pescado o las grasas de las semillas y los frutos secos. No le daremos la instrucción poco realista y nada sana de que limite drásticamente su consumo de todas estas grasas. Lo que hará será moderar, y en algunos casos eliminar al máximo, el consumo de las tres primeras, básicamente por el daño demostrado que causan a la salud en general.

ya los porcentajes idealmente equilibrados de carbohidratos, proteínas y grasas. Estos cálculos se realizan para las tres fases o «rondas» del programa de adelgazamiento. Las cantidades se establecen en los niveles que mejor pueden conducir hacia la pérdida de peso sin generar una carencia artificial de carbohidratos o de cualquier otro elemento que pueda causar privación.

En ningún momento tendrá que pararse a pensar si come demasiados o demasiado pocos carbohidratos. De hecho, después de este capítulo, verá que la palabra «carbohidrato» apenas aparece mencionada en el resto del libro. Lo que hará, en cambio, será prestar toda su atención al corazón de la dieta sonoma: disfrutar de los alimentos más sabrosos y sanos en cantidades y combinaciones que le proporcionarán su peso objetivo de forma rápida, segura y permanente.

En otras palabras, usted no elegirá entre categorías científicas como carbohidratos, proteínas y grasas alimenticias, sino que elegirá los alimentos más sanos y ricos en nutrientes dentro de estas categorías.

Consumirá cantidades controladas de grasas sanas. Y esto aplica especialmente al aceite de oliva, un aceite sabroso y asombrosamente bueno para el aparato circulatorio que es una de las piedras angulares de la dieta sonoma. El aceite de oliva no es una grasa que se le «permita» comer un poco a regañadientes. Sino que le animaremos activamente a incluirlo en sus comidas como un componente clave de su estrategia de adelgazamiento.

Lo mismo sucede con los carbohidratos. La dieta sonoma incluye pan y cereales desde un buen principio, mientras que otras dietas los eliminan. Pero sí se eliminarán virtualmente, y por motivos que explicaremos a partir de la página 56, el pan blanco y otros alimentos hechos con harina blanca refinada (muchas galletas, pasta y cereales). Pero simultáneamente, se le animará a disfrutar de cantidades sanas de estos mismos panes, galletas, pastas y cereales si están hechos a partir de las versiones integrales y sin refinar de cereales como el trigo, la avena, el centeno y la cebada.

Tanto el pan blanco como el pan de harina integral se consideran carbohidratos. Pero no son lo mismo. El primero sabotearía su programa de adelgazamiento con más rapidez que cualquier otro alimento, excepto el azúcar. El segundo, por otro lado, es un alimento rico en fibra y cargado de nutrientes que es tan beneficioso para sus objetivos de pérdida de peso que lo encontrará, junto con el aceite de oliva, integrando la lista de «Alimentos Poderosos» del siguiente capítulo.

Súmele a todo esto el papel protagonista de frutas y verduras y se habrá hecho una buena idea de que la dieta sonoma no tiene nada que ver con una dieta baja en carbohidratos o baja en grasas. Se trata de comer cantidades controladas pero satisfactorias de alimentos sanos y sabrosos, independientemente de cuál sea su categoría.

Seamos realistas

Antes de que estas palabras llegaran a sus ojos, la dieta sonoma fue concebida, diseñada, probada, ajustada y vuelta a probar por personas expertas para garantizar la máxima eficacia en sus dos objetivos: pérdida de peso y mejor salud y vitalidad. El resultado es un plan probado que le

---

Comer: el estilo de la dieta sonoma

La lista de alternativas proteínicas incluye una maravillosa variedad de pescado, marisco, carnes magras, aves, soja y huevos. En la mayoría de comidas, le pediremos que llene un porcentaje determinado de su plato con algún alimento de la lista de proteínas. Pese a que hacemos sugerencias y fomentamos la variedad, no insistiremos en una proteína en particular para satisfacer este requisito.

De modo que si así lo desea puede comer carne roja siete días a la semana... ¡siempre y cuando sea magra! Por otro lado, puede elegir no comer nunca carne y satisfacer sus exigencias de proteínas comiendo pescado o huevos, o incluso con platos de soja y legumbres. Este método en el que «usted decide» es la única estrategia realista a un plan de adelgazamiento. Los carnívoros consagrados nunca saldrán adelante si se espera de ellos que sobrevivan sin carne, igual que tampoco saldrían adelante los vegetarianos si se esperara que la comieran.

---

ayudará a perder peso, rápidamente primero y luego de forma más regular hasta que alcance su peso objetivo.

Pero ninguna dieta le funcionará si no puede serle fiel. Y usted no le será fiel a ninguna dieta si es demasiado complicada, un desafío demasiado grande o demasiado aburrida. Es por eso que para poner a prueba la dieta sonoma buscamos voluntarios que lucharan contra los mismos problemas de peso que usted. Sabíamos que no bastaba con que la dieta fuese científicamente correcta. Tenía que funcionar en el mundo real.

Afrontémoslo. Todos tenemos ya suficientes cosas de las que preocuparnos: tenemos trabajos que desempeñar, parejas que mantener felices, hijos que criar, un hogar que sustentar y una vida que vivir. Lo último que necesitamos es un régimen alimenticio exigente que convierta la hora de las comidas en una mala experiencia llena de estrés y de reglas complicadas, cuentas de calorías y «platos de régimen» que no gustan a nadie.

La Dieta Sonoma no es nada de todo esto. Nos hemos asegurado de que todo en la dieta sea placentero, sencillo y satisfactorio. Y, por encima de todo, hemos procurado que sea realista.

No es necesario ser un nutricionista amateur para seguir la dieta. Ya lo hemos pensado todo. No tendrá que contar carbohidratos y no tendrá que contar calorías. Las hemos contado ya nosotros. Lo único que tiene que hacer usted es elegir los alimentos que prefiera de la larga lista de alternativas que le proporcionamos y ponerlos en su plato en las proporciones que le demos.

Sí, tendrá que preparar las comidas. Pero también eso se lo pondremos fácil. Las recetas no sólo son rápidas y fáciles de seguir, sino que además están basadas en la cocina de Sonoma, una de las más reconocidas (y más sanas) del mundo. Se quedará asombrado cuando vea que se convierte en un gran cocinero.

Viva donde viva, podrá seguir sin problemas la dieta sonoma. Nos hemos asegurado de que sus ingredientes son asequibles y fáciles de encontrar. Conseguirá lo mejor de la dieta si prueba alimentos y platos que son completamente nuevos para usted. La variedad es su gran aliada. No hay nada en las listas que no pueda encontrar fácilmente en una tienda o un supermercado de su ciudad.

No le pediremos que cambie sus hábitos alimenticios. Nada de pasar de tres platos a un plan de cinco comidas al día. Nada de restricciones en cuanto a la hora de comer o de cenar. Lo único que le pedimos es que se siente con tiempo y disfrute de sus comidas. Si lo desea, tome un vaso de vino acompañando una de ellas. Deje que la hora de comer sea un momento en el que pueda rebajar su estrés diario. Es la forma de ser de Sonoma.

La dieta sonoma contempla los tentempiés. Si un tentempié le ayuda a no tener hambre, tómelo. Naturalmente, entre comidas no puede comer cualquier cosa. Como todo lo demás en la dieta, el tentempié estará compuesto por la cantidad correcta de cosas correctas. Le diremos cuáles son. Mire las sugerencias de las páginas 89 y 106; junto con los planes de comidas, que empiezan en la página 177, encontrará más sugerencias.

La dieta sonoma incluye otro contacto con la realidad que le gustará. Le pide que abandone sus malos hábitos alimenticios, pero no sus hábitos de comida personales. La variedad presente en las listas de alimentos y la flexibilidad de alternativas le garantizan poder comer como siempre ha comido. Comerá menos, comerá más sano y comerá más despacio, pero podrá seguir eligiendo los alimentos que más le gustan.

Sencilla para vidas muy ocupadas

La dieta sonoma le resultará muy sencilla de seguir. Los tres factores básicos que determinan su pérdida de peso son la selección de alimentos (lo que come), la combinación de alimentos (en qué consisten sus comidas) y el control de las porciones (cuánto come). El concepto exclusivo de «plato y tazón» que utilizará convierte estos factores en sencillas propuestas. Además, se ofrece tanta variedad que nunca repetirá dos veces la misma comida.

La selección de alimentos no podría ser más sencilla. Se trata, simplemente, de una cuestión de listas. Por ejemplo, todos los cereales que pueden comerse aparecen en la

Lo que la gente dice sobre Sonoma...

«Estoy feliz con el éxito conseguido con la dieta sonoma. Estoy sorprendida de lo fácilmente que he sido capaz de adaptar la dieta a mi estilo de vida activo. Lo mejor de todo: ¡No tengo hambre!»
Jaimie, veintisiete años, pérdida de peso hasta la fecha: nueve kilos.

lista titulada «Cereales Sonoma». Todas las grasas aceptables aparecen en la lista «Grasas Sonoma». Hay también listas de alimentos aceptados dentro de las siguientes categorías: proteínas (carnes, pescado, legumbres, etc.), lácteos, frutas, verduras, potenciadores del sabor y bebidas.

Las opciones de frutas y verduras se dividen en niveles. Estos niveles simplemente reconocen que algunos alimentos de una categoría ayudan más que otros a perder peso. Las verduras del Nivel 1, por ejemplo, pueden comerse en todas las fases de la dieta. Son los espárragos, la berenjena, las espinacas y los tomates, entre otros. Las verduras del Nivel 2 (como las alcachofas y las zanahorias) y del Nivel 3 (como el maíz y los guisantes) se comerán con más moderación, y no se consumirán en la fase inicial de la dieta. En la fruta veremos niveles similares.

Cuando las instrucciones de la dieta exigen una cantidad determinada de proteínas o cereales o de cualquier otra cosa en una comida, lo único que tendrá que hacer será consultar la lista adecuada y elegir aquello que más le apetezca ese día.

En el otro lado de la moneda están las dos listas de alimentos que no debería comer: la primera es una lista restrictiva de alimentos a evitar sólo durante las primeras fases de la dieta; en la otra lista aparecen alimentos que sabotearán su progreso en la pérdida de peso y aumentarán el riesgo de sufrir alteraciones cardiacas y otras enfermedades. Verá que en su mayoría se trata de grasas saturadas, azúcar y productos hechos con harinas refinadas como el pan blanco, los pasteles y las galletas.

La redefinición del plato (y del tazón)

¿Cuánto come usted en cada comida? Ahí es donde entra en juego el concepto del plato y el tazón. Este concepto hace llegar a su plato lo último en ciencia de la nutrición. Redefine el plato norteamericano común, altamente criticado por sus porciones de tamaño gigante, sus calorías y sus grasas. Se hace énfasis en un cambio de foco de atención, buscando más verduras y cereales en el papel protagonista y acompañando a carnes magras. Para el desayuno utilizará un plato de dieciocho centímetros de diámetro o un tazón con capacidad para dos tazas, y para la comida y la cena un plato de veintitrés centímetros de diámetro. Las instrucciones de la dieta (que se explican e ilustran a partir de la página 75 para la Primera Ronda y de la página 93 para la Segunda Ronda) le explicarán cómo llenar estos platos y tazones.

Por ejemplo, una cena típica de la Primera Ronda le exigirá que llene su plato de veintitrés centímetros de diámetro con un 30 por ciento de proteínas, un 20 por ciento de cereales y un 50 por ciento de verduras de la Primera Ronda. Así pues, podrá llenar la mitad de su plato con una ensalada de espinacas y verduras crudas. Un filete de salmón llenaría el segmento del 30 por ciento de proteínas y el arroz salvaje (nunca arroz blanco) llenaría el resto.

Verá que este concepto es mucho más sencillo que contar gramos. Los platos tienen un tamaño fijo y el control de las porciones es, por lo tanto, automático. No se trata de medir, sólo de llenar el plato. Y como le explicamos, la cantidad de cada tipo de alimento que va en el plato tendrá garantizada la mejor combinación de alimentos para una pérdida de peso sana. Se trata de un estilo de comida que le hará más consciente de lo que hay en el plato y que le hará seguirlo incluso mucho después de haber alcanzado su peso objetivo.

Además de las grasas que hay de forma natural en la comida (en carnes, aliños para ensalada, etc.) podrá elegir entre otras grasas adicionales para añadir sabor a sus comidas y obtener sensación de saciedad. La asignación diaria de grasas se mide en cucharillas de aceite vegetal o en número de frutos secos, por lo que no aparecerán como porcentajes en el esquema del plato. Los potenciadores del sabor y las bebidas no tienen que medirse, son ilimitados.

Adelgazar por rondas

Su forma de sentirse al principio de la dieta no tendrá nada que ver con cómo se sienta a medida que vayan pasando las semanas. Y la buena noticia es que se sentirá mucho mejor. A medida que pasa el tiempo, la dieta va siendo mucho más sencilla, no más complicada, y es por muchos motivos, entre los que destacan dos: el primero es que disfrutará de sus comidas más que antes de iniciar la dieta. Recuerde: las recetas que utilizará se inspiran en la cocina de Sonoma, un estilo de cocina famoso por sus sabores plenos y robustos y por su bondad para con la salud.

El segundo es que cuando lleve entorno a diez días de dieta, quizás antes, se dará cuenta de que las porciones que determina el concepto de plato y tazón de la dieta sonoma, serán suficientes para dejarle saciado en todas las comidas. Se preguntará cómo conseguía comer aquellas raciones enormes que solía servirse antiguamente.

Por estos motivos, hemos dividido la dieta en tres «rondas» diferenciadas. La Primera Ronda se prolonga durante los primeros diez días. Es durante este período que irá superando su costumbre de comer grandes cantidades de azúcares, productos hechos con harinas refinadas y otros alimentos de absorción rápida que le han aportado su aumento de peso.

La lista de alimentos restringidos es más extensa en la Primera Ronda. Durante la misma no se consumen frutas debido a su contenido de azúcar natural. Pero podrá disfrutar de comidas apetitosas y saciantes con pan integral o cereales integrales, carne o pescado, y muchas verduras.

En la Primera Ronda estará recalibrando su cuerpo de forma natural y, simultáneamente, eliminando sus malos hábitos alimenticios. Es un reto que se plantea de entrada, en el momento en que su entusiasmo y su confianza están en lo más alto. Los resultados le dejarán pasmado, pues ees n este período cuando se pierde peso con mayor rapidez. Y justo cuando esté plenamente adaptado a sus nuevos y sanos hábitos alimenticios, aumentarán las porciones y las alternativas de elección.

Estará entonces en la Segunda Ronda. Es la parte más prolongada de la dieta, en la que permanecerá hasta alcanzar su peso objetivo. La pérdida de peso no es tan rápida como en la Primera Ronda, pero es firme y regular. Durante esta ronda, seguirá cultivando el estilo de comer de Sonoma, en el que cada comida se saborea lentamente y pensando en la salud y en el placer.

Para la Primera y la Segunda Rondas le ofrecemos una guía diaria de comidas que le ofrece platos precisos (con recetas) que se corresponden con las instrucciones para llenar su plato o tazón con el equilibrio, la variedad y las combinaciones correctas de alimentos. Esta guía de comidas le dirá exactamente qué comer para desayunar, almorzar y cenar durante los diez días de la Primera Ronda y ciclos de dos semanas de la Segunda Ronda.

Por ejemplo, en la Primera Ronda, el plato de la comida o de la cena tiene que llenarse con un 30 por ciento de proteínas, un 20 por ciento de cereales y un 50 por ciento de verduras de la Primera Ronda. Para cada día de la Primera Ronda, le proporcionaremos un plato distinto para la comida o la cena que sigue con exactitud estas proporciones.

Estas guías de comida facilitan más si cabe el plan de comidas, ya que lo único que usted tendrá que hacer será preparar lo que nosotros le digamos. Mientras siga las instrucciones para llenar el plato y las listas de alimentos, podrá elegir lo que más le apetezca. ¿Instrucciones concretas o libertad de elección? Depende de usted.

La Tercera Ronda se inicia cuando se alcanza el peso objetivo. A modo de felicitación, podrá añadir unas cuantas burbujas a su vino del día. Es cuando llega el momento de convertir su nueva forma de comer sano en un estilo de vida, y olvidarse de que se trata de una dieta para perder peso.

Cuando llegue a la Tercera Ronda, sabrá de sobras qué es lo que más le conviene. Su control de las porciones y sus elecciones de alimentos surgirán de manera natural y ya no necesitará instrucciones para los porcentajes. Podrá disfrutar de forma ilimitada de frutas y verduras. También podrá regalarse algún que otro capricho de vez en cuando. Si en algún momento ve que su peso empieza a aumentar, sólo tendrá que retirar esos platos y tazones e iniciar de nuevo la Segunda Ronda.

LOS DIEZ PRINCIPALES ALIMENTOS PODEROSOS DE LA DIETA SONOMA

«¿Qué es lo que NO vamos a cenar hoy?» No es seguramente una pregunta que vayamos a formular o escuchar. El ser humano no piensa así respecto a la comida. Pensamos en lo que vamos a comer, no en lo que vamos a evitar. Comemos positivamente, no negativamente.

Las dietas más populares, sin embargo, funcionan justo al contrario. Con sus prohibiciones estrictas respecto a las grasas, los carbohidratos y otros factores esenciales, son dietas que lindan con la crueldad. Las dietas de este tipo se inician apretando los dientes, intentando reunir la fuerza de voluntad necesaria para «superar» largos meses de austeridad obligada.

No es de extrañar que muchas personas acaben rebotando y saliendo de ellas con un peso superior al inicial. Las privaciones no nos gustan; tarde o temprano acabamos rebelándonos contra ellas.

Hay restricciones, por supuesto, que tienen sentido. Nadie podrá adelgazar si come todos los pasteles y patatitas fritas que le pasen por las manos, pero pasar privaciones nunca puede ser el punto central de una dieta de éxito: las claves del éxito son la moderación, el equilibrio y las elecciones inteligentes.

Alimentos integrales buenos para el corazón

El punto central de la dieta sonoma es la abundante variedad de alimentos frescos e integrales sanos y deliciosos que se consumen a diario. Perderá peso sin tener que evitar la comida y disfrutando de las cantidades adecuadas de los mejores alimentos.

Cuando la gente disfruta de una comida típica de la dieta sonoma, como pollo adobado a la plancha, arroz integral, brócoli al vapor aliñado con estragón y orégano, y fresas, acompañado todo con una copa de Pinot Noir, no está pensando en esas patatas fritas y esos palitos de pan con queso cremoso que podrían haber comido. La gente está demasiado ocupada saboreando la comida que tiene delante para pensar en lo que no tiene allí.

Cuando usted se siente delante de esa misma comida (perfecta para la Segunda Ronda, por cierto), se sentirá igual. El hecho de que ese festín que tiene delante sea bueno para la salud y le adelgace es casi como un premio adicional. Lo último en el mundo que pensará es que está comiendo «de régimen».

Comida mediterránea

La dieta sonoma funciona porque hemos heredado de nuestros amigos mediterráneos una larga lista de alimentos deliciosos que ofrecen un valor nutricional excepcional y relativamente pocas calorías. Lo que es más, se ha demostrado que muchos de ellos protegen contra las afecciones cardiovasculares y otras enfermedades graves. Son el secreto de la dieta mediterránea.

En la jerga científica, estos alimentos destacan por ser «ricos en nutrientes». Dicho

Los diez principales Alimentos Poderosos	
Almendras	Aceite de oliva
Pimientos	Espinacas
Arándanos	Fresas
Brócoli	Tomates
Uvas	Cereales integrales

de forma más sencilla, son los que ofrecen el mayor aporte nutritivo con menos calorías. Estos alimentos son la columna vertebral de la dieta sonoma y uno de los grandes motivos por los que salud y pérdida de peso van siempre de la mano.

Y la cosa es aún mejor. Algunos alimentos ricos en nutrientes llevan más nutrientes que otros, mientras que algunos tienen otras características especiales que les llevan a ocupar un lugar de honor en el plato. Son los que denominamos Alimentos Poderosos. Hay muchos, pero hemos seleccionado los diez principales para que sean el punto central de la planificación de sus comidas.

Antes de pasar a la Primera Ronda, conozcamos a fondo estos diez alimentos. Al fin y al cabo, los comerá usted con regularidad durante el resto de su vida, y serán sus mejores amigos y aliados en el camino hacia la consecución del peso objetivo.

Primero, sin embargo, echemos un vistazo a qué es lo que da su poder a estos alimentos poderosos.

El poder de los nutrientes

He aquí una pregunta en la que tal vez no haya pensado nunca: ¿Por qué comemos?

Si su respuesta es «Porque tenemos hambre», ya puede ir castigado al fondo de la sala.

Si su respuesta es «Para dar energía y material constructivo a nuestro cuerpo», habrá encontrado la respuesta correcta, aunque incompleta.

Comemos también para proporcionar al organismo determinadas sustancias químicas que actúan de modo beneficioso. Son los nutrientes. Más concretamente, son nutrientes «esenciales», llamados así porque no los fabrica el cuerpo, sino que se obtienen a través de los alimentos.

Las células utilizan estos nutrientes para llevar a cabo sus funciones debidamente: cuando obtienen la cantidad de nutrientes que necesitan, es más probable que disfrutemos de buena salud; cuando obtienen estos nutrientes en paquetes con pocas calorías, es más probable que tengamos el peso perfecto. Ese es el valor de los alimentos poderosos.

Fitonutrientes

En la parte más destacada de los alimentos poderosos de la Dieta Sonoma se encuentran los alimentos vegetales, cuyo poder se atribuye básicamente a sus fitonutrientes («fito» quiere decir «planta» en griego). Las vitaminas y los minerales juegan un importante papel, por supuesto, pero el descubrimiento en las últimas décadas de una enorme variedad de sustancias químicas vegetales casi mágicas ha confirmado lo que todas las abuelas saben desde hace siglos: que las verduras, las frutas y los cereales están repletos de salud y bondades.

Los fitoquímicos son los principales responsables de los colores, sabores y texturas de las frutas y las verduras. Existen cientos, quizá miles, de fitoquímicos con un abrumador vocabulario de nombres de difícil pronunciación y de formas de producir beneficios para la salud. Merece conocer, de todos modos, dos amplias categorías de fitoquímicos: los flavonoides y los carotenoides. Estos nutrientes son responsables no sólo del colorido tan especial de los diez principales alimentos poderosos, sino también de sus muchos beneficios para la salud.

Antioxidantes

Los flavonoides, los carotenoides y los demás fitoquímicos que se encuentran en los alimentos poderosos funcionan de muchas maneras, pero hay una de ellas que destaca por encima de todas: su acción antioxidante.

Los antioxidantes han recibido mucha atención en la última década, y se la merecen. Los antioxidantes protegen el cuerpo de sustancias potencialmente dañinas, conocidas como radicales libres. Los radicales libres viajan a través del cuerpo provocando daños a las células. Estos daños llevan a una acumulación de colesterol en las arterias y podrían provocar enfermedades cardiacas,

Lo que la gente dice sobre Sonoma...

«Llevo cerca de un mes en la fase de mantenimiento y he mantenido mi peso. Lo más importante para mí es que mi colesterol ha bajado de 249 a 217 en sólo un mes. Mi nivel de energía está por las nubes y me siento fantásticamente.»
Karen, cuarenta y ocho años, pérdida de peso hasta la fecha: tres kilos.

determinados tipos de cáncer, diabetes, cataratas, artritis y quizás, incluso, la enfermedad de Alzheimer.

Una última cosa sobre los fitonutrientes: pese a que algunos juegan papeles protagonistas (como el licopeno y el betacaroteno), casi siempre trabajan conjuntamente con vitaminas y minerales. Eso significa que es importante comer una amplia variedad de alimentos integrales en diversas combinaciones.

Algo que le resultará muy sencillo con los diez alimentos poderosos que siguen a continuación.

LAS ALMENDRAS: UN PODEROSO FRUTO SECO

En los restaurantes y en las casas de Sonoma aparecen las almendras como ingredientes de muchos platos. En Estados Unidos se cultivan exclusivamente en California. Su sabor dulce es una de las razones de su popularidad. Igual que sucede con muchos alimentos de la dieta sonoma, el matrimonio de placer y salud que se produce en las almendras es tremendamente sólido.

Llenas de beneficios para la salud

Tal vez le sorprenda que un alimento relativamente elevado en contenido calórico forme parte de la lista de alimentos poderosos. La realidad es que no todas las calorías son iguales, especialmente las calorías de las grasas. Las grasas de las almendras son básicamente grasas monosaturadas, del mismo tipo que las que se encuentran en las aceitunas, el aceite de oliva, los aguacates y otros frutos secos. Entre la comunidad médica existe un consenso cada vez mayor en cuanto a que las almendras disminuyen el riesgo de sufrir enfermedades cardiacas. Estudios médicos recientes han descubierto que comer doscientos gramos de almendras al día (un puñado) reduce el LDL colesterol (el colesterol malo) y, por lo tanto, reduce el riesgo general de sufrir enfermedades cardiacas. Otros estudios han demostrado que las almendras protegen también contra el cáncer y la diabetes. Y comer almendras regularmente disminuye en la sangre otros factores de riesgo relacionados con la inflamación que daña las arterias. Un emocionante descubrimiento de estos estudios fue que las calorías adicionales diarias que proporcionan las almendras no produjeron un aumento de peso en los participantes.

¿Podría ser que las almendras tuviesen algunos nutrientes que ayudaran a adelgazar? ¡La respuesta, al parecer, es sí! Una explicación de este fenómeno sería que el organismo no absorbe completamente las grasas que contienen las almendras, y ello tiene que ver con la composición fibrosa de las almendras. La otra explicación es que las almendras proporcionan la combinación de proteínas, grasas, fibra, vitaminas y minerales necesaria para aplacar la sensación de hambre.

Ricas en nutrientes

Las almendras destacan como especialmente ricas en calcio; de hecho, son una de las mejores fuentes no lácticas de calcio. Proporcionan además muchas proteínas, cobre, zinc, potasio, magnesio y vitaminas B. Igual que los demás alimentos poderosos, las almendras proporcionan nutrientes antioxidantes, sobre todo vitamina E.

Las almendras son un clásico ejemplo de los beneficios positivos de los alimentos poderosos que van más allá de los nutrientes concretos que aportan. Concentrarse en comer buenos alimentos, como las almendras, es un camino más directo hacia el peso objetivo que concentrarse únicamente en evitar alimentos «malos». Una típica dieta «baja en grasas» no recomendaría comer almendras. Y eso es contraproducente. Las almendras, en cantidades correctas, ayudan a evitar comer grasas problemáticas. Un estudio revelador llevado a cabo en 2004 y publicado en una revista médica británica ilustraba este caso. Se propuso a ochenta hombres y mujeres comer a diario un cuarto de taza de almendras, y no les dieron más instrucciones en cuanto a la comida. Pasados seis meses, esas personas que habían comido esa cantidad de almendras a diario habían disminuido la cantidad de grasas saturadas y de ácidos transgrasos dañinos que comían.

Es decir, comiendo una grasa inteligente (las almendras) evitaron de forma automática las grasas problemáticas. Y eso es exactamente lo que hará usted.

LOS PIMIENTOS: UN ANUNCIO DE NUTRIENTES

¿Cómo puede una verdura, aparentemente tan ligera, rebosar de nutrientes? Pues bien, eso precisamente es lo que convierte a los pimientos en un sólido alimento poderoso de la dieta sonoma: muchos nutrientes buenos para el corazón y una cantidad de calorías minúscula (en torno a treinta y cinco).

Son además una verdura clásica del Mediterráneo (piense en los pimientos rellenos o en las tiras de pimiento crudo en una colorista ensalada primavera). Traída del sur de Europa hasta el Nuevo Mundo por los españoles, en el siglo XVI, los pimientos se cultivan en cualquier lugar donde el

Una propina de la dieta sonoma

Pruebe los pimientos en todas sus variedades de color y perciba las sutiles diferencias de sabor. Todos los colores están llenos de nutrientes, de modo que nunca se equivocará. Y son saludables y sabrosos tanto crudos como cocinados.

clima no sea muy frío. Y entre estos lugares se incluye Sonoma, donde las versiones locales se encuentran fácilmente en cualquier mercado local.

El poder de los pimientos está precisamente en sus colores. Los pimientos ricos en fitonutrientes pueden ser verdes, morados, rojos, amarillos y naranjas, pero la naturaleza de algunos de los nutrientes varía con el color. No es que tenga importancia, porque los beneficios para el corazón, la prevención del cáncer y la vista abundan en cualquier matiz.

Protección para el corazón

Lo que todos los pimientos tienen en común son sus generosas dosis naturales de vitaminas antioxidantes A y C. Estas dos vitaminas protegen contra las enfermedades cardiacas impidiendo que el LDL colesterol de la sangre se oxide, lo que empeora el colesterol. Los pimientos poseen dos vitaminas más, la vitamina B6 y el ácido fólico, que ayudan a bajar los niveles de una proteína relacionada con las enfermedades cardiacas que se conoce como homocisteína.

Contra el cáncer

Mientras que los pimientos de todos los colores son ricos en antioxidantes carotenoides, los rojos incluyen un premio adicional en forma de licopeno. Se trata de un potente antioxidante que proporciona su color a los tomates y a los pimientos rojos. Su especialidad es combatir el cáncer. Está demostrado que una dosis diaria de licopeno, junto con las vitaminas y el betacaroteno (otro carotenoide) que se encuentran en los pimientos, reducen el riesgo de sufrir cáncer de colon, cuello del útero, vejiga, páncreas y próstata.

La potente combinación que los pimientos poseen de carotenoides y vitaminas antioxidantes ofrece además protección contra las enfermedades pulmonares y el cáncer de pulmón. También en este caso, los pimientos rojos y naranjas son los más adecuados debido a un carotenoide especial que contienen, llamado betacriptoxantina, que se encuentra también en otros alimentos de color naranja, desde la calabaza hasta la papaya.

Conservación de la vista

Existen también evidencias de que los antioxidantes de los pimientos ayudan a mantener a raya problemas de la visión relacionados con la edad, como las cataratas. Los pimientos rojos son, una vez más, la mejor elección para la vista, pues sólo ellos contienen determinados nutrientes especiales que se cree protegen contra la degeneración macular, una causa muy habitual de la pérdida de la visión.

La belleza de los pimientos se encuentra en su intrínseca variedad. A medida que vaya avanzando en la dieta, encontrará todo tipo de maneras de disfrutar de los pimientos. Y empezará con ellos a partir de la Primera Ronda.

LOS ARÁNDANOS: UN CAPRICHO DIARIO MUY ESPECIAL

A todo el mundo le encantan los arándanos, pero ¿con cuánta frecuencia los comemos? Hay gente que jamás los come. Otros sólo piensan en los arándanos que podemos encontrar en los pasteles. Pues ellos se lo pierden. Los arándanos son un alimento poderoso especialmente potente.

Si alguna vez ha pensado en los arándanos como un capricho especial y exclusivo, empiece a pensar en ellos como un capricho habitual. Trabajará con ellos en su plan de dieta tan pronto como llegue a la Segunda Ronda.

> **Comer: el estilo de Sonoma**
>
> En Sonoma, los arándanos dulces y frescos acompañando unos cereales integrales con yogur descremado, o simplemente comidos de uno en uno, forman parte de un estilo de vida sano. Es habitual que la gente coja directamente los arándanos maduros del arbusto y se los lleve a casa para comerlos.

Sí, normalmente son más caros que el resto de alimentos de la dieta sonoma, pero los irá alternando con más de una docena de frutas de Nivel 2, incluyendo otros tipos de frutas del bosque.

Déle, sin embargo, cierta prioridad a los arándanos. Merece la pena lo que valen, y existe un buen motivo que les hace destacar de esta manera dentro de la lista de alimentos potentes.

El poder de los antioxidantes

La magia de los arándanos se encuentra en la asombrosa cantidad de antioxidantes que contienen. El Departamento de Agricultura de Estados Unidos llevó a cabo recientemente una especie de censo de antioxidantes y, entre las frutas, los arándanos fueron los vencedores. Según nuestros actuales conocimientos, sólo existe un alimento en el planeta (las alubias rojas) que ofrezca más antioxidantes por ración que los arándanos.

Muchos de estos antioxidantes son los mismos flavonoides responsables de los beneficios cardiacos de las uvas y el vino. Entre ellos destaca el resveratrol, uno de los nutrientes que ocupa el Salón de la Fama del equipo de la dieta sonoma, gracias a sus bien documentadas capacidades para proteger la salud del corazón; pero, resulta ser que los arándanos poseen incluso más resveratrol que el vino.

No es de sorprender, pues, que la acción antioxidante de los arándanos, tan parecida a la del vino, los sitúe en la élite de los alimentos sanos para el corazón del estilo Sonoma. Pero investigaciones recientes han descubierto aún un beneficio más. Comer arándanos con regularidad ralentiza, invierte incluso, el declive de la memoria que se produce con la edad. Esta característica beneficiosa para el cerebro se encuentra también en las fresas y en las espinacas, otros dos alimentos poderosos de la dieta sonoma.

Los arándanos reducen el riesgo de sufrir muchas enfermedades, incluyendo determinados tipos de cáncer, pérdida de visión y trastornos digestivos, y destaca, además, otro efecto protector.

Seguramente habrá oído hablar de las propiedades de los arándanos rojos para combatir las infecciones del tracto urinario. Los arándanos que nos ocupan poseen los mismos fitonutrientes que inhiben las bacterias. Se trata, entonces, de una razón más para regalarse con frecuencia este dulce capricho.

EL BRÓCOLI: UN ALIMENTO PODEROSO PARA EL GOURMET

El brócoli es un gran representante de las verduras mediterráneas. Su origen se encuentra en Italia, desde donde los romanos lo expandieron por toda Europa y los inmigrantes europeos lo llevaron hasta América. Crudo o cocinado, es uno de los protagonistas de la dieta sonoma, un producto que puede comerse en cantidades virtualmente ilimitadas durante toda la vida.

Vitamina C y calcio

Seguramente no va a ser necesario que le convenzamos de los beneficios del brócoli. Su reputación como uno de los alimentos más sanos del mundo está perfectamente establecida, pero ¿sabía usted que el brócoli es una de las mejores fuentes de calcio y vitamina C?

Piense en lo siguiente. En una ración de brócoli (media taza en la dieta sonoma) hay tanta vitamina C como en una naranja. Pero una naranja proporciona entre sesenta y setenta calorías lo cual, aun no siendo una gran cantidad, es considerablemente superior a las aproximadamente veinte calorías de una ración de brócoli. Es por este motivo que el brócoli es un alimento poderoso.

Lo mismo se aplica para el calcio. Una ración de media taza de brócoli

aporta cerca de cuarenta miligramos de calcio, una cantidad muy decente. Por supuesto, una taza de leche le aportará más calcio, pero también significará entre ochenta y cinco y ciento cincuenta calorías, dependiendo del tipo de leche, y la leche, incluso la descremada, tiene grasas saturadas. El brócoli no tiene grasas de ningún tipo. De verdad. Ninguna.

Combate el cáncer

Más allá de su papel como fuente importante de vitamina C y calcio, el brócoli es un desintoxicante de lujo. Es el Don Limpio de las verduras, pues elimina las toxinas potencialmente cancerígenas e incluso inhibe el crecimiento de los tumores. Eso convierte al brócoli en un fuerte luchador contra el cáncer. ¿Existe un esfuerzo más noble que éste por parte de un alimento?

Resulta interesante que la mayor arma anticáncer del arsenal de fitonutrientes del brócoli sea un desintoxicante denominado sulforafano. Como su nombre insinúa, se trata de la sustancia responsable de ese olor que recuerda al azufre que desprende el brócoli cuando se cocina, un olor que provoca un don de la naturaleza que desagrada a más de uno.

Pero el brócoli no sabe a azufre para nada. El brócoli cocinado correctamente (por ejemplo, ligeramente al vapor), mejora aún más su sabor.

El brócoli es una verdura de gourmet además de combatir el cáncer y proteger el corazón.

LAS UVAS: LA FRUTA DE LOS DIOSES

Los griegos y los romanos consideraban las uvas como un regalo de los dioses. ¿Y por qué no? ¿No tiene algo de milagro una nudosa cepa que da generosos racimos de una fruta perlada repleta de bondades?

Los antiguos habitantes del sur de Europa valoraban mucho el poder saludable de las uvas. Y adoraban la capacidad de esa fruta de convertirse en el más sensual de los néctares: el buen vino.

Los griegos y los romanos legaron su amor por las uvas y el vino a sus sucesores, que convirtieron a ambos elementos en las piedras angulares de la dieta mediterránea.

En la Sonoma actual también se adoran las uvas. Las laderas de las colinas están cubiertas de viñedos y sus frutas maduras relucen, verde y morado, bajo el sol antes de la cosecha. La dieta sonoma está en deuda con esta parte tan importante de la economía de Sonoma.

Protección para el corazón

Lo más maravilloso de las uvas es que proporcionan virtualmente todos los nutrientes que aporta el vino. Eso significa que comiendo uvas se consiguen los mismos beneficios para el corazón y para el adelgazamiento que bebiendo una copa de vino al día.

Las uvas y el vino son uno de los motivos por los que los investigadores modernos empezaron a mostrar curiosidad por la dieta mediterránea. ¿Por qué los habitantes del sur de Europa sufrían menos infartos si comían en abundancia? Hoy en día sabemos que uno de los motivos de que así sea es por los nutrientes que protegen el corazón que se encuentran en las uvas y el vino, que con tanta libertad consumen.

Los fitonutrientes de las uvas trabajan para que todo el sistema cardiovascular conserve un buen estado de salud. Es decir, protegen los vasos sanguíneos y el músculo cardiaco de los daños que a los tejidos puedan provocar los radicales libres y de la «oxidación» que éstos puedan provocar.

Se necesitaría un libro de texto de química para describir la gran cantidad de flavonoides que convierten a las uvas en un alimento tan sano para el corazón. Pero ya hemos conocido al más importante de todos, el resveratrol, el mismo nutriente maravilloso que otorga a los arándanos su gran poder.

Y aunque los arándanos poseen más resveratrol que las uvas, el reparto secundario de las uvas las convierte en invencibles. Las uvas, gracias a que sus flavonoides y los demás nutrientes antioxidantes que contienen funcionan conjuntamente como una orquesta filarmónica, han alcanzado sin lugar a dudas la categoría de Alimento Poderoso.

Los beneficios de los alimentos integrales

Las uvas son también un ejemplo de lo que significan los alimentos integrales para la pérdida de peso. Existen abundantes estudios que confirman los beneficios que para el corazón tiene comer uvas y beber vino. Pero las evidencias sobre el resveratrol actuando en solitario en forma de suplemento alimenticio son mucho más escasas.

Las uvas rojas son más ricas en flavonoides que las variedades verdes, pero no vamos a entretenerle en eso. Las uvas, sean del color que sean, son alimentos poderosos, y punto.

Pero no podrá comer uvas ilimitadamente hasta que alcance su peso objetivo. Su elevado contenido en azúcar las sitúa en la lista de Nivel 2, lo que significa que podrá comer media taza de uvas al día a partir de la Segunda Ronda de la dieta.

Aunque quiera alternarlas con otras frutas de Nivel 2, déles siempre prioridad. Las uvas son el símbolo de la forma de vida saludable de Sonoma.

EL ACEITE DE OLIVA: UNA BENDICIÓN PARA ADELGAZAR

En el condado de Sonoma se celebra anualmente un festival especial conocido como la Bendición de las Aceitunas. Es una señal de la gran importancia que el olivo y los alimentos que este árbol produce tienen para la economía y las costumbres alimenticias de la región.

El aceite de oliva, el mayor de los tesoros de estos maravillosos árboles, tiene una importancia similar dentro de la dieta sonoma. Seguramente no habrá otro alimento que haga más para su salud y para su pérdida de peso que el aceite de oliva.

Lo cual es una noticia estupenda para el sabor, porque ningún otro aceite vegetal es equiparable en sabor al del aceite de oliva. Es el corazón del atractivo de la cocina mediterránea. Un plato preparado con aceite de oliva anuncia a cualquiera que se acerque a olerlo o a saborearlo: «Soy especial».

Compras al estilo Sonoma

Compre siempre aceite de oliva virgen extra. «Virgen extra» significa que el aceite proviene de la primera prensa de las aceitunas y, por lo tanto, conserva todos sus beneficiosos nutrientes. Además, es cuando tiene el sabor más delicado y placentero.

Grasas sanas

Las investigaciones demuestran con total claridad que el principal motivo por el que los habitantes del sur de Europa presentan porcentajes bajos de enfermedades cardiacas es porque utilizan el aceite de oliva como fuente principal de grasas alimenticias. Cuando usted adopte y utilice el aceite de oliva, obtendrá los mismos beneficios. Y además, en cuanto aprenda a disfrutar del aceite de oliva en cantidades sanas y sustituya las grasas dañinas a las que está acostumbrado por aceite de oliva, empezará a adelgazar.

Para valorar el aceite de oliva como un alimento poderoso, tendrá que borrar de su cabeza el concepto de que es la grasa «menos mala». Se trata de un alimento bueno para el corazón y para usted. Para perder peso es necesario consumir grasas, pero grasas buenas. El aceite de oliva es una de las mejores. Elija aceite de oliva virgen extra y mejorará además el sabor de sus comidas.

Cocinar: el estilo de la dieta sonoma

Una de las grandes ventajas de utilizar el aceite de oliva con regularidad es que posee una habilidad especial para interactuar con los demás alimentos. Pruebe el aceite de oliva como aliño de una ensalada de espinacas, por ejemplo. No sólo mejora su sabor al apaciguar el sutil sabor amargo de las hojas, sino que además fomenta la acción de los fitonutrientes beneficiosos de las espinacas.

Dicho de una manera muy simple, el tipo de grasa del que está hecho el aceite de oliva (grasas monosaturadas) disminuye los niveles de colesterol malo (LDL colesterol) además de los triglicéridos. Las grasas que empezará a eliminar de su dieta a partir de ahora (las grasas saturadas), aumentan esos niveles. Sólo esto, por sí solo, sitúa al aceite de oliva como un alimento poderoso por excelencia.

Un tesoro de antioxidantes

Pero aún hay más. El aceite de oliva (y particularmente el aceite de oliva virgen extra), único entre todos los aceites vegetales, es rico en fitonutrientes antioxidantes de la misma familia que hace que los demás alimentos poderosos sean tan efectivos en la prevención de las enfermedades cardíacas. Los mismos fenoles que proporcionan su estupendo sabor al aceite de oliva, lo incluyen también en la categoría principal de los antioxidantes. El aceite de oliva contiene además carotenoides (como el betacaroteno) y vitamina E.

Además, el aceite de oliva reduce el riesgo de sufrir otras dos enfermedades circulatorias: hipertensión e inflamación.

LAS ESPINACAS: LLENAS DE SORPRESAS

Las espinacas son el «vegetal de hoja verde» primordial y recomendado a menudo para la buena salud en general. De hecho, esto es lo que básicamente son las espinacas: grandes hojas verdes (aunque los tallos son también estupendos), y lo que contienen estas hojas, raya con el milagro.

Caloría a caloría, las espinacas son un alimento poderoso de gran valor. Sus beneficios nutricionales son tan abundantes y sus calorías tan escasas, que se puede comer espinacas en cantidades prácticamente ilimitadas. Igual que los tomates, el brócoli y los pimientos, las espinacas son una verdura de Nivel 1 que puede comerse en cantidad desde el primer día de la dieta, y en cantidades ilimitadas una vez se llega a la Segunda Ronda.

Las espinacas crudas y cocinadas son casi dos alimentos distintos, pues su sabor y su presentación no tienen nada que ver. Cuando cocine espinacas, intente hacerlo al vapor y poco rato para conservar la mayoría de sus fitonutrientes. Crudas, en forma de sabrosa ensalada de espinacas, es la mejor opción. Báñelas en aceite de oliva virgen extra, añádale unos frutos secos tostados o busque algún aliño en la sección de recetas. No sea, no obstante, muy exigente. Le gusten como le gusten, las espinacas son un alimento poderoso que disfrutará de buen grado.

Ricas en nutrientes

Las espinacas están llenas de agradables sorpresas. Son una fuente natural de hierro, lo que las convierte en una fuente de hierro de bajas calorías muy importante para las mujeres embarazadas, lactantes o durante la menstruación. Igual que el brócoli y las almendras, son una rica fuente no láctica de calcio. La combinación de calcio y vitamina K (que las espinacas ofrecen también en abundancia) mejora la salud de los huesos y previene la osteoporosis.

Tenga en cuenta que junto con los arándanos y las fresas, se cree que los flavonoides de las espinacas ralentizan el declive cognitivo, es decir, previenen la pérdida de memoria que suele acompañar el envejecimiento. Las espinacas son además ricas en luteína, un carotenoide que las investigaciones vinculan cada vez más con la salud ocular y con una disminución del riesgo a sufrir problemas de visión relacionados con la edad.

Igual que con la mayoría de alimentos poderosos mediterráneos, las espinacas proporcionan una generosa y variada cantidad de nutrientes antioxidantes que combaten las enfermedades cardiacas porque impiden la oxidación del colesterol existente en la sangre. Además, protegen el corazón de muchas otras maneras, lo que las hace destacar entre los alimentos buenos para el corazón.

Por ejemplo, las espinacas son especialmente ricas en folato, una vitamina B que reduce en el organismo la presencia de una proteína dañina conocida como homocisteína. Uno de los descubrimientos más importantes sobre la salud cardiaca que se han llevado a cabo recientemente es la conexión entre los niveles elevados de homocisteína y el riesgo de sufrir infarto o embolia.

Otro descubrimiento reciente muy importante es el del papel que juega la inflamación en las enfermedades cardiacas. Las espinacas son famosas por sus propiedades antiinflamatorias, por lo que es posible que protejan el corazón en este sentido. (Lo que es evidente es que ayudan a prevenir afecciones inflamatorias como la artritis y el asma.) Existen también evidencias recientes de que las proteínas de las espinacas contienen componentes que evitan la hipertensión arterial, un importante factor de riesgo para sufrir problemas cardiacos graves.

LAS FRESAS: EL PRINCIPIO DEL PLACER

Lave y corte la cantidad de fresas suficiente para llenar una medida de media taza y estará delante de un máximo de treinta calorías. Estará, además, delante de un alimento poderoso de primera categoría que no sólo ofrece la fibra, las vitaminas y los minerales que esperamos encontrar en una fruta, sino también una dosis generosa de elementos fitoquímicos especialmente beneficiosos. Esa combinación convierte las fresas en un alimento sorprendentemente potente para mejorar la salud del corazón, las articulaciones e, incluso, el cerebro.

Salud deliciosa

Es muy probable que, como la mayoría, no piense en las fresas como un «alimento sano». De entrada, son demasiado buenas. Y normalmente se asocian con mermeladas y confituras muy azucaradas, eso sin mencionar los helados cargados de grasas o los pasteles hechos con harinas refinadas.

Pero ése es precisamente el tipo de concepto que dejará atrás cuando la dieta sonoma empiece a hacerle perder kilos. Las fresas son un placer para los sentidos y un regalo para la salud y el adelgazamiento. Y punto. En cuanto se percate de que en media taza de fresas frescas, maduras y ricas

Cocinar: el estilo de la dieta sonoma

Comprar productos ecológicos es una elección personal, pero se recomienda en el caso de las fresas porque los cultivadores comerciales suelen utilizar fuertes pesticidas. Sean ecológicas o no, lave bien las fresas antes de consumirlas.

en nutrientes hay mucho más placer que en un pastel de fresas, estará en camino de alcanzar su objetivo de peso.

A partir de la Segunda Ronda, podrá obsequiarse a diario con una cantidad moderada de fresas frescas. Haciéndolo, estará proporcionando a su cuerpo una combinación única de fenoles (una amplia categoría de fitonutrientes). Se trata de antioxidantes que actúan a modo de destructores del óxido, mantienen las células sanas y minimizan los daños del colesterol acumulado en las arterias.

Se ha demostrado además que los fenoles especiales de las fresas reducen la inflamación de todo el cuerpo, incluyendo la de las arterias. Su acción antiinflamatoria funciona de forma similar a la aspirina. Proporciona incluso más protección al corazón que la aspirina, ahora que se sabe que la inflamación es un factor de riesgo destacado para las enfermedades cardiacas.

Compras al estilo Sonoma

Las fresas se estropean rápidamente pero se congelan (y descongelan) bien. Proceda, por lo tanto, a comprar una bolsa grande de fresas congeladas que le durará toda una semana. Busque también fresas ecológicas y cómprelas directamente a quien las cultive.

Igual que los arándanos y las espinacas, las fresas contienen unos flavonoides especiales que favorecen la salud del cerebro. Por lo tanto, consumir fresas con regularidad puede, literalmente, salvarle la memoria.

Existen también muchas evidencias que indican que consumir fresas con regularidad protege del cáncer, de la disminución de visión que acompaña el envejecimiento y (gracias a sus propiedades antiinflamatorias) de la artritis reumatoide.

LOS TOMATES: EL ORGULLO DE LA COCINA

Imagínese una típica cocina mediterránea. Verá tomates rojos maduros cortados a rodajas o cocinados en una aromática salsa. Se trata de una escena también común en los hogares y los restaurantes de Sonoma, donde los tomates madurados en la planta y a menudo cultivados en el huerto de la casa son el secreto de la forma de comer sana y placentera de la región.

A partir de ahora, su cocina tendrá un aspecto similar. Los tomates son un destacado alimento poderoso: repleto de nutrientes, de gran sabor y con apenas cuarenta calorías por unidad. Le animaremos a comer mucho tomate desde el primer día de la dieta. Y le resultará muy sencillo. La belleza de los tomates está en su versatilidad.

El poder de los fitoquímicos

¿Qué es lo que convierte a los tomates en un aliado tan importante de una dieta sana? En parte, su poder se encuentra en su rica variedad de fitoquímicos que trabajan conjuntamente para proteger el sistema cardiovascular. Eso convierte a los tomates en un alimento clásico y sano de la cocina mediterránea.

El componente más poderoso de los tomates es un fitonutriente denominado licopeno. Se trata del carotenoide que otorga su brillante color a los tomates rojos. Es también uno de los nutrientes más estudiados en la última década. Las evidencias han demostrado repetidamente que el licopeno de los tomates disminuye el riesgo de sufrir diversos tipos de cáncer, incluyendo el de mama, cuello de útero, próstata, páncreas y pulmón.

Eso sitúa al tomate en una categoría única. En la mayoría de alimentos poderosos, el respaldo científico de sus beneficios para el corazón es muy sólido, mientras que las evidencias de sus poderes para proteger contra el cáncer son fuertes, pero incompletas. Con los tomates no es así. Su acción anticancerígena está incluso más demostrada que sus beneficios para el corazón.

Comer tomates, entonces, le ayudará a adelgazar, conservará la salud de su corazón y le alejará del cáncer. Son las características exclusivas de un alimento verdaderamente poderoso.

Pruebe los tomates de todas las maneras posibles: frescos, enlatados, en forma de salsa o en forma de pasta. Cualquier formato es muy rico en licopeno. Los tomates frescos son mejores en verano, de modo que almacénelos y disfrute de ellos cuando están en su mejor momento. En los meses más fríos, prepare salsas y sopas de tomate con tomates en conserva.

Cocinar: el estilo de la dieta sonoma

Aproveche los tomates en todas sus variedades como alimento adelgazante: fresco para ensaladas, a daditos sobre carne magra, como sopa o base de un caldo, en una estupenda salsa de tomate y en muchísimos guisos más. Los tomates en conserva son una buena alternativa para los meses de invierno. A diferencia de algunos alimentos poderosos, los tomates apenas pierden su potencia nutricional al ser cocinados. Las investigaciones apuntan incluso a que las propiedades anticancerígenas del tomate están más activas en el tomate cocinado que en el crudo. La pasta y la salsa de tomate, por ejemplo, son fuentes excelentes de licopeno.

LOS CEREALES INTEGRALES: SU SECRETO DEL ÉXITO

Los cereales integrales son un alimento poderoso especial. No son un alimento único, sino una categoría que incluye el pan de harina integral, el arroz integral o el arroz salvaje, los copos de avena, los copos de maíz, y el pan o las galletas hechas con cereales integrales y sin harina blanca.

Mientras que hay dietas que prohíben o limitan en gran medida cualquier tipo de cereal, los cereales integrales son el corazón y el alma de la dieta sonoma. La diferencia entre coger cereales integrales y comer alimentos hechos con harina blanca refinada es la diferencia entre alcanzar su objetivo de peso y no alcanzarlo.

Un empujón para el metabolismo

Convertir los cereales integrales en parte de su vida es también una de las mejores cosas que puede hacer para darle un empujón a su metabolismo, liberar la insulina sin problemas y controlar los niveles de azúcar en sangre, eso sin mencionar la disminución del riesgo de sufrir diabetes, cáncer, embolia y enfermedades cardiacas. Le animamos a disfrutar del pan de harina integral y de otros alimentos compuestos por cereales integrales en las cantidades que se recomiendan en cada fase de la dieta.

¿Qué es lo que convierte un cereal en «integral»? El simple hecho de que el salvado, los brotes y el endospermo, todos ellos ricos en nutrientes, no han pasado por un proceso de molido que los separe de la semilla del cereal. Cuando cualquier cereal, como el arroz o el trigo, pasa por un proceso que lo convierte en harina blanca, pierde su fibra natural, sus vitaminas y sus fitonutrientes beneficiosos, transformando lo que sería una potente fuente de nutrientes en un conjunto de calorías vacías.

Peor aun, la circulación sanguínea absorbe con tanta rapidez la harina blanca que los niveles de azúcar en sangre aumentan rápidamente de entrada para caer a continuación, cuando la hormona insulina entra en funcionamiento a modo de respuesta.

En el siguiente capítulo aprenderá por qué todo esto resulta tan devastador para la salud y para el peso. Aquí estamos sólo mirando el lado positivo de la moneda: el papel protagonista de los cereales integrales en el adelgazamiento.

Ricos en fibra

En primer lugar, los cereales integrales aportan una gran cantidad de los mejores tipos de fibra (mientras que las harinas blancas refinadas apenas aportan ninguna). La fibra, como veremos más adelante, será su aliado para perder peso y para mejorar la salud del corazón gracias a su potencial para disminuir la absorción del colesterol y disminuir los niveles de grasas en sangre.

Pero pese a que la fibra capta mayoritariamente la atención, lo que hace que los cereales integrales sean tan importantes es el paquete completo. Los cereales son vegetales y proporcionan los mismos nutrientes que podríamos esperar en los mejores alimentos vegetales. Eso incluye fitonutrientes antioxidantes que aportan todos los beneficios para la salud que hemos visto en los demás alimentos poderosos.

Igual que el aceite de oliva, los cereales integrales tienen un alto contenido calórico, de modo que no podemos comer cantidades ilimitadas de ellos y esperar perder peso. Los gráficos de los platos y las listas de alimentos le dirán las cantidades adecuadas para cada fase de la dieta.

En cuanto examine la lista de cereales integrales de la dieta sonoma, se dará rápidamente cuenta de que las alternativas son prácticamente ilimitadas. Cualquier cosa hecha con cereales refinados puede hacerse también con cereales integrales (pan, cereales, pasta, galletas, lo que sea). Y naturalmente, el trigo, la cebada y el arroz no son más que los cereales más conocidos. La lista completa de cereales integrales incluye también algunos que podrían ser nuevos para usted, como la sémola de trigo integral, la quinoa y distintas variedades de arroz integral.

Compras al estilo Sonoma

Busque siempre las palabras «cereal integral» o «trigo integral» como el primer ingrediente en la etiqueta del pan o la pasta. De lo contrario, el producto podría no incluir auténticos cereales integrales.

UN VIAJE
A LOS ALIMENTOS
Y AL SABOR
DE LA DIETA SONOMA

Para perder peso, tendrá que encantarle comer.

Si eso le suena raro, piense en el otro lado de la moneda: el concepto de la dieta tradicional defiende que para perder peso es necesario disminuir el papel que la comida juega en su vida y evitar la comida en todo lo posible.

La verdad es que es un concepto extraño. Va en contra de la información que llevamos en nuestros genes desde hace millones de años. Sabemos que para sobrevivir es necesario comer y nuestros recuerdos más felices se celebran con comida, familia y amigos. Es natural resistirse a cualquier consejo que nos indique lo contrario.

Si ha intentado alguna vez adelgazar, seguramente habrá intuido que la estrategia anticomida sería un problema. Resulta muy difícil derrotar a un «enemigo» al que se quiere.

La dieta sonoma se basa en disfrutar de la comida, no en evitarla. El secreto, naturalmente, está en disfrutar de los alimentos correctos en las cantidades correctas. Es la única forma sana de adelgazar.

Podrá elegir entre una amplia variedad de alimentos y recetas cuyos beneficios para la salud están sobradamente demostrados. Por «beneficios para la salud» entendemos que son alimentos que le harán sentirse mejor, aumentarán su energía y vitalidad, y le protegerán de enfermedades mortales, básicamente de las enfermedades cardiacas, pero también de la diabetes, muchos tipos de cáncer y afecciones relacionadas con la edad como la pérdida de la visión, la pérdida de la memoria y la artritis.

Esta relación entre un estado de salud mejorado y la pérdida de peso es la base de la dieta. Un motivo para este vínculo de unión es evidente. No tiene ningún sentido seguir una dieta de adelgazamiento que no sea sana (aunque, triste es decirlo, es lo que suele hacerse más a menudo).

El otro motivo es la clave de su éxito. La dieta sonoma se basa en alimentos integrales y sabrosos que sacian el hambre y proporcionan una cantidad abundante de nutrientes beneficiosos para la salud con una cantidad mínima de calorías. Al hacer que cada caloría cuente, la dieta entrecruza salud con pérdida de peso. Una cosa garantiza la otra.

Un amor verdadero

Tal vez le cueste pensar que comer sano es algo de lo que se puede disfrutar. Es comprensible. Existe una larga tradición, muchas veces merecida, de pensar en la «comida sana» como algo poco apetitoso integrado por platos de (tal y como lo dijo en una ocasión Woody Allen) «puré de levadura».

Veamos si podemos ayudarle a rechazar esta caricatura. Los habitantes de los países mediterráneos han demostrado que los alimentos más sanos componen los platos más sabrosos. La cocina de Sonoma llevó esta idea al siguiente nivel. *La Dieta Sonoma* se la lleva a casa. Adelántese un poco en el libro, si le apetece, y hojee las recetas que va a comer. Verá a qué nos referimos. (Y en ninguna de ellas aparece el puré de levadura.)

Muchos se preguntarán también cómo es posible disfrutar de una dieta que excluye las tres cosas que más les gustan. Se refieren al azúcar, las grasas saturadas y las harinas refinadas en alimentos como el pan, los cereales, las galletas, la pasta y los pasteles.

Una preocupación más que legítima. Y cierto es que dichos ingredientes, que se encuentran exclusivamente en comidas muy elaboradas, tienen que evitarse. Lo que es evidente es que si quiere perder kilos, tendrá que olvidarse de estas comidas hasta alcanzar el peso objetivo. Y si quiere mantenerse en este peso y estar sano, tendrá que consumir estos alimentos sólo de forma muy excepcional en la Tercera Ronda de la dieta, es decir, durante el resto de su vida.

Pronto descubrirá que puede sobrevivir fácilmente sin pan blanco, hamburguesas grasas y postres azucarados. Lo que suponía amor no era más que encaprichamiento. Los alimentos elaborados, como el pan blanco y el azúcar refinado, afectan el metabolismo y consumirlos es más una cuestión de costumbre que de placer.

En la Primera Ronda de la dieta romperá con estas costumbres. Eso le liberará y le permitirá valorar el auténtico placer de la comida sana y fresca. Confíe en nosotros, un mordisco de una buena manzana es mucho más delicioso que una patata frita. El sabor y la sensación de un filete de bacalao al vapor deshaciéndose en su boca es mucho más sensual que lo que una mantequilla que tapona las arterias puede ofrecerle. Masticar un pan integral o unos cereales integrales supera en mucho la experiencia compulsiva y rutinaria de engullir galletas o cereales cargados de azúcar.

Y en cuanto haya aprendido a saborear de verdad la dulzura natural de las frutas del bosque maduras, los pasteles y las galletas le parecerán demasiado azucarados.

Los placeres sanos se prolongan más que los placeres culpables. Ya lo verá.

CEREALES INTEGRALES

Le hemos presentado ya los cereales integrales como un alimento poderoso de la dieta sonoma. Se merecen este honor por su alto contenido en fibra y sus muchos nutrientes sanos, como los antioxidantes, la vitamina E, el selenio, el magnesio y las vitaminas B.

Hay otro motivo importante por el que los cereales integrales son esenciales para perder peso. Comiendo cereales integrales en lugar de harina blanca refinada se disminuye drásticamente la principal causa metabólica del aumento de peso. El proceso de moler los cereales para convertirlos en harina blanca (o arroz blanco, pasta blanca, etc.) no sólo les roba sus principales nutrientes, sino que además modifica un alimento sano y lo transforma en un proveedor rápido de grasa corporal.

Y éste es el por qué: todos los carbohidratos (cereales, frutas, verduras y otros) suministran energía aportando azúcares a la sangre. El organismo libera la hormona denominada insulina para procesar estos azúcares y convertirlos en energía utilizable. Lo que no se utiliza en su debido momento, se almacena en forma de grasa corporal.

Todo esto es correcto y natural. Pero los alimentos refinados, como el azúcar de mesa y el pan blanco, se digieren y absorben mucho más rápidamente, y ello tiene terribles consecuencias. Con el tiempo, esto aumenta el riesgo de enfermedades cardiacas y diabetes. Hace también más fácil que el cuerpo pueda convertir las calorías adicionales en grasa corporal. El otro factor negativo es que lo que minutos antes era un exceso de azúcar en sangre es ahora un nivel bajo de azúcar. Por lo tanto, pronto deseará más cantidad de este azúcar refinado y esta harina que le han provocado el problema.

Los cereales refinados serían el contrario de un alimento poderoso: proporcionan escasos nutrientes a cambio de un coste elevado de calorías que rápidamente se transforman en grasa corporal.

Sustituir los cereales refinados por cereales integrales significa restar de la dieta un alimento problemático y añadirle un alimento sano, saciante, que colabora en la pérdida de peso.

Encontrar y comprar cereales integrales

En la dieta sonoma, se consumen solamente cereales integrales y nunca cereales molidos o refinados. Por cereal integral se entiende que todas las partes del grano de cereal siguen presentes. Por cereal refinado se entiende que alguna parte ha desaparecido, normalmente el salvado (la capa exterior) tan rico en fibra, el endospermo (capa intermedia) que contiene energía y/o el brote (capa interior) que está lleno de nutrientes.

Vivimos en un mundo de cereales refinados y no siempre es fácil saber si en realidad estamos adquiriendo pan o cereales integrales. Esto es lo que debemos saber cuando hagamos la compra:

- Palabras que tan saludables suenan como «100% trigo» o «multicereales» no tienen nada que ver con si el pan o los cereales son integrales o no.

- Busque en la etiqueta de ingredientes la indicación de cien por cien cereales integrales o trigo integral.

- Lea la etiqueta de ingredientes. El primer cereal que aparezca debería quedar identificado como «integral» y no debería aparecer ningún cereal no identificado como «integral».

- No se deje engañar por el color marrón oscuro. Puede conseguirse con melazas o con colorantes artificiales.

- El mejor pan de trigo integral publicita el término «trigo integral partido». Pero recuerde que el trigo no es el único cereal integral sano.

- Elija panes hechos con harinas integrales con un contenido de al menos dos gramos de fibra por rebanada y cereales integrales con un contenido de al menos ocho gramos de fibra por ración. El contenido en fibra de los ingredientes aparece en el etiquetado del producto.

Cereales integrales para una buena salud

Si es usted una persona típica, el pan y las galletas hechas con harina blanca serán viejos amigos en su dieta, de modo que pasar de productos hechos con harina blanca refinada a productos naturales hechos con harina integral podría significar un cambio importante; pero, igual que sucede en cualquier cambio para mejor, el reto está sólo en el principio. Pronto se dará cuenta de que los cereales integrales son más sabrosos, ofrecen mucha más variedad, tienen un tacto más sustancioso en la boca y le ayudan a sentirse saciado y satisfecho antes y durante más tiempo.

Los cereales integrales ofrecen además muchos beneficios para la salud: mantienen bajo control el azúcar en sangre y la insulina y gracias a ello no sólo se evita un aumento de peso innecesario, sino que además se disminuye el riesgo de diabetes, cáncer, embolia y enfermedades cardiacas. Hay pruebas consistentes y convincentes de ello.

Por ejemplo, la Harvard School of Public Health llevó a cabo un estudio durante seis años con sesenta y cinco mil mujeres, y descubrió que aquellas que seguían una dieta con un contenido elevado de pan blanco, arroz blanco y pasta presentaban un riesgo dos veces y medio superior de sufrir diabetes de tipo dos (diabetes de adulto) que las que seguían una dieta rica en alimentos con alto contenido en fibra, como panes de trigo integral y otros productos de cereales integrales. Las que consumían básicamente cereales integrales (el equivalente diario a un tazón de copos de avena y dos rebanadas de pan de harina de trigo integral) presentaban un 30 por ciento menos de probabilidades de desarrollar una diabetes de tipo dos.

Los cereales integrales protegen además contra las enfermedades cardiacas, en la actualidad la principal causa de mortalidad entre las mujeres norteamericanas. Otro equipo de investigadores de Harvard estudió a setenta y cinco mil mujeres y llegó a la conclusión de que las que consumían más cereales integrales (dos raciones y media diarias) presentaban un 30 por ciento menos de probabilidades de desarrollar enfermedades cardiacas que las mujeres que consumían menos.

El tercer estudio importante, el Harvard Nurses' Health Study descubrió

Cocinar: el estilo de la dieta sonoma

Pruebe diversos métodos para cocinar. Por ejemplo, puede tostar los cereales en el horno para darse un capricho crujiente, cocinarlos al vapor o hervirlos (al estilo de las gachas de avena), o sofreírlos para añadir a ensaladas, como acompañamiento o incluso como plato principal. Véanse las páginas 272 a 276 para recetas variadas de cereales.

Compras al estilo Sonoma

Cuando seleccione el pan, lea bien la etiqueta y asegúrese no sólo de que sea pan integral al cien por cien, sino que además contenga un mínimo de dos gramos de fibra por rebanada. De lo contrario, no es un alimento poderoso lo suficientemente denso.

que las mujeres que comen más cereales integrales pesaban menos que aquellas que consumían menor cantidad. Resulta interesante que en este estudio se asociara el aumento de peso con el consumo de más cereales refinados.

Cereales estupendos

Cuando se escucha la palabra «cereales», la mayoría suele pensar de entrada en pan y cereales, luego quizás en galletas y pasta. Y es normal. Las versiones integrales de estos alimentos pueden incorporarse con regularidad a las comidas. Lo único que tiene que hacer es asegurarse de que son verdaderamente cereales integrales y no refinados y procurar no exceder los tamaños de las raciones recomendadas en el siguiente capítulo.

Pero piense también en la variedad. La variedad no sólo es la chispa de la vida, sino que es además el espíritu de *La Dieta Sonoma*. Le ofreceremos formas alternativas de preparar su ración de cereales para cada comida. Podrá probar también cereales integrales distintos y nuevos para usted, aprovechando al máximo la inmensa variedad que hay hoy día disponible en el mercado. Por ejemplo, puede encontrar trigo integral, el cereal integral más conocido, en formatos distintos: germen de trigo, bulgur, trigo triturado y trigo partido.

También puede encontrar diversos tipos de panes integrales. De hecho, buscando un poco, podrá comer pan integral durante meses y nunca repetir del mismo tipo. Y, naturalmente, existen panes de otros cereales integrales como la avena, el centeno, etc. Mientras se trate de cereales integrales y no refinados, cualquiera va bien.

De modo similar, existen en la actualidad muchas variedades de arroz integral, como el arroz negro chino, el arroz rojo y el arroz basmati. Todos ellos son fuentes estupendas de vitamina B y contienen fitonutrientes de las mismas categorías de los que se encuentran en determinadas frutas y

Compras al estilo Sonoma

Una alternativa a la pasta integral es la que podemos encontrar ahora en muchas tiendas de alimentación. Hecha con diversos cereales y legumbres, tiene un sabor y un aspecto más parecido a la pasta tradicional de harina refinada, pero su valor nutricional es muy superior.

verduras. Otra opción es el arroz salvaje, un maravilloso alimento integral que tal vez haya probado únicamente en restaurantes. El arroz salvaje cuesta un poco más de preparar que el arroz blanco, pero merece la pena, tanto por el sabor como pensando en su cintura.

La pasta tiene una bien merecida mala reputación en los círculos de adelgazamiento, pero eso sólo se aplica a la pasta de trigo refinado (y, naturalmente, a cualquier pasta que se consuma en cantidades excesivas). La pasta de trigo integral es sana y recomendable. Además, en los últimos años, está disfrutando de un cierto auge de popularidad. O pruebe la pasta de cereales integrales o rica en nutrientes, con un sabor similar a la pasta típica pero más rica en proteínas, fibra y otros nutrientes.

Para cambiar el ritmo y alejarse de la típica pasta, pruebe con una receta de la dieta sonoma con fideos de soba (pasta japonesa). Son fideos de trigo sarraceno, una excelente alternativa integral a los fideos o la pasta de trigo refinado (de hecho, el llamado trigo sarraceno no tiene nada de trigo).

Verá que en la lista de cereales de la dieta sonoma aparece también un cereal que tal vez le resulte desconocido y que se llama quinoa. Es la alternativa del trigo en América del Sur y tiene un sabor que recuerda un poco al de las nueces. En general, los cereales son básicamente carbohidratos con algún añadido de proteína, pero la quinoa ofrece una cosa que muy pocos cereales pueden ofrecer: la proteína de primera calidad que puede encontrarse en la carne o los huevos. Normalmente se prepara como el arroz, pero también puede tostarse en el horno. Si no ha probado aún la quinoa, pruebe la receta de Pilaf de quinoa tostada que encontrará en la página 188.

Finalmente, tendrá sus cereales integrales para disfrutar por las mañanas con leche descremada. Las marcas comerciales más conocidas le ofrecen abundantes alternativas integrales. Asegúrese siempre de verificar la etiqueta y buscar los que tengan mayor contenido en fibra. Cualquier cereal de la dieta sonoma debería tener como mínimo ocho gramos de fibra por ración. Verifique la etiqueta para conocer las cantidades concretas.

VERDURAS Y FRUTAS

Debemos dar las gracias a los habitantes de los países mediterráneos por aportar a la dieta norteamericana una nueva valoración de las verduras, y también debemos dar las gracias a la cocina de Sonoma y sus chefs por darnos su perspectiva sobre cómo disfrutar de estas verduras con sabores y preparaciones actuales. Estas preparaciones no son sólo un valioso hallazgo de salud y longevidad, sino también placeres culinarios para disfrutar en casa y que podrían estar en el menú de cualquier restaurante gourmet.

Pese a los mejores esfuerzos de los habitantes del sur de Europa y de los chefs de Sonoma (eso sin mencionar los de los investigadores médicos), consumimos pocas frutas y verduras, y, además consumimos una variedad insuficiente, lo que tiene mucho que ver con el sobrepeso y la malnutrición que plaga la sociedad actual.

Por desgracia, las dietas bajas en carbohidratos contribuyen al problema porque restringen de forma severa las frutas y las verduras, a veces hasta eliminarlas casi por completo. La dieta sonoma, por otro lado, otorga a las verduras un papel protagonista. Igual que la dieta mediterránea, se basa en vegetales. Eso no significa que sea una dieta vegetariana —hay también mucha carne y pescado—, sino que gran parte de las calorías se obtienen a partir de alimentos ricos en nutrientes como las verduras, los cereales, las frutas, los frutos secos y los aceites vegetales. Recuerde que los diez Alimentos Poderosos principales de la dieta sonoma que mencionamos en el anterior capítulo eran todos ellos de origen vegetal. Y siete de estos diez alimentos son frutas o verduras. Usted conseguirá perder peso porque le enseñaremos a aprovechar estos alimentos y otros alimentos ricos en nutrientes para que su cuerpo obtenga todos los nutrientes que necesita con una cantidad de calorías mínima que le permita perder peso.

El secreto para obtener todos los beneficios de salud y pérdida de peso que poseen las verduras está en disfrutar comiéndolas. Los días en los que consideraba las verduras como un mal necesario en su plato se han terminado. Las recetas que siguen refuerzan los sabores innatos de las verduras integrales y de las hierbas y especias que las acompañan. Gracias a ellas, desarrollará un nuevo aprecio por la bondad natural de las verduras frescas.

Muchos dietistas no son conscientes de que las verduras son «buenas para usted». Pero debe tener en cuenta que comer más fruta y verduras le ayudará además a perder peso. Para comprender su importancia dentro de la dieta sonoma, dedicaremos unas páginas a ver lo que nos ofrecen. Como no empezará a comer fruta hasta que lleve diez días de dieta, hablaremos principalmente sobre verduras. Tenga en cuenta, sin embargo, que todos sus beneficios se aplican también a las frutas.

Trabajo conjunto

Hemos visto ya que los beneficios que para la salud suponen todos los alimentos poderosos (estén o no entre los diez primeros) surgen a partir de la abundancia de nutrientes vegetales (fitoquímicos) que aportan a las células. Las investigaciones más recientes han conseguido identificar estos fitonutrientes, especialmente aquellos cuya acción antioxidante protege nuestras células. La pregunta surge, entonces, de forma muy natural: si hemos conseguido identificar los elementos químicos beneficiosos de los alimentos, ¿por qué no nos limitamos a tomarlos en forma de pastillas?

Como seguramente sabrá, este tipo de suplementos existe ya en el mercado. Los suplementos de quercetina, betacaroteno y licopeno son ya muy populares, y existen muchos más.

Pero estos suplementos no colaboran en apenas nada en sus esfuerzos por perder peso. La idea de la dieta sonoma es saciar la sensación de hambre comiendo alimentos que posean un máximo de nutrientes. Los suplementos son ricos en nutrientes –muchos nutrientes y pocas calorías–, pero no son agradables de comer. Tragar una pastilla no soluciona la sensación de hambre.

El otro problema de los suplementos es que aíslan los nutrientes más activos, o suministran diversos nutrientes en proporciones poco naturales. Eso sabotea los beneficios de las verduras ricas en nutrientes.

¿Por qué? Porque las evidencias han convencido a los nutricionistas de que las vitaminas, los minerales y los fitonutrientes de cualquier verdura trabajan en armonía para reforzar el sistema cardiovascular, ralentizar la pérdida de visión relacionada con la edad, prevenir determinados tipos de cáncer o proporcionar todos sus demás beneficios para la salud. El aislamiento de un fitonutriente, por muy poderoso que sea, echa a perder esta sinergia. Nos quedamos entonces con un solo, en lugar de disfrutar de una orquesta.

Esa es la razón por la cual las verduras integrales y frescas son la mejor elección. Esto no significa que no puedan cocinarse, o que no puedan ignorarse algunas partes para conseguir un plato más atractivo. Pero se trata de mantener lo más intacta posible la alineación completa de fitonutrientes.

Las verduras congeladas suelen funcionar en este sentido. Pero las verduras en conserva suelen pasar por procesos de conservación que eliminan parte de sus nutrientes. Podrían contener además ingredientes adicionales, como sal, conservantes e, incluso, grasas saturadas. Si consume verduras en conserva, verifique siempre con atención la lista de ingredientes.

¿Qué le aporta consumir grandes cantidades de fruta y verdura?

- Disminuye el riesgo de sufrir embolias e infartos.

- Protege contra varios tipos de cáncer.

- Disminuye la tensión arterial.

- Mejora la digestión y evita los trastornos intestinales.

- Protege contra las cataratas y otros problemas de visión relacionados con la edad.

- Protege la memoria.

- Ayuda a perder peso al proporcionar nutrientes vitales con el mínimo de calorías.

Un elogio a la variedad

Los fitoquímicos no sólo funcionan en sinergia dentro de la misma verdura, sino que sus beneficios para la salud van acumulándose con cada tipo de verdura que se consume. Esa es la principal defensa de la variedad que con tanta fuerza proponemos en la dieta sonoma: cuanta mayor sea la variedad de verduras que consuma, mayor será la variedad de nutrientes vegetales de los que podrá beneficiarse.

Otro motivo por el que comer distintas verduras, por supuesto, es la nueva aventura de sabor que cada una de ellas ofrece. Comer una amplia selección de verduras y cocinarlas de maneras sutilmente distintas convierte cada comida en una aventura de sabor.

Estudie las tres listas de verduras recomendadas por *La Dieta Sonoma* y podrá agruparlas por colores según las categorías siguientes.

Verduras verdes

Si recuerda lo que ofrecían las espinacas y el brócoli cuando hablamos de ellos como parte de los diez principales alimentos Poderosos de la dieta sonoma, podrá hacerse una idea de la potencia de los fitonutrientes de las verduras verdes. Además de proteger contra las enfermedades cardiacas y el cáncer, comer verduras verdes conserva la vista y fortalece los huesos y los dientes, protegiéndolos contra el envejecimiento.

Los miembros más fuertes del equipo verde son las verduras crucíferas: brócoli, coles de Bruselas, col, repollo y col china. (La coliflor también es una verdura crucífera, pero juega en el equipo blanco.) Estas verduras son especialmente ricas en una enorme variedad de fitonutrientes antioxidantes, en vitaminas y en minerales.

Otra subcategoría es la de las verduras de hoja verde que suelen utilizarse en las ensaladas pero que también pueden rehogarse, saltearse o cocinarse al vapor. Las espinacas son el alimento más poderoso de esta categoría, pero hay muchos más. Ejemplos destacables son las berzas, las hojas de mostaza, las hojas de los nabos y las acelgas. La mayoría de las verduras de hoja verde oscura (como el cardo, la col, las coles de Bruselas, la rúcola y el diente de león) tiene un sabor amargo y no son muy populares. Este sabor amargo es precisamente la personalidad de sus potentes antioxidantes. Cuando se preparan acompañadas de los ingredientes adecuados, la amargura desaparece para transformarse en un sabor delicioso y el organismo absorbe mejor estos antioxidantes. Intente preparar estas verduras con ingredientes como el aceite de oliva, nueces, zumo de limón o pequeñas cantidades de quesos de sabor fuerte. Busque más ideas en las recetas de *La Dieta Sonoma*.

Ensaladas que sacian

Una ensalada variada de verduras frescas mezcladas con vegetales de hoja verde es un plato ideal de la dieta sonoma. Funciona para satisfacer la necesidad de verduras en cualquier caso. Asegúrese de llenar sus ensaladas de verduras crudas ricas en nutrientes. Experimente con distintos ingredientes para animar la ensalada y convertirla en un sabroso capricho.

- La lechuga iceberg es un viejo clásico, pero es la lechuga con menos nutrientes que existe. No es más que un vehículo vacío para transportar el aliño de la ensalada. Pruebe con otra cosa.

- Cuanto más oscuras sean las hojas de ensalada que utilice, más ricas en nutrientes suelen ser. La lechuga romana y los berros, por ejemplo, poseen ocho veces más betacaroteno y el doble de calcio y potasio que la lechuga iceberg.

- Otra buena elección de vegetales de hoja verde oscura son las espinacas, las acelgas, las hojas tiernas de nabo, las berzas y las hojas de mostaza.

- Pruebe lo desconocido. La rúcola, la acedera, la escarola, la achicoria, la mizuna y el tatsoi son deliciosas, nutritivas y merece la pena probarlas.

- No existe ninguna regla que diga que las verduras para ensalada tienen que ser verdes. Pruebe con el radicchio (achicoria roja) y con la endibia morada.

- Añada a sus ensaladas los diez principales alimentos poderosos de la dieta sonoma: pimientos de todos los colores, almendras, brócoli, tomates, espinacas, incluso uvas cortadas a trocitos o cereales tostados.

- Los aliños a base de aceite de oliva o las vinagretas forman parte importante de la dieta sonoma. Recuerde que el aceite de oliva virgen extra mejora el sabor de todas las verduras y ayuda al organismo a absorber los nutrientes. O intente utilizar aceites de frutos secos y vinagres de distintos sabores para añadir variedad a los aliños de sus ensaladas.

Verduras rojas

Los rábanos, los pimientos rojos, las cebollas rojas y las remolachas encabezan esta categoría. Las verduras rojas son especialmente útiles para la conservación de la memoria y para la salud de las vías urinarias, además de proteger contra las enfermedades cardiacas y el cáncer.

Los tomates, con su alto contenido en licopeno, son las verduras rojas más potentes. Tenga en cuenta que para obtener el máximo beneficio de los fitonutrientes de los tomates, es mejor cocinarlos (con piel y todo) y acompañar el caldo o la salsa con aceite de oliva. Eso fomenta la absorción del licopeno por parte del organismo y aumenta el sabor y la dulzura del tomate.

Si no ha probado nunca la achicoria roja o radicchio, hágalo. Se trata de una verdura originaria de Italia cuya hoja tiene un color que recuerda el del vino tinto. Su nutriente estrella, un fotoquímico denominado intibina, mejora la digestión y refuerza el hígado.

Verduras blancas

La coliflor, los nabos, las cebollas y los champiñones son las primeras verduras que nos vienen a la cabeza cuando pensamos en verduras blancas, igual que algunos potenciadores del sabor, como el jengibre y el ajo. Todos ellos son excelentes alimentos poderosos, con mucho sabor y sanos nutrientes a cambio de una cantidad minúscula de calorías.

Las cebollas son especialmente buenas para proteger el corazón. Comparten con el ajo un potente fitonutriente denominado allicina, que previene la arteroesclerosis o endurecimiento de las arterias.

La jicama, o nabo mejicano, es una raíz blanca y carnosa (bajo una piel de color marrón) que puede cocinarse al vapor, hornearse o hervirse como una patata. Comida cruda es suave y sabrosa. Córtela en cubitos y pruébela a modo de tentempié con fruta o mezclada con ensalada verde. Córtela en palitos y mójela en Hummus, una receta que encontrará en la sección de Aliños de *La Dieta Sonoma* en la página 168.

Verduras amarillas y naranjas

Son especialmente efectivas para proteger la vista y el sistema inmunitario. Las zanahorias, el maíz, el colinabo, varias calabazas y las versiones amarillas o naranjas de los tomates y los pimientos son miembros de esta familia de color.

En ellas encontrará las categorías de fitonutrientes más beneficiosas, como los carotenoides y los flavonoides antioxidantes. Existen también ejemplos de verduras que contienen antioxidantes que rendirán mejor si se combinan con grasas sanas. Resulta interesante el hecho de que las verduras amarillas y naranjas tengan un contenido relativamente elevado de azúcares naturales, razón por la cual los situamos como verduras de la Segunda o la Tercera Rondas.

Verduras moradas

Sí, existen verduras moradas. ¿Se había olvidado de la berenjena, la ensalada o escarola morada y el repollo morado? Encontrará también pimientos morados, espárragos morados e incluso zanahorias moradas. Los fitonutrientes responsables de este color (normalmente ubicados en la categoría de los fenoles o la antocianina) son útiles para ralentizar los estragos provocados por el envejecimiento. La salud de las vías urinarias y la memoria son quienes más se benefician de las verduras moradas. Si busca una forma sabrosa de comer berenjena, empiece por la Ensalada de berenjenas asadas de la página 190.

GRASAS

Lo que comemos son grasas alimenticias. Lo que queremos disminuir es la grasa corporal. La grasa alimenticia puede provocar grasa corporal, pero no de forma tan directa o inevitable como la mayoría supone.

La filosofía de la dieta sonoma respecto a las grasas es muy sencilla. El tipo adecuado de grasa alimenticia en la cantidad adecuada no sólo es buena para la salud, sino que es vital para perder peso. Las dietas muy bajas en grasas no funcionan en la mayoría de los casos. Los investigadores de Harvard descubrieron que la gente que sigue la dieta mediterránea con la intención de perder peso tiene más éxito que la que sigue una dieta baja en grasas. Las grasas que se consumen en esta dieta son principalmente grasas monoinsaturadas: frutos secos y aceite de oliva. ¿Qué mensaje debemos leer de todo esto? Que cuanto más sabrosa y más saciante es la comida, mayor es el éxito. Otro descubrimiento interesante del estudio fue que la calidad de la dieta en los países mediterráneos era mucho mejor y más rica en nutrientes que la dieta baja en grasas. Para perder kilos de forma sana es imprescindible mantener el equilibrio correcto entre grasas, proteínas y carbohidratos. Los planes de comidas que seguirá en *La Dieta Sonoma* se han concebido justo para esto.

Hay muchos motivos por los que las grasas son necesarias en la dieta: salud, sabor y placer. Ya hemos visto que el aceite de oliva virgen extra y los frutos secos, las grasas estrellas de la dieta mediterránea, disminuyen los niveles de colesterol malo (LDL colesterol) y proporcionan nutrientes buenos para el corazón. Otras grasas, como los aguacates, los cacahuetes y los aceites omega-3 (que se encuentran en el salmón, las nueces y las semillas de lino), aportan también nutrientes beneficiosos como los antioxidantes y los fitonutrientes.

Igual de importante es el hecho de que las grasas ayudan a sentirse lleno después de comer. Sin esta sensación de saciedad, acabaría usted comiendo en exceso simplemente por buscar algún tipo de satisfacción. Cualquiera que haya seguido una dieta muy baja en grasas conoce a la perfección esa sensación.

La grasa fea

Si el aceite de oliva virgen extra es la grasa buena y la grasa saturada es la grasa mala, entonces, la grasa parcialmente hidrogenada es la grasa fea. Esta grasa alterada se encuentra en alimentos elaborados, en los fritos, en la margarina y en muchos alimentos horneados industriales como pasteles, galletas, bizcochos, etc.

Conocidas también como ácidos grasos trans, las grasas parcialmente hidrogenadas son aceites que se han vuelto sólidos y cremosos debidos a una alteración química. Concebidos originalmente como una alternativa barata a las grasas saturadas, las grasas parcialmente hidrogenadas son más dañinas incluso que aquéllas para el corazón y para la salud en general.

Evítelas a toda costa. Compre alimentos frescos en lugar de elaborados y nunca tropezará con este tipo de grasas. Si compra alimentos elaborados, mire siempre la etiqueta. Si las palabras grasa o aceite «parcialmente hidrogenado» o «ácido graso trans» aparecen en la lista de ingredientes, olvídese del producto y compre otra cosa.

Las grasas, además, aumentan los beneficios de otros alimentos ricos en nutrientes. Por ejemplo, el sistema digestivo no absorbe debidamente el licopeno, el supernutriente que contienen los tomates, si no va acompañado de alguna grasa alimenticia. La utilización estratégica de las grasas, pensando siempre en estimular el efecto de los nutrientes, es uno de los secretos de la dieta mediterránea. Los italianos, para elegir un ejemplo evidente, conocen muy bien el valor de combinar la salsa de tomate y el aceite de oliva.

Y por último, pero no por ello menos importante, nunca infravalore el valor de las grasas como sabor. Las Grasas de *La Dieta Sonoma* se recomiendan para añadir sabor a las comidas. Las recetas se han creado teniendo este hecho presente en todo momento. Recuerde, disfrutar de las comidas es crucial.

De hecho, existen evidencias de que determinados tipos de grasas dietéticas mejoran el estado de humor. Los chefs de los restaurantes lo saben. Desgraciadamente, la respuesta no está en colocar cantidades industriales de mantequilla en las fuentes del horno. Por otro lado, los chefs actuales se inspiran cada vez más en la dieta mediterránea y en el estilo de vida saludable de su región. Se concentran cada vez más en los ingredientes de calidad y en la utilización equilibrada de grasas sanas, hierbas y especias para crear platos sabrosos y sanos. Y esto es lo que usted hará también.

Hay grasas y grasas

Tal y como el encabezamiento indica, no todas las grasas son iguales. Existen tres tipos de grasas de producción natural: saturadas, monoinsaturadas y poliinsaturadas, además de una grasa manufacturada, conocida como aceite hidrogenado (o ácidos grasos trans).

Debería usted consumir mayoritariamente grasas procedentes de aceites vegetales. Las más sanas son las grasas monoinsaturadas, como el aceite de oliva virgen extra, los frutos secos, el aceite de colza y los aguacates. En la categoría de las grasas poliinsaturadas se encuentran también otros aceites sanos, como el aceite de pepitas de uva, el aceite de girasol y los aceites omega-3 que se encuentran en pescados de aguas frías, en las semillas de lino y en las nueces.

El tipo de grasa cuyo consumo debería limitar es la grasa saturada que se encuentra principalmente en alimentos de origen animal como las carnes y los lácteos, además de las de los aceites de palma y de coco. Esto no significa que no pueda comer carne o productos lácteos. Puede hacerlo, pero significa que debe buscar las versiones magra y descremada de la carne y los lácteos.

Los beneficios del omega-3

Los aceites omega-3 protegen el sistema inmunitario y protegen el cuerpo de las enfermedades cardiacas, la depresión, la enfermedad de Alzheimer, la diabetes, las inflamaciones, la colitis, la soriasis y la artritis.

Reconocerá las grasas saturadas porque son sólidas a temperatura ambiente: la grasa blanca de un bistec o de una costilla, la grasa que se deposita en la parte superior de la sopa en la nevera, una barra de mantequilla. Su principal pecado es que aumenta en las arterias los niveles de LDL colesterol e invita, con ello, a la aparición de enfermedades cardiacas. De hecho, las grasas saturadas elevan el colesterol en sangre más que el colesterol dietético en sí. Es necesario evitar los aceites hidrogenados porque producen efectos mucho peores para la salud y el corazón que los que producen las grasas saturadas.

Equilibrio de grasas

Una mirada más detallada al significado de la palabra «equilibrio» se aplica también a la calidad y la cantidad de los distintos tipos de grasas consumidos. Como hemos visto ya, es más problemático el tipo de grasa que se come que la cantidad de grasa.

Aquí, el dicho de «somos lo que comemos» es completamente cierto. Una mirada al interior del cuerpo refleja el tipo de grasas que se consumen a diario. Estas grasas o ácidos grasos crean la capa externa de las células, lo que se conoce como la membrana celular. El sistema inmunitario se ve influido por el tipo, el equilibrio y la cantidad de grasas consumidas, aumentando o disminuyendo con ello el riesgo de sufrir inflamaciones, enfermedades cardiacas, diabetes, artritis, cáncer e, incluso, depresión.

¿Qué implica exactamente este equilibrio? Significa comer principalmente grasas de la categoría de las grasas monoinsaturadas, consumir cantidades inferiores de aceites vegetales como el aceite de maíz o el aceite de soja, comer incluso menos grasas saturadas y evitar del todo los aceites hidrogenados. En el siglo XX, la civilización occidental aumentó drásticamente el consumo de alimentos procesados y aceites vegetales en relación a la ingesta de aceites omega-3. Un aumento del consumo de aceites de semillas vegetales dificulta al organismo la posibilidad de aprovechar los beneficios de dichos aceites. Para quienes consumen ya cantidades bajas de alimentos ricos en omega-3, esto supone una desventaja aun mayor. Los alimentos ricos en omega-3 son el salmón, la caballa, el atún, las semillas de lino, la soja y las nueces.

Frutos secos para usted

Se ha demostrado que comer frutos secos varias veces por semana reduce entre un 30 y un 50 por ciento el riesgo de sufrir enfermedades cardiacas. ¿Qué cantidad tiene que comer? Aproximadamente un puñado de frutos secos, o treinta gramos por ración, proporcionan muchas proteínas, prácticamente las mismas que encontraría en la mayoría de carnes. Los frutos secos son un tentempié estupendo y un potenciador del sabor cuando se mezclan con ensaladas o se añaden a platos calientes. Son casi tan ricos en calorías como en nutrientes, por lo que deben comerse en cantidades controladas. Aprenderá a valorarlo. Más que engullirlos sin pensarlo, son las raciones pequeñas de frutos secos las que permiten saborear su especial sabor. Recuerde, los frutos secos contienen bastantes calorías y, por lo tanto, no debe sobrepasarse con ellos. Las raciones de frutos secos deben determinarse según el plan de comidas.

Ha conocido ya las almendras como uno de los diez principales Alimentos Poderosos de la dieta sonoma. En la lista de Grasas de *La Dieta Sonoma* aparecen también otros frutos secos: nueces, cacahuetes y nueces pecanas. Todas contienen los tres tipos de grasas, incluyendo las grasas monoinsaturadas, nuestras preferidas.

En Sonoma abundan los nogales, igual que en el Mediterráneo. La nuez es casi el prototipo de fruto seco saludable. Las nueces son la mayor fuente vegetal de ácidos grasos omega-3. Además de protección contra las enfermedades cardiovasculares, las nueces fomentan la función cognitiva (como la memoria) y poseen un efecto antiinflamatorio que ayuda a combatir determinados problemas respiratorios, la artritis y las afecciones cutáneas.

Las nueces, las almendras, los cacahuetes y el aceite de oliva virgen extra son alimentos que suelen eliminarse en cualquier dieta baja en grasas; pero en *La Dieta Sonoma*, le animaremos a utilizarlos a menudo.

PROTEÍNAS

En todas sus comidas, y cada día, tendrá en su plato proteínas, de una u otra forma. Si lee la lista de Proteínas y Lácteos de *La Dieta Sonoma* (página 91 para la Primera Ronda y página 110 para la Segunda Ronda), verá que dispone de un número enorme de alternativas para satisfacer esta exigencia. Variedad es una palabra mágica para las proteínas tanto como lo es para las frutas, las verduras y los cereales.

Carne y pescado

La carne es una proteína perfectamente aceptable en la dieta sonoma. Tiene la ventaja de ser una proteína «completa», entendiendo con ello que proporciona al organismo todos los aminoácidos (componentes de las proteínas) que necesita. Es algo que no consiguen las proteínas de origen vegetal, con la excepción de la quinoa y la soja. De modo que si es usted vegetariano, necesitará más variedad para asegurarse de que cubre todas sus necesidades de aminoácidos. Además, la carne proporciona hierro en el formato en que el organismo lo absorbe con mayor facilidad.

Lo que tiene que tener más en cuenta a la hora de elegir la carne es que sea magra. Cualquier corte de carne que tenga un contenido demasiado elevado de grasas saturadas le hará más mal que bien, tanto a usted como a la dieta.

La exigencia de que la carne sea magra hace que determinados tipos de carne queden excluidos por completo. El bacon, las salchichas, las aves de carne oscura, la falda, los órganos y el costillar tienen demasiada grasa, se corten como se corten. No podrá comer estas carnes hasta que alcance su peso objetivo e, incluso entonces, sólo de uvas a peras.

Pero le quedan aún muchas alternativas, desde el cordero y la ternera hasta el buey, el cerdo y las aves de carne blanca (siempre sin piel). Pero ninguna de ellas será automáticamente lo bastante magra como para encajar en sus necesidades de adelgazamiento. Asegúrese siempre de elegir los cortes más magros.

El pescado, naturalmente, es otra alternativa cárnica. Se trata de una alternativa con menos contenido calórico y con todas las proteínas, los nutrientes y, en determinados casos, con aceites omega-3. No olvide el marisco para incluir aun más variedad.

Compras al estilo Sonoma

Una actitud inteligente respecto al consumo de carne es la de limitarse a los cortes magros de carne de ternera (o de cerdo o cordero) que aparecen en la lista de Proteínas y Lácteos de la Dieta Sonoma (página 91 para la Primera Ronda y página 110 para la Segunda Ronda). Son cortes que han sido cuidadosamente seleccionados como cortes magros. Un corte muy magro de carne de buey puede tener cuatro veces menos grasas saturadas que un corte graso y proporcionar más proteínas con la mitad de calorías. Y así es cómo se pierde peso.

Huevos

Los huevos son otra buena elección. No ofrecen tantas proteínas por caloría como las carnes magras, pero prácticamente toda su grasa es monoinsaturada. Lo que es más, las yemas son una buena fuente de luteína, el carotenoide que protege la vista y que se encuentra en las espinacas y otras verduras verdes.

Por cierto, la inmerecida reputación de los huevos como alimento que aumenta el nivel de colesterol en sangre ha sido puesta en evidencia. Un estudio reciente no encontró ninguna diferencia en el riesgo de sufrir enfermedades cardiacas entre personas que comían un huevo a la semana y personas que comían un huevo al día. Otro estudio llegó a la conclusión de que comer dos huevos al día durante seis semanas no tenía ningún impacto sobre los niveles de colesterol. Lo que sí es importante es cómo se preparan los huevos. Grandes cantidades de mantequilla, queso y nata en compañía de salchichas y bacon nunca le harán adelgazar.

Otras proteínas

Los alimentos de origen animal no son la única alternativa para el consumo de proteínas. Las judías de soja son el principal alimento vegetal en lo que a proteínas se refiere. Son además ricas en genisteína, un tipo de nutriente vegetal dentro de la categoría de las isoflavonas. Actúa de forma parecida a un estrógeno y se cree que protege contra el cáncer de mama en la mujer y contra el cáncer de próstata en el hombre.

La soja tiene además la ventaja de presentarse en distintas formas, lo que la hace encajar con todos los gustos. Además de las judías y el tofu, existen diversos sustitutos de la soja. Los fabricantes de comida natural han utilizado la soja para imitar la textura y el sabor de una asombrosa cantidad de productos cárnicos, incluyendo hamburguesas, bacon y migas. Las judías de soja fresca son ideales como tentempié, ensalada o con una mezcla de cereales.

También puede utilizar como proteínas diversas legumbres. Entre ellas destacan los garbanzos, las lentejas, las habas, las judías pintas, las judías blancas y los frijoles. Son básicamente carbohidratos, de modo que su razón entre proteínas y calorías no es precisamente la ideal, pero son una alternativa razonable de la Segunda Ronda para los vegetarianos.

Los alimentos lácteos, como el queso y la leche, están cargados de proteínas, pero los hemos listado aparte de los demás alimentos proteicos y no pueden utilizarse para completar las necesidades de proteínas diarias. Utilice los lácteos sólo cuando así lo dicten las instrucciones de la dieta.

Los lácteos tienen un papel secundario en *La Dieta Sonoma*. Las porciones son limitadas porque a menudo están llenos de grasas saturadas. Puede añadir leche descremada a los cereales integrales de la mañana o, de vez en cuando, elegir quesos con bajo contenido en grasas como el parmesano, la mozzarella, la feta, el queso de cabra y el queso fresco. Existen en el mercado, además, quesos bajos en grasas. Puede utilizar pequeñas cantidades de quesos de sabor fuerte, como el queso azul, para añadir sabor a sus platos. Estos quesos fuertes siempre se consumen en pequeñas cantidades.

LA PRIMERA RONDA

A estas alturas, seguramente se habrá hecho una buena idea de las características especiales que hacen que esta dieta funcione. Habrá aprendido la estrategia que distingue la dieta sonoma de las demás. Habrá conocido los alimentos que la componen. Sabrá que pone su énfasis en la mejora de salud que acompaña la pérdida de peso.

Ha llegado el momento de empezar. ¿Está preparado para perder algunos kilos?

Empezará con la Primera Ronda, el primero de los tres segmentos de la dieta. Cada ronda está concebida de forma ligeramente distinta basándose en lo que es mejor para usted y su cuerpo en cada fase.

La Primera Ronda se prolonga sólo durante diez días. Su principal objetivo es presentarle los placeres de la comida buena, pero sencilla. Empezará de inmediato a comer desayunos, comidas y cenas deliciosas, preparados con alimentos integrales y sanos.

Su actitud frente a la comida cambiará. Una comida dejará de ser algo que se consume rápidamente y sin darle muchas vueltas. La comida pasará a ser valorada como un regalo de la naturaleza que debe saborearse lentamente.

Además, la Primera Ronda le liberará de tres hábitos alimenticios destructivos que provocan esos kilos de más. El primero es la dependencia excesiva de alimentos muy refinados que convierten su metabolismo en una fábrica de grasa corporal. Los postres azucarados, el pan blanco, los cereales azucarados y otros productos similares se verán sustituidos por alternativas más sanas e igual de satisfactorias, principalmente por cereales integrales.

La segunda costumbre que perderá es la de comer cualquier cosa que esté disponible, sea fácil de comer o sea algo que ya conoce. Tal vez sea una alternativa cómoda a corto plazo, pero a la larga no es satisfactoria y mantiene el sobrepeso. Las comidas equilibradas con la combinación adecuada de los distintos tipos de alimentos son un requisito para perder peso y ganar salud. Las comidas equilibradas, al haberle ya preparado todo el trabajo de equilibrio entre alimentos, son tan fáciles de preparar como el viejo método de picar lo que sea. Su único trabajo será seguir los sencillos planes de comida o utilizar los gráficos de platos y listas de alimentos que le proporcionamos.

El tercer mal hábito que perderá es, para decirlo lisa y llanamente, el de comer demasiado. Comer demasiado es una mala costumbre que suele practicarse de forma inconsciente. Mucha gente con sobrepeso desconoce que se está pasando constantemente con el tamaño de sus porciones. Todo les parece de lo más normal.

Pero si tiene usted unos kilos que perder, es muy probable que con los años el tamaño de sus raciones haya ido aumentando. La Primera Ronda colocará los tamaños de sus raciones donde deben estar para dejarle saciado y, aun así, en el camino correcto hacia la pérdida de peso. El control de porciones puede resultar un desafío al principio, pero piense que puede hacerlo. De hecho, una de las reacciones más comunes entre las personas que inician la dieta sonoma es su sorpresa al ver lo saciantes y satisfactorios que resultan los tamaños de las porciones pasados unos pocos días.

Para ponerle en el camino correcto, le ofreceremos instrucciones explícitas y precisas sobre la cantidad de alimentos de cada tipo que debe comer en cada comida. Incluso le diremos exactamente el espacio que ocupará en su plato cada tipo de alimento. Es imposible equivocarse.

Los diez días de la Primera Ronda le supondrán la pérdida de peso más rápida. Al principio será muy consciente del tamaño de las porciones y de la ausencia de sus hábitos de comida, pero pronto descubrirá el placer de los alimentos de calidad y de las recetas de Sonoma. Y su rápida pérdida de peso le servirá de inspiración. Notará que su vida cambia para mejor.

LA PREPARACIÓN PARA LA DIETA SONOMA

El primer día en que empiece a seguir los planes de comida de la Primera Ronda que se presentan en este capítulo quedará considerado como el Día 1 de la dieta. La Primera Ronda durará diez días. Pero antes del Día 1, viene el Día 0. Un día muy divertido.

El Día 0 es el día en que usted dará un vuelco a su vida: se alejará de las viejas costumbres poco saludables y descorazonadoras que le llevan a engordar e iniciará el camino hacia un nuevo estilo de vida con comida sana y placentera con el que conseguirá adelgazar. Lo hará con un gesto simbólico que sirve también como preparación práctica para su nueva forma de comer. Para ello necesitará un cubo de basura, cubos de reciclaje, varias cajas y el dinero para la compra de una semana.

Lleve a la cocina el cubo de basura y los cubos de reciclaje. Tienen que estar vacíos (aunque no lo estarán por mucho tiempo). Los llenará con regalos para sus vecinos o donaciones para una institución benéfica de su localidad.

Asegúrese de que los niños no están en casa. No tienen que verlo.

Fuera lo viejo...

Ahora empiece a repasar la comida que tiene en armarios y estanterías. Los productos embalados son los que presentan menos probabilidades de sobrevivir a la purga, así que empiece con ellos. Compruebe la lista de ingredientes. Si aparece el trigo refinado o cualquier otro cereal procesado, póngalo en la caja de regalos o tírelo. Si aparecen grasas hidrogenadas, líbrese de ello. Si aparece azúcar añadido, fuera.

Seguramente habrá desterrado de su cocina todo pan, pastel, galleta y dulce embalado. Bien. Eso es lo que quería.

¿Y todos esos paquetes de espaguetis y otras pastas hechas con harina de trigo refinada? Fuera. ¿Los macarrones instantáneos? Fuera. ¿Los paquetes de arroz blanco que ha estado acumulando porque siempre compraba nuevos cuando aún le quedaban en la despensa? Fuera. ¿Los cereales azucarados, los cereales rellenos de fruta y cualquier otro cereal no integral, azucarado o no? Fuera.

Los paquetes de azúcar desaparecerán a buen seguro. Esconda la miel, pues no puede tocarla hasta pasar a la Segunda Ronda. ¿Patatas fritas? ¿Cortezas? Adiós. ¿Tortillas de maíz? Adiós.

El contenido del armario de las especias seguirá a salvo. Igual que el café y el té.

Ahora dedíquese a los envases de cristal. Busque en las etiquetas, sobre todo, las grasas saturadas o hidrogenadas. Tire la mayonesa, a menos que esté fabricada con aceite de oliva. La mostaza puede quedarse, igual que cualquier tipo de vinagre. Pero cualquier aliño para ensalada cremoso tendrá que irse. Igual que los aceites que no sean aceite de oliva virgen extra o aceites de frutos secos. Cualquier envase con manteca pasa a la historia. Igual que las salsas marinadas con alto contenido en azúcar.

Limpieza de la cocina

Alimentos que tendrán que desaparecer:

- Azúcar
- Pan (excepto de harinas integrales)
- Pasteles y bizcochos
- Galletas
- Tostadas (excepto de harinas integrales)
- Caramelos y dulces
- Arroz blanco
- Cereales (excepto cereales integrales)
- Patatas fritas
- Mayonesa
- Salsas para aliño cremosas
- Aceites (excepto aceite de oliva virgen extra y aceites de frutos secos)
- Manteca
- Refrescos gaseosos normales
- Zumos de fruta
- Mermelada y confitura
- Jarabe de arce

- Margarina
- Mantequilla
- Quesos grasos
- Helados
- Leche (excepto descremada)
- Carnes grasas como bacon o salchichas
- Fruta (a menos que pueda congelarla para utilizarla posteriormente)

Compruebe en las etiquetas la mención de los siguientes ingredientes y retírelos de la cocina:

- Trigo refinado
- Cereales procesados
- Grasas hidrogenadas
- Grasas saturadas
- Azúcar
- Harina refinada

Guardará el vino, pero bajo llave durante diez días. Guarde también todos sus licores. No los tocará hasta alcanzar el peso deseado.

Los refrescos normales, zumos de fruta, bebidas con fruta, mermeladas, confituras, jarabe de arce, melaza, gominotas, caramelos... todo eso es a partir de ahora de los vecinos. Sus hijos le adorarán.

En estos momentos estará seguramente pensando que la limpieza de la cocina está resultándole divertida. Y la verdad es que liberarse literalmente de las malas costumbres tiene algo de catártico. ¡Y eso que todavía no ha llegado a la nevera!

En la nevera, aplique las mismas reglas. Cualquier cosa con harina refinada, grasas saturadas o hidrogenadas, o azúcar, tiene que ir fuera. Esto equivale a margarina, mantequilla, queso graso, nata, yogur y helado. Cualquier leche no descremada desaparecerá también. Los huevos pueden quedarse, igual que cualquier carne que aparezca en la lista de Proteínas y Lácteos de *La Dieta Sonoma*. Pero las carnes grasas que no aparecen en la lista, como bacon y salchichas, deben desaparecer.

Las verduras y las frutas requieren un poco más de cabeza. Pasará diez días sin comer fruta, de modo que tendrá que dar cualquier fruta fresca que no aguante tanto tiempo. Hay frutas que pueden congelarse, como los plátanos y las frutas del bosque, y esas puede guardarlas. Y también la fruta que haya comprado ya congelada.

En cuanto a las verduras, tendrá que estudiar las listas de *La Dieta Sonoma*. Las verduras de Nivel 1 se quedarán, por supuesto. Empezará a comerlas enseguida. Pero si están en las listas de Nivel 2 o Nivel 3, no las comerá en diez días. Un periodo de tiempo muy prolongado para una verdura, de modo que los vecinos volverán a estar de suerte.

Ahora, la inspección final. Repase lo que queda y asegúrese que cualquier producto que haya sobrevivido aparece en algún lugar de las listas de alimentos de *La Dieta Sonoma* aceptables en la Primera Ronda, es decir, en cualquiera de las listas excepto las de frutas y verduras de la Segunda y la Tercera Rondas, y los dulces. De no ser así... bueno, ya sabe qué tiene que hacer. Tirarlos.

Tal vez se le haya pasado ya una cosa por la cabeza. ¿No sería más divertido eliminar todos esos alimentos prohibidos comiéndolos en un gran banquete de despedida? Tal vez. Pero no entraría dentro del es-

píritu de la forma de vida de la dieta sonoma.

Recuerde, no sólo está desterrando todo aquello que engorda. Está además haciendo una declaración sobre su nueva forma de vida y comida. El ruido sordo del paquete de azúcar al chocar contra el fondo del cubo de basura da más voz a esta declaración que un desaconsejado atracón de comida. ¿No cree?

... adelante lo nuevo

Se ha quedado con una cocina sin apenas comida. Llenémosla, pues. Pero, ¿con qué?

La mejor guía son las listas de alimentos permitidos (página 91): los Cereales, las Proteínas y Lácteos, las Grasas de *La Dieta Sonoma*, etc. Puede almacenar cualquier cosa que aparezca en esas listas.

Pero recuerde que durante los primeros diez días tendrá que seguir los planes de comidas de la Primera Ronda, lo que significa que tendrá algunas limitaciones. Por ejemplo, no compre todavía ningún tipo de fruta. Tampoco dulces, aunque sean sin azúcar. Compre sólo las verduras que aparecen en la lista de Nivel 1; los demás niveles tendrán que esperar a la Segunda Ronda.

Compre solamente verduras para unos cinco días. Y luego vuelva a comprar más para afrontar los cinco días finales de la Primera Ronda. Esta recomendación se basa en el hecho de que los nutrientes son más potentes cuando se compran las verduras maduras y se consumen enseguida. ¡Y no descuide la variedad! ¿Recuerda las categorías de color que comentamos en el último capítulo? Pues ahora es su oportunidad de hacer una compra colorida.

El abastecimiento de proteínas es la parte más complicada de la primera parte de compras... simplemente porque hay mucho donde elegir.

¿Por dónde empezar? Compre una docena de huevos. Y en cuanto al resto, deje que la variedad le guíe y compre lo suficiente para disfrutar de dos o tres raciones modestas de proteínas al día. La carne puede congelarse, por lo que puede comprar la cantidad suficiente para los primeros diez días: un poco de cordero, un poco de ternera magra, algo de pescado y algo de carne de ave. Almacene legumbres como judías, lentejas y judías de soja. Le resultarán muy útiles cuando no le apetezca carne, pescado o huevos.

Tómeselo con calma... al menos una vez al día

El secreto para perder peso no está sólo en lo que se come y en cuánto se come, sino en de qué manera se come. Existen pruebas consumadas de que se engorda más comiendo mientras se hace otra cosa o de pie delante de la nevera, que sentado y disfrutando de una buena comida completa.

Existen incluso más pruebas de que la gente que come rápido tiende a comer en exceso, ya que siguen engullendo comida mientras el estómago envía un mensaje al cerebro de que ya ha tenido suficiente. Comer rápido provoca también problemas de control de glucosa en el metabolismo, una de las causas principales del exceso de grasa corporal.

Comer sin estrés y disfrutando de la comida es la base de *La Dieta Sonoma*. Se trata de saborear la comida y apreciar cada mordisco de los deliciosos alimentos que se consumen. Y eso no se puede hacer con prisas. Se trata de bajar el ritmo y convertir las comidas en una parte placentera de la vida.

Sabemos que esto es algo que no siempre es fácil de hacer en el mundo acelerado en que vivimos. Pero su objetivo es hacerlo. En la Primera Ronda, empiece comprometiéndose a realizar al menos una comida diaria al estilo de la dieta sonoma: lentamente, sin estrés y buscando su vertiente más placentera. No coma con prisas, no coma haciendo otras cosas ni coma de pie, no coma mientras habla por teléfono y no coma mirando la televisión.

Tendría que conseguir hacer una comida lenta al día. Inténtelo. Planifíquelo. Busque tiempo para hacerlo. Puede acostumbrarse a comer despacio y disfrutará de ello. Le ayudará a perder peso.

Una manera lógica de planificar su compra de proteínas –y de los demás alimentos– consiste en seguir la guía de comidas sugerida para los diez días que dura la Primera Ronda. Después de la guía de comidas, encontrará las recetas que necesita y podrá utilizarlas para planificar la lista de la compra.

Naturalmente, no se trata de seguir al dedillo la guía de comidas. No es necesario que lo haga siempre y cuando siga las proporciones recomendadas de los distintos tipos de alimentos. Pero, aun así, sigue siendo una guía útil para estimar lo que necesitará tener a mano durante los próximos diez días.

En cuanto a las grasas, necesitará una botella de aceite de oliva virgen extra. Puede comprar también aguacates a modo de alternativa.

Almacene también los cuatro frutos secos que están permitidos como grasas en esta fase: almendras, nueces, pacanas y cacahuetes. Cómprelos enteros y sin procesar. Puede comprarlos sin cáscara si lo prefiere, pero ni salados, ni fritos, ni mezclados con otras cosas. Igual que con la mayoría de alimentos de la dieta sonoma, se trata de buscarlos en su estado más natural.

La compra de lácteos estará limitada. Compre algo de queso mozzarella y parmesano. Concéntrese en encontrar quesos sabrosos para no necesitar comer mucha cantidad para encontrarles el sabor. El queso fresco también es bueno, pero elíjalo descremado. Puede utilizar leche descremada para mezclar con los cereales por las mañanas. El yogur natural descremado es una alternativa a la leche descremada, que tendrá que esperar hasta la Segunda Ronda. Ya que en esta ronda los productos lácteos están limitados, puede plantearse tomar durante estos días un suplemento de calcio.

Necesitará cereales, naturalmente. Forman parte de su dieta desde el principio. Para comprar pan de harina integral de verdad y cereales integrales de verdad, siga los consejos de compras de la página 57. Y asegúrese de que cualquier pan que compra contiene un mínimo de dos gramos de fibra por rebanada y que cualquier cereal tiene un mínimo de ocho gramos de fibra por ración. Para ideas sobre cereales que no sean ni pan ni cereales de desayuno, consulte las recetas de la Primera Ronda que aparecen a partir de la página 182.

Un plato (y un tazón) sólo para usted

Después de llenar la cocina con una cantidad generosa de alimentos de la dieta sonoma, tendrá que comprobar el tamaño de los platos y los tazones de su casa. Necesita saber qué cantidad del plato y el tazón debe llenar.

DESAYUNO

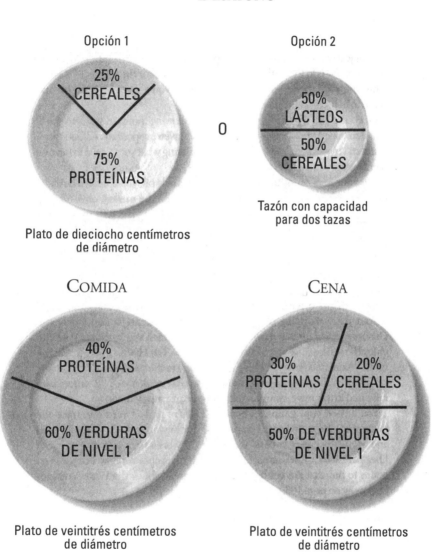

Opción 1

25%
CEREALES

75%
PROTEÍNAS

Plato de dieciocho centímetros
de diámetro

O

Opción 2

50%
LÁCTEOS

50%
CEREALES

Tazón con capacidad
para dos tazas

COMIDA

40%
PROTEÍNAS

60% VERDURAS
DE NIVEL 1

Plato de veintitrés centímetros
de diámetro

CENA

30%
PROTEÍNAS

20%
CEREALES

50% DE VERDURAS
DE NIVEL 1

Plato de veintitrés centímetros
de diámetro

No es necesario que compre platos y tazones nuevos. Utilice los mismos que el resto de la familia, pero mida el tamaño y tenga en cuenta esas dimensiones mientras siga la dieta sonoma, es decir, durante la Primera y la Segunda Ronda. En cuanto llegue a la Tercera Ronda, conocerá tan bien los tamaños de las porciones que la dieta le funcionará en cualquier tipo de plato.

Para el desayuno, tendrá que contar con un plato de dieciocho centímetros de diámetro. El tazón del desayuno (para los cereales con leche o para cualquier otra cosa que no pueda ponerse en un plato) debe contener dos tazas de líquido (si cabe más de esa cantidad, sepa dónde se sitúa la línea de dos tazas de capacidad). Para la comida y la cena, utilice un plato de veintitrés centímetros de diámetro.

Recuerde que se trata del diámetro, no del radio ni la circunferencia. Coja una regla, divida el plato en dos y mire lo que mide de lado a lado. Si el diámetro es de dieciocho o veintitrés centímetros, ya tiene uno de sus platos. Si es mayor, haga una marca en los diámetros adecuados y utilice sólo esa parte del plato. En cuanto al tazón, vierta en él dos tazas de agua. Si con eso lo llena, ya tiene su tazón. Si en el tazón cabe más líquido, marque exactamente hasta dónde llenan las dos tazas. Tenga en cuenta que los platos pueden ser de distintos estilos, muchos tienen un borde adicional que añade unos cuantos centímetros al diámetro del plato. Si el centro del plato está a dieciocho o veintitrés centímetros, ignore ese borde adicional cuando ponga la comida en el plato.

Seguramente dispone ya de platos de las medidas indicadas. De ser así, estupendo. Y de no ser así y teme cargar excesivamente su plato, recorte un plato de papel con el diámetro correcto. Colóquelo sobre el plato normal antes de cada comida para recordar qué cantidad del plato debe utilizar y qué cantidad debe dejar vacía.

La razón por la que somos tan meticulosos en lo que al tamaño del plato se refiere, es porque debemos controlar las porciones. Sólo conseguirá comer la cantidad correcta de cada alimento en cada comida si llena su plato con la cantidad correcta. Las recetas están cuidadosamente diseñadas para encajar en el tamaño del plato. Coma bien, no cuente ni calorías ni gramos ni nada. Limítese a llenar el plato o el tazón con los alimentos que recomendamos en los planes de comidas.

LA PRIMERA RONDA

El objetivo de la Primera Ronda, repetimos, es recalibrar el cuerpo de forma natural, iniciarle en las nuevas costumbres de comida sana, exponerle a los placeres de las deliciosas recetas hechas a base de alimentos integrales y reintroducirle a unos tamaños de porciones razonables.

Un objetivo gigantesco, pero que se conseguirá en sólo diez días. La transición es así de rápida. No será gradual. Dejará usted atrás sus viejas costumbres y empezará a adelgazar desde el primer día.

Para que así sea, la Primera Ronda tiene que ser más restrictiva que la Segunda Ronda. El tamaño de las porciones será el mismo, pero las porciones de la Primera Ronda tendrán menos calorías que las de la Segunda. Es, de lejos, la forma más efectiva de remediar la costumbre de comer en exceso. Los pasitos pequeños no funcionan.

La transición más importante, sin embargo, será la de hacerle olvidar la caravana de harina refinada/pan blanco/azúcar que tantos estragos ha causado en su metabolismo. Es una costumbre que tiene que romper. Tiene que alejar de su sistema estos antojos de pan y pasteles. Y la única manera de conseguirlo es superando el «mono».

No queremos decir con esto que vaya a ser una experiencia penosa. A diferencia de las dietas bajas en carbohidratos y otras dietas, usted seguirá comiendo pan y cereales durante la Primera Ronda. Pero las versiones integrales de los cereales, de más lenta absorción, le ayudarán a deshabituarse del pan blanco.

Dejará enseguida de comer azúcar refinado. La costumbre del azúcar debe ser eliminada por completo pues, de lo contrario, seguirá teniendo antojos de dulces y no conseguirá adelgazar. En la Primera Ronda están prohibidos los dulces fabricados con azúcar artificial, aun no teniendo el mismo efecto sobre el metabolismo. Y tenemos un buen motivo para hacerlo: no dejará de tener antojos si sigue satisfaciéndolos, aunque sea con sustitutos dulces sin azúcar. Los estudios científicos sugieren que incluso las bebidas de régimen o las bebidas con edulcorantes artificiales estimulan el apetito. Por lo tanto, lo mejor es evitar el azúcar por completo durante los primeros diez días, tanto el real como el artificial. Ahora bien, si

le resulta imposible vivir sin su refresco *light*, limite su consumo a dos latas al día. Lo mismo se aplica para los edulcorantes, limítese a dos sobres o pastillas al día.

En la Primera Ronda incluso la fruta es tabú. Y se debe, por supuesto, a su contenido en azúcar. Los azúcares naturales de la fruta (la fructosa) suelen ser benignos porque las fibras naturales de la fruta ralentizan su absorción por parte del sistema digestivo. Pero el objetivo más importante de la Primera Ronda es acabar con su adicción al azúcar, por lo que cualquier cosa que le recuerde aunque sea su dulzura —incluso las frutas más sanas— tiene que ser ignorada de momento.

Todo merecerá la pena. Se quedará gratamente sorprendido cuando vea lo rápidamente que pierde su deseo de comer pan blanco y dulces azucarados. El esfuerzo que realice en la Primera Ronda se verá recompensado en la Segunda y en la Tercera Rondas y durante el resto de su vida.

Verá algunas restricciones más de la Primera Ronda que no aparecen ya en la Segunda. Una de ellas es el vino. A quienes les guste, y por motivos que explicaremos en el próximo capítulo, les animamos a tomar una copa de vino acompañando una de las comidas. Pero no durante la Primera Ronda y por dos motivos: el primero es que el vino, al estar hecho de uvas, tiene su propia forma de azúcar; el segundo es que las pocas calorías de las comidas de la Primera Ronda, con el fin de empezar a perder peso rápidamente, no dejan espacio al vino. Así que tendrá que estar sin vino durante diez días. Y el placer volverá enseguida.

En la Primera Ronda también están limitadas las verduras. Sólo se permiten las verduras de Nivel 1. Ello se debe a que las verduras de niveles más elevados tienen menos fibra y más azúcares naturales que las del Nivel 1. No es una característica terrible, ni mucho menos, pero no ayuda al organismo a conseguir el objetivo prioritario de la Primera Ronda: bajarse del tiovivo metabólico.

Y hay una verdura que queda excluida durante toda la dieta. Las patatas tienen sus encantos y sus beneficios, pero su almidón natural hace que se comporten igual que el pan blanco. Tendrá que olvidarse de las patatas hasta que pese lo que quiere pesar, e incluso entonces tendrá que limitar su frecuencia de consumo.

Qué beber

La Dieta Sonoma no presenta una gran variedad de bebidas en las comidas (aunque recomendamos beber ocho vasos de agua al día). La sensación de saciedad después de comer es de importancia básica, y los líquidos no la proporcionan. Durante la Primera Ronda, usted puede beber agua, té verde (el más adecuado para la circulación), té negro y tisanas herbales (manzanilla, hibiscos), así como café. Beberá un vaso de vino con una de las comidas diarias cuando llegue a la Segunda Ronda. Los refrescos sin azúcar también están permitidos, pero limítelo a dos latas al día.

¿Por qué no zumos de fruta? Porque proporcionan los azúcares naturales de las frutas sin su fibra y sin su dosis completa de nutrientes. Beber zumo de fruta no soluciona la necesidad psicológica de masticar del mismo modo que la soluciona la fruta. Cuando bebe zumos de frutas ingiere calorías sin la satisfacción «bucal» que acompaña masticar y tragar. Los estudios demuestran que las calorías que aporta beber zumos acaban sumándose a la ingesta diaria de calorías.

Cómo llenar el plato

Las instrucciones para seguir la dieta sonoma son tan sencillas que podemos repasarlas en un momento. Observe los diagramas de platos de la página 83 y llene en consecuencia su plato o tazón.

En la Primera Ronda tiene tres alternativas para desayunar. La primera consiste en llenar el plato de dieciocho centímetros de diámetro (recuerde, el plato de veintitrés centímetros es sólo para la comida y la cena) con un 75 por ciento de proteínas y un 25 por ciento de cereales integrales. Lo que encajaría perfectamente aquí sería, por ejemplo, una tortilla de dos huevos con unos taquitos de jamón para el espacio correspondiente al 75 por ciento de proteínas y una tostada de pan de harina de trigo integral (sin mantequilla) para el área correspondiente al 25 por ciento de cereales. Otra alternativa es la de un 100 por cien de proteínas (una tortilla de champiñones, por ejemplo). La tercera opción de desayuno de la Primera Ronda le permite llenar la mitad del tazón con leche descremada y la otra mitad con cereales integrales. Es muy sencillo.

Mientras no llene el plato hasta arriba de comida o se llene un segundo plato, habrá comido según las recomendaciones de la Primera Ronda.

Las elecciones para la comida y la cena son más considerables. Observará en los diagramas que hay dos maneras de llenar el plato de veintitrés centímetros de diámetro: una es para la comida del mediodía y la otra para la cena. No importa cuál es cuál, pero nunca deberían ser dos iguales (porque con ello se desequilibrarían las proporciones).

Imaginemos que para comer elige la combinación que dicta un 40 por ciento de proteínas y un 60 por ciento de verduras (sólo verduras de Nivel 1, pues está en la Primera Ronda). Podría dividir su espacio de 60 por ciento de verduras entre una ensalada verde con tomates maduros y brócoli al vapor. El 40 por ciento del plato a llenar con proteínas estaría dedicado a unos filetes de carne de pavo.

Por cierto, no se deje intimidar por la exactitud de los porcentajes. Puede interpretar el 60 por ciento como un poco más de la mitad y el 40 por ciento como un poco menos de la mitad. En cuanto capte visualmente las medidas, no habrá ninguna norma que le impida repartir la carne de pavo por encima de las hojas de la ensalada y denominarlo ensalada con pavo.

Pasar hambre entre comidas es contraproducente para el adelgazamiento, pues se verá tentado a comer con exceso cuando llegue la hora de la comida.

Por ese motivo, *La Dieta Sonoma* permite los tentempiés. Pero como en la mayoría de las cosas, los tentempiés están más restringidos en la Primera Ronda que durante el resto de la dieta.

Entre la comida y la cena, o entre el desayuno y la comida, podrá tomar un pequeño tentempié para apaciguarse. Cuando llegue a la Segunda Ronda, habrá muchas más posibilidades. En la Primera Ronda sólo hay una: una verdura de Nivel 1.

Le permitiremos una excepción. Si es usted un hombre grande, o una mujer o un hombre que lleva una vida físicamente activa y con mucho ejercicio, podrá expandir un poco su menú de tentempiés. Éstas son algunas posibilidades:

- Media taza de queso fresco descremado con verduras de Nivel 1.

- 85 g de hummus, casero o envasado, con verduras.

- Un trocito de queso bajo en grasas con zanahorias o apio.

- 1 rebanada de pan integral.

- 60 g de pechuga de pollo o pavo.

Cuando llegue a la Segunda Ronda, podrá disfrutar de todas estas alternativas y de muchas más. Pero por ahora, debería intentar que sus tentempiés fuesen rápidos y sencillos. Pruebe con una taza de pimiento crudo, un poco de brócoli crudo o un tomate partido con albahaca seca u otras hierbas.

Si elige la proporción de 60-40 para la comida, el gráfico nos dice que el plato de la cena debería llenarse con un 30 por ciento de proteínas, un 20 por ciento de cereales y un 50 por ciento de verduras de Nivel 1. ¿Qué le parecen verduras a la brasa en una mitad del plato, un 20 por ciento de arroz salvaje y un filete de ternera de 115 g para cubrir el 30 por ciento de proteínas?

¿Y las grasas?

En el plato no hay porcentajes para grasas. Pero dispone de tres raciones al día de grasas para utilizar cuando mejor le convenga. Una ración de grasa es una cucharadita de aceite de oliva, once almendras, catorce cacahuetes, diez medias pecanas o siete medias nueces.

Una posible utilización de las grasas a lo largo de un día sería una cucharadita de aceite de oliva virgen extra aliñando una ensalada de espinacas, otra cucharadita de aceite de oliva para una ración de verduras a la brasa y unas almendras sobre la ensalada o a modo de tentempié.

Elegir o seguir

Al principio de la sección de recetas, en la página 177, encontrará una guía de comidas que ofrece alternativas de platos concretas para cada parte del plato y para cada comida de los diez días que dura la Primera Ronda. Esto presenta la ventaja de no tener que pensar absolutamente en nada. Además, le garantiza disfrutar de comidas sanas y deliciosas perfectamente planeadas para perder peso. Todas las recomendaciones hacen referencias a recetas inspiradas en Sonoma que encontrará en el libro, listas para servir en el plato.

No está obligado a seguir esta guía de comidas. Si prefiere elegir sus comidas de acuerdo con sus gustos, adelante. Mientras siga los porcentajes y elija los alimentos adecuados a la Primera Ronda, estará comiendo según el estilo de la dieta sonoma. Y notará enseguida que está adelgazando.

Eso es todo. A disfrutar. Su dieta sonoma acaba de empezar.

Un estímulo añadido

En cualquier dieta, resulta complicado conseguir todos los nutrientes que se necesitan a diario, y ello es así especialmente cuando se trata de una dieta para adelgazar. Es por eso que puede plantearse tomar un complejo multivitamínico al día. También es recomendable tomar un suplemento de 500 mg de calcio. Comente con el médico sus necesidades concretas.

PRIMERA RONDA

Verduras Sonoma de Nivel 1

Consumo ilimitado

Espárragos

Bolsas de mezcla de ensalada,
de cualquier tipo

Brotes de bambú

Judías verdes

Pimientos rojos, verdes o amarillos

Col china

Brócoli, crudo o cocinado

Coles de Bruselas, cocinadas

Repollo, crudo o cocinado

Coliflor, cruda o cocinada

Apio

Chayote

Col verde, cocinada

Pepino

Berenjena, cocinada

Hinojo

Cebolla tierna

Calabaza, cocinada

Jicama

Colinabo

Puerro, cocinado

Lechuga (romana), acelgas, hojas de
mostaza, hojas de nabo, cardo, lollo
rosso, escarola, acelga, rúcola, lechuga
china, endibia

Champiñones, crudos o cocinados

Berzas

Quimbombó

Cebolla, cruda o cocinada

Radicchio

Rábano

Tirabeques

Espinacas, crudas o cocinadas

Brotes de alfalfa, judías, judías mung

Calabacín

Tomate, crudo

Berros

Proteínas y Lácteos Sonoma

PROTEÍNAS

Judías/Legumbres

Limitadas a media taza al día en la
Primera Ronda: garbanzos, alubias
negras, judías pintas, lentejas, judías de
soja (tofu).

Ternera/buey

Cortes magros: pierna, paletilla, redondo
de ternera, culata de contra, culata,
lomo, filete, solomillo

Huevos

1 huevo entero = 2 claras

Pescado

Cortes magros: bacalao, lenguado,
halibut, perca, mero, merluza, rape,
abadejo, rodaballo, dorada, lubina

Grasas moderadas: pez espada, atún,
bonito, róbalo, emperado.

Alto contenido en grasas: caballa, salmón,
trucha

Cordero

Paletilla, pierna, costillas, carne para
cocido

Cerdo

Cortes magros: jamón, hervido o curado,
jamón en conserva, solomillo de cerdo,
costilla de cerdo, lomo de cerdo

Aves

Carne blanca, sin piel; jamón de pavo;
salchicha de pavo

Marisco

Almejas, cangrejo, langosta, mejillones, ostras, vieiras, gambas

Sustitutos de soja

Hamburguesas vegetarianas, carne vegetariana

LÁCTEOS

Leche descremada, hasta una taza sólo con los cereales del desayuno

Queso fresco bajo en grasas

Queso bajo en grasas (parmesano, mozzarella) 30 g

Cereales Sonoma

½ taza = 1 ración

Cebada, cocinada

Pasta integral, cocinada

Arroz marrón, negro o rojo, cocinado

Bulgur, cocinado

Avena

Palomitas de maíz sin mantequilla*

Quinoa, cocinada

Fideos de soba, cocinados

Trigo

Pan de cereales integrales, 1 rebanada (2 o más g de fibra por rebanada)

Cereales integrales, 8 g o más de fibra por ración

Arroz salvaje

* Como tentempié, no para ir en el plato

Bebidas

Té negro, té verde o tisanas herbales, sin leche ni azúcar

Café solo o con un máximo de dos sobrecitos de edulcorante artificial y un máximo de una cucharada de leche

Agua, con y sin gas

Grasas Sonoma

Hasta 3 raciones al día

Una cucharadita de café = 1 ración

Aceite de oliva

¼ aguacate

Frutos secos

Almendras, 11

Cacahuetes, 14

Pecanas, 10 mitades

Nueces, 7 mitades

Potenciadores del sabor

Consumo ilimitado

Hierbas: albahaca, cilantro, cebollino, eneldo, hinojo, mejorama, menta, orégano, romero, salvia, estragón, tomillo

Especias: alcaravea, cardamomo, cayena, sal de apio, chili, canela, clavo, comino, curry, nuez moscada, pimienta, azafrán, cúrcuma

Rábano picante

Ajo

Jengibre

Zumo y cáscara de limón y lima

Mostaza

Vainilla

Vinagre: de arroz, de vino, balsámico

LA SEGUNDA RONDA

Bienvenido a la Segunda Ronda, la parte principal de su dieta. Se trata del plan de comidas en el que seguirá hasta que alcance su objetivo de peso. Es la carne con patatas de la dieta... sin las patatas.

Mientras que la Primera Ronda significó un período de transición con una pérdida de peso rápida, la Segunda Ronda mantiene el avance de esa disminución de peso. La pérdida no es tan rápida como en la Primera Ronda, pero es regular, sana y se nota. Es el tipo de pérdida de peso que dura toda una vida.

Con la Segunda Ronda llega el disfrute pleno del estilo de vida de la dieta sonoma. Esto significa comer disfrutando de la comida, un aprecio cada vez mayor de los alimentos frescos e integrales, y una nueva salud con una energía que se prolonga durante todo el día. Es muy importante seguir con la idea de que una comida al día, como mínimo, sea un acontecimiento prolongado y placentero en el que pueda saborear cada mordisco. Siga practicando el ejercicio que haya decidido hacer (véase «Tratamiento urgente para la pérdida de peso» en página 112).

Por encima de todo, la Segunda Ronda es variedad. Desde el principio del libro hemos intentado transmitir el mensaje de la variedad, no sólo por el vigor adicional que proporciona a las comidas, sino también por el papel que juega en la salud y el adelgazamiento. Llevaremos ahora la variedad al siguiente nivel. En la Segunda Ronda las alternativas se multiplican de forma considerable, igual que las recetas sugeridas.

Tiene ahora a su disposición los diez principales alimentos poderosos que le presentamos al principio del libro. Las frutas han vuelto a la dieta diaria. Sumaremos además dos nuevos «niveles» de verduras. Tendrá muchas frutas y verduras entre las que elegir y le animaremos a comerlas en cantidad.

Entre los lácteos, podrá comer también yogur natural descremado. Le permitiremos algunos dulces sin azúcar, si es que aún los desea. Tal vez incluso un trocito de chocolate negro de vez en cuando. La miel se reintegra también a la dieta y será una forma particularmente útil de endulzar las recetas de *La Dieta Sonoma*. En una de sus comidas diarias podrá disfrutar de un vaso de vino. Los tentempiés serán más variados y considerables.

La lista de cereales sigue siendo la misma que en la Primera Ronda, pues en ella se incluían ya la mayoría de cereales integrales que pueden encontrarse con más facilidad. La ración de grasas se mantiene en tres raciones al día en forma de aceite de oliva virgen extra, nueces, almendras, cacahuetes, pecanas y aguacates. (Recuerde, no obstante, que estas grasas son además de las que se encuentran en las proteínas y otros alimentos.)

En resumen, la Segunda Ronda le resultará mucho más fácil que la Primera Ronda. Y es así porque se ha concebido para durar más tiempo. Además, la variedad es mucho más importante. Estar más satisfecho y disfrutar de mayor variedad le ayudará a ganar confianza. Y todo ello sigue dentro de la estrategia básica de la dieta sonoma de conseguir adelgazar comiendo porciones de alimentos sanos y deliciosos.

El peso objetivo se alcanza en cuestión de semanas, meses o más tiempo. La dieta nunca es igual para todo el mundo. Pero gracias al énfasis que se pone en los buenos sabores y en las comidas ricas en nutrientes, la Segunda Ronda no debería parecer en ningún momento un sacrificio, por mucho tiempo que se prolongue. Plantéeselo como una nueva aventura más que como una dieta. Los kilos irán desapareciendo igualmente.

SU GUÍA DE COMIDAS
PARA LA SEGUNDA RONDA

Las instrucciones para la Segunda Ronda son incluso más simples que las de la Primera. No tiene que volver a supervisar su cocina, sino almacenar determinadas frutas y verduras que ahora podrá comer.

DESAYUNO

Opción 1

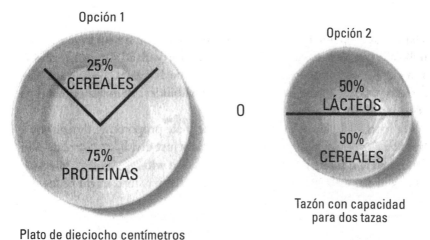

Opción 2

0

25%
CEREALES

75%
PROTEÍNAS

50%
LÁCTEOS

50%
CEREALES

Plato de dieciocho centímetros
de diámetro

Tazón con capacidad
para dos tazas

COMIDA Y CENA

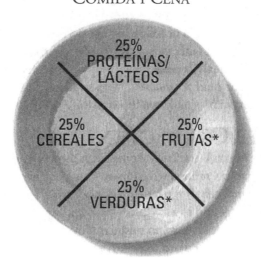

25%
PROTEÍNAS/
LÁCTEOS

25%
CEREALES

25%
FRUTAS*

25%
VERDURAS*

Plato de veintitrés centímetros
de diámetro

* A elegir entre niveles 1, 2 o 3

Y, oh sí, elegir unas cuantas botellas de vino de calidad a buen precio. Invierta en un buen tapón para conservar en buen estado la cantidad de vino que no consuma una vez abierta la botella.

Utilizará los mismos platos y tazones que hasta ahora. Y cuando observe la ilustración de los platos, se dará cuenta de que las alternativas de desayuno son básicamente las mismas. Pero existe una cuarta alternativa (que no se ilustra en la página 95): un tazón de lácteos puros. Esto se resume básicamente en un desayuno de yogur natural descremado. Es una estupenda alternativa si le gusta el yogur. De lo contrario, puede seguir con su leche con cereales, o el plato con un 75 por ciento de proteínas (con un 25 por ciento de cereales, seguramente en forma de pan integral o tostada integral), o la opción con el cien por cien de proteínas. El plato de proteínas es el que ofrece más posibilidades, naturalmente. Recuerde que los huevos van con las proteínas, no con los lácteos.

Para comer y cenar, utilizará las mismas proporciones de plato, aunque podrá elegir entre distintos alimentos. De hecho, dividirá el plato en cuatro partes y llenará una de ellas con cereales, otra con verduras, otra con fruta y la otra bien con proteínas o bien con lácteos (que puede ser queso fresco descremado o queso bajo en grasas).

Y eso es todo. Utilice la misma cantidad de grasas que en la Primera Ronda, unos frutos secos o un poco de aceite de oliva para cocinar o para aliñar ensaladas y verduras.

Verá que le ofrecemos muchas recetas a modo de guía. Recuerde que las combinaciones de alimentos más sabrosas y beneficiosas son las que se basan en estas recetas, de modo que aprovéchelas.

Tiene también la opción de seguir la guía de platos, que le dice exactamente qué comer en cada comida. La guía le mostrará dos semanas completas de planes de comidas. Si estas dos semanas no le llevan hasta su objetivo de peso (y probablemente será así si tenía mucho sobrepeso al principio), repita de nuevo el ciclo.

LA CONEXIÓN DE LA FIBRA

Existe otro motivo por el que la Segunda Ronda le parecerá más fácil. A estas alturas, los antojos de azúcar y harinas refinadas habrán disminuido, tal vez incluso los habrá eliminado por completo. Si no lo ha conseguido aún, no desespere, lo conseguirá muy pronto.

Si ha utilizado la Primera Ronda para librarse del hábito de consumir pan blanco y dulces, encontrará su recompensa al llegar a la Segunda Ronda. Y no se confunda, la palabra «hábito» es la más adecuada. ¿Existe una palabra mejor para describir esa barrita de caramelo y ese refresco que compraba a diario en la máquina expendedora? ¿O para describir esas patatitas fritas que desaparecían mientras miraba la televisión o iba en autobús?

En la Segunda Ronda, continuará excluyendo de su dieta el azúcar refinado. Ahora, sin embargo, lo sustituirá por frutas dulces y poderosas como los arándanos y las fresas. Ha sustituido ya los productos hechos con harina blanca por los fabricados a partir de harinas integrales. Estas dos sustituciones son parte del secreto del éxito de la Segunda Ronda.

Pero el beneficio más destacado de estos dos cambios tan inteligentes es el efecto que tienen sobre el metabolismo, o sobre la forma en que el organismo procesa los alimentos como fuente potencial de energía. El azúcar y la harina refinada se convierten en azúcar en sangre (glucosa) y luego, rápidamente, en grasa corporal. Los cereales integrales y la mayoría de verduras y frutas pasan más lentamente el proceso de la digestión y presentan menos probabilidades de acabar convertidos en grasa corporal. La fibra es el secreto de esta diferencia. Comer alimentos ricos en fibra es también una forma natural de aplacar el hambre. Con el tiempo, en la báscula, se dará cuenta de los beneficios de ese ritmo más lento.

La fibra funciona a su favor

La fibra abunda en los cereales integrales, las legumbres, las verduras y las frutas. No es casualidad que éstas sean las bases de la dieta sonoma. La mera presencia de fibra es la razón por la cual en la Segunda Ronda podrá usted consumir tantas frutas y verduras, aunque contengan azúcar. La presencia de fibra es también la razón por la cual los cereales integrales son aceptables mientras que los cereales refinados desprovistos de fibra son tabú.

Existen dos tipos de fibra alimenticia. Una se disuelve en el agua y la otra no. En términos generales (y con algunas excepciones clave), los cereales y las verduras integrales contienen fibra no soluble. Los frutos secos, las semillas, las legumbres y las frutas contienen fibra soluble.

Teniendo en cuenta que el principal objetivo es adelgazar, es una distinción que apenas implica diferencia. Los dos tipos de fibra ayudan a ralentizar la liberación del azúcar en la sangre. Y la variedad de alimentos vegetales que consumirá harán que obtenga una gran cantidad de ambos tipos de fibra lo que le situará muy por encima del consumo del ciudadano occidental medio, que apenas si consume la mitad de la cantidad de fibra que necesita a diario. Recuerde asegurarse que cada rebanada de pan integral que come contiene un mínimo de 2 gramos de fibra y que cada tazón de cereales integrales contiene un mínimo de 8 gramos de fibra.

La fibra y la salud

Igual que con prácticamente todo lo que se come en la dieta sonoma, la fibra trabaja complementariamente como un elemento de ayuda para adelgazar y un protector de la salud. Existe un vínculo evidente entre las dietas con alto contenido en fibra y la prevención de la diabetes, pues esta enfermedad se caracteriza por la imposibilidad de procesar adecuadamente los niveles de azúcar en sangre. La pérdida de peso en sí misma no sólo disminuye el riesgo de diabetes, sino que además existen pruebas de que los cereales integrales ricos en fibra disminuyen la posibilidad de contraerla.

Tal y como la dieta mediterránea nos demuestra, la fibra protege contra las enfermedades cardiacas. Según un estudio realizado en Harvard con cuarenta mil individuos, comer mucha fibra se asocia con un riesgo de sufrir enfermedades cardiacas un 40 por ciento inferior al que presentan las personas que apenas consumen fibra.

Las fibras solubles, muy especialmente, disminuyen el nivel de colesterol en sangre. Éste es uno de los motivos por los que los copos de avena son una elección tan adecuada para desayunar; se trata de uno de los pocos cereales que posee más fibra soluble que insoluble, lo que convierte a la avena en un cereal efectivo para bajar los niveles de colesterol, ralentizar la digestión y aumentar la energía vital.

Y no debemos pasar por alto los beneficios gastrointestinales de la fibra. La fibra ayuda a evitar la inflamación intestinal y es famosa por su capacidad para aliviar e impedir el estreñimiento. Una vez más, la fibra de los cereales, especialmente del trigo y la avena, es la que mejor funciona. Pero, en general, una dieta con alto contenido en fibra es la forma más segura de conseguir todos estos beneficios para la salud.

La glicemia

Naturalmente, no todos los alimentos de origen vegetal tienen la misma cantidad o tipo de fibra. Ni tampoco tienen la misma cantidad o tipo de azúcar. De modo que los distintos tipos de frutas, verduras, cereales y otros alimentos de origen vegetal aumentan el azúcar en sangre a distintas velocidades y en distintas cantidades.

Los nutricionistas han encontrado una manera de medir estos porcentajes. Es lo que se denomina «índice glicémico». Básicamente, asigna al pan blanco la cifra arbitraria de 100 y mide los demás alimentos de origen vegetal en relación a esa cifra. Cuanto más elevada es la cifra, más rápidamente dispara los niveles de azúcar el alimento en cuestión. Y luego, más rápidamente los hace descender en cuanto la insulina entra en acción para gestionar ese azúcar.

Los alimentos con un índice glicémico (o GI) más bajo, metabolizan más lentamente, se convierten en grasa corporal más difícilmente y satisfacen el hambre durante más tiempo. Una patata asada, por ejemplo, posee un GI elevado, un 85. El GI de las espinacas y el brócoli es inferior a cero. ¿Se imagina qué alimentos no suelen incluirse en la lista de alimentos de la dieta sonoma y dónde se sitúan los diez elementos poderosos de la dieta sonoma?

En su mayoría debemos evitar los alimentos con un GI elevado, como el pan blanco (GI de 100), los cereales de harina refinada (con un rango de GI entre 80 y 120) y los azúcares (entre 80 y 150). Preferimos siempre los alimentos con GI bajo.

Pero por útil que pueda ser el índice glicémico, en la dieta sonoma no tendrá que preocuparse de él. De entrada, no creemos que los números y la buena comida se entiendan muy bien. Desde el principio hemos dicho que le evitaríamos tener que contar calorías, gramos de proteínas, gramos de carbohidratos, gramos de grasas y pesos de porciones. No vamos tampoco a cargarle con el peso de tener que asignar una cifra a los alimentos que ponga en el plato.

Además, el índice glicémico puede resultar confuso y engañoso. Las cifras tienden a cambiar dependiendo de quién las publica. Por ejemplo, pese a que todos los cereales integrales tienen cifras de GI bajas, una rebanada de trigo integral podría tener una cifra de GI prácticamente igual a la de una rebanada de pan de harina refinada. Pero no son equivalentes, ni para la salud, ni para el metabolismo, ni para el adelgazamiento.

Por otro lado, una barra de chocolate con cacahuetes podría tener una cifra de GI bastante baja. Si sumamos el azúcar con las grasas saturadas, el primero se liberará más lentamente en la sangre. Pero no es una buena elección para alguien que pretende adelgazar o para alguien que intenta mantenerse sano.

De modo que seguiremos haciendo las cosas tal y como indica *La Dieta Sonoma*. Nosotros hemos pensado, medido y clasificado por usted. Su único trabajo consiste en elegir sus alimentos favoritos, poner en el plato las cantidades correctas y disfrutar de la comida. Deje las estadísticas para las páginas de deportes.

Mezclar y combinar

La Dieta Sonoma está definida por una combinación de alimentos que busca la máxima salud, el mejor sabor y una pérdida de peso rápida. El aceite de oliva virgen extra es un alimento muy importante de la dieta, no sólo porque es bueno para la salud del corazón, sino también por su única habilidad (entre los aceites) de sumarse y aprovechar al máximo los nutrientes y el sabor de los demás alimentos. Con los tomates cocinados, por ejemplo, ayuda al organismo a absorber más cantidad de licopeno. En el caso de las espinacas y otras verduras de hoja verde, potencia los fitonutrientes y disminuye esa pizca de sabor amargo de las hojas.

De modo que cuando en las recetas se enfrente a alimentos desconocidos o a combinaciones de alimentos que no le resultan familiares, piense siempre que tienen alguna razón de ser. Las mezclas y combinaciones de las recetas son resultado de una gran planificación pensada para extraer de los alimentos sus máximos beneficios. Desde algo tan sencillo como unos frutos secos sobre una ensalada a cosas más sofisticadas como mezclar carne magra de ternera con una vinagreta de cítricos para luego sofreírla, todo es resultado del trabajo de nutricionistas expertos y especializados en adelgazamiento.

Estas combinaciones son el principal motivo que nos lleva a ignorar el índice glicémico: el índice se basa en los alimentos por separado, cuando solemos consumirlos combinados con otros alimentos. Esta combinación altera la cifra de GI.

Piense en la pasta de harina integral. Para empezar, no tiene una cifra de GI muy elevada. Pero esa cifra, además, baja bruscamente cuando se prepara según las recetas de *La Dieta Sonoma*. Así pues, la pasta proporciona un claro ejemplo de la estrategia de la dieta sonoma respecto a la salud y al adelgazamiento. Un alimento problemático –la pasta– se convierte en un alimento sano y apto para adelgazar cuando: 1) se consume en su versión integral; 2) se prepara con otros ingredientes que ralentizan la liberación de su azúcar en la sangre; 3) se limita la utilización de grasas saturadas, como las que se encuentran en los quesos grasos, utilizando quesos bajos en grasas como el parmesano y la mozzarella, y 4) se come lentamente y en proporciones razonables.

EL REGRESO DE LA FRUTA

Uno de los mayores sacrificios que ha tenido que hacer durante la Primera Ronda ha sido pasar diez días sin fruta. Y todo es por el azúcar. Uno de los motivos por los que la fruta sabe tan bien es por su contenido en azúcar, en forma de fructosa. La fructosa es el azúcar más benigno que existe, pues se libera lentamente en la sangre y carece de efectos adversos.

Pero el azúcar es el azúcar. Y obligarle a bajarse del carro del azúcar era una prioridad tan fuerte en la Primera Ronda que ni siquiera quisimos que comiera alimentos que pudieran recordárselo. Diez días sin la salud y las propiedades adelgazantes de las frutas ha sido un precio duro a pagar, lo sabemos, pero ha merecido la pena para acabar con el hábito del consumo de azúcar. Hasta que no baje del tiovivo del azúcar y la harina blanca, nunca alcanzará su objetivo de peso ni estará verdaderamente sano.

Mírelo de la siguiente manera: las dietas «bajas en carbohidratos» disuaden del consumo de frutas y hay incluso algunas que lo prohíben del todo. Usted va muy por delante.

En la Segunda Ronda consumirá dos raciones de fruta al día. En el caso de frutas de tamaño típico (manzanas, naranjas, melocotones, etc.), una ración equivale aproximadamente a una fruta. Para frutas de tamaño más grande, como la papaya y la piña, y para frutas más pequeñas, como los frutos del bosque y las uvas, una ración equivale a la cantidad de fruta cortada que entre en media taza.

Las frutas se dividen en dos niveles, según sea su contenido en calorías y azúcares naturales. Al no incluir frutas la Primera Ronda, no hay frutas de Nivel 1. Las frutas se clasifican en Nivel 2 y Nivel 3. Podrá elegir toda su ración diaria entre las frutas de Nivel 2. Las frutas de Nivel 3 (como los plátanos, higos, mangos y melocotones) tienen más azúcar y/o menos agua y, en consecuencia, menos nutrientes por caloría. Una de sus raciones diarias de fruta puede ser de este grupo, siempre y cuando la otra sea de Nivel 2.

El atractivo de las frutas

Como bien sabe, los arándanos, las fresas y las uvas forman parte de los diez Alimentos Poderosos de la dieta sonoma. Son, además, ejemplos de cómo una fruta en el plato de la cena

Manzanas: un poderoso alimento alternativo

Utilice las manzanas como una alternativa a los diez alimentos poderosos de la dieta sonoma. Cuando usted da un mordisco a una manzana fresca y crujiente, está regalándose una cornucopia de antioxidantes para combatir enfermedades. Entre las frutas, sólo las frutas del bosque y las ciruelas tienen más antioxidantes que la manzana. Además, estará consiguiendo una ración doble de fibra, la parte no digerida de los carbohidratos vegetales que ayuda a liberar desperdicios y toxinas del organismo. Una manzana de tamaño normal le proporcionará un mínimo de 3 gramos de fibra.

puede hacer las veces de postre. Pero pese a que estas tres se llevan los máximos honores, no son las únicas frutas poderosas. Todas las frutas de la lista de Frutas de *La Dieta Sonoma* poseen su propia composición de elementos químicos sanos y en su mayoría los poseen en cantidades que rivalizan con los diez alimentos poderosos principales. La mayoría protege el corazón.

Un punto a recordar es la naturaleza sinérgica de los nutrientes de las frutas, es decir, cómo funcionan conjuntamente para reforzar el corazón y mejorar la salud. Es por esto que lo mejor es comprar fruta integral, fresca y madura. De este modo, tiene todas las garantías de obtener el máximo beneficio de todo lo que consuma.

Beber zumos de frutas, como ya hemos mencionado, no es una buena idea. Los zumos comerciales han perdido sus nutrientes en el proceso y tienen, además, azúcar añadido. Incluso los mejores zumos exprimidos ponen en un compromiso el concepto de «alimento poderoso» de la dieta sonoma. Beber un zumo no produce una sensación de placer saciante. No se mastica nada. De modo que el zumo suele dar como resultado más calorías en el cuerpo. Y esto ralentiza el proceso de adelgazamiento.

Cuidado con la fruta envasada. Casi siempre tiene azúcar añadido, algo terminantemente prohibido. Suele estar pelada, además. Consuma siempre fruta fresca. De todos modos, las frutas que se congelan bien, como las frutas del bosque, pueden comprarse congeladas.

No repasaremos todos los fitonutrientes de las frutas que le animamos a consumir. Creemos que se habrá hecho ya una idea del poder de los nutrientes especiales que contienen las frutas a partir de la descripción que hicimos de los arándanos, las fresas y las uvas en el capítulo sobre los Alimentos Poderosos de la dieta sonoma.

La cesta de las verduras crece

Con la Segunda Ronda pasan a su disposición todas las verduras que repasamos en el último capítulo. Además de las verduras de Nivel 1 que consumió en la Primera Ronda, dispondrá ahora también de verduras de Nivel 2 y de Nivel 3.

Repetimos, una vez más, que los niveles más altos simplemente reflejan más azúcar y más calorías. En el nivel más alto (Nivel 3), encontrará calabazas, guisantes, maíz y boniatos. Son verduras buenas, pero sólo deberá consumir una ración diaria de las verduras que pertenezcan a esta lista. Y recuerde, una ración no es necesariamente un boniato entero, por ejemplo. Es todo el boniato cocinado que entre en media taza después de haber sido cortado a trocitos.

Durante la Segunda Ronda, elija una verdura de Nivel 2 y una verdura de Nivel 3 al día. Recuerde, como en la Primera Ronda, que a lo largo del día puede seguir disfrutando de cantidades ilimitadas de verduras de Nivel 1 tanto con las comidas como en los tentempiés.

Dulces de la Segunda Ronda

Si sigue con antojos de dulces, no coma. Tal vez le suene retrógrado, pero eliminar estos antojos sigue siendo su objetivo. Ahora que está ya en la Segunda Ronda, tiene la opción de satisfacer su necesidad de sabor dulce con frutas como los frutos del bosque y los mangos. Le sorprenderá lo dulces que pueden ser. La fruta es su postre preferido. Intente utilizar su ración de fruta de la comida y/o la cena (25 por ciento del plato) para satisfacer este deseo de dulce al final de las comidas.

Para aquellos que necesitan de forma absoluta un postre especial, pruebe con el chocolate negro amargo. Está permitido en pequeñas cantidades como capricho ocasional: un mordisco al día, no más de tres días por semana.

¿UN POCO DE VINO PARA ACOMPAÑAR?

Cuando piensa en una familia del sur de Francia o de Italia sentada a la mesa, da por sentado que en dicha mesa hay siempre una botella de vino. Es el estilo mediterráneo.

Y también es el estilo de Sonoma. El condado de Sonoma y su vecino, el condado de Napa, constituyen una de las principales regiones vinícolas del mundo. El vino local es en Sonoma una forma de vida, igual que lo es en Francia, España o Italia. Es un elemento fijo en la mesa.

Durante la Primera Ronda, dejamos el vino en reserva, en parte por el azúcar y en parte por que la Primera Ronda era más parca en calorías que la Segunda Ronda. Pero eso ya se ha acabado. En la Segunda Ronda tiene cabida el vino.

A partir de ahora, le animamos a acompañar una de sus comidas diarias con un vaso de vino tinto o blanco. Decimos le «animamos», más que le «permitimos», porque el consumo moderado de vino aporta beneficios para la salud que encajan perfectamente con la filosofía de la dieta sonoma. Se ha demostrado que, por una modesta cantidad de calorías, un vaso diario de vino reduce el riesgo de sufrir enfermedades cardiacas. Ni los nutricionistas ni los cardiólogos tienen actualmente dudas al respecto.

Además, el vino añade a la comida una sensación de relajación y placer que es esencial para su nuevo estilo de vida. Junto con el evidente placer gustativo que un buen vaso de vino añade al disfrute de la comida, la acción de elegir el vino, abrirlo, servirlo y beberlo ralentiza el proceso de la comida, que es precisamente de lo que se trata.

El ritual del vino centra su atención en la sensualidad de la ocasión y se aleja de cualquier ansiedad excesiva por simplemente llevarse comida a la boca. El vino nos recuerda que la hora de comer es un momento de placer, no sólo de llenar el estómago. Saboree el vino y la comida. Despertará de nuevo sentidos y experiencias gustativas que quizá tenía olvidadas. Quedará saciado con menos y comerá más lentamente. Perderá peso y aprenderá a comer por placer.

Tenga en cuenta, no obstante, que en ningún momento hemos mencionado la palabra «obligación» junto con el vino. Si existe algún motivo médico o de salud que le impida beber vino, no se le ocurra tocarlo. Si no le gusta el vino, no lo beba. Si lo prueba con la ayuda de un amigo amante del vino y aun así sigue sin gustarle, no lo beba.

Pero si está acostumbrado a disfrutar del vino, conviértalo en parte de una de sus comidas diarias. Tome sólo un vaso, y hágalo durar. El vino no es para calmar la sed. Es para mejorar la experiencia.

El vino y la salud

Hay muchas evidencias de que el alcohol, consumido con moderación, presenta beneficios para la salud cardiovascular. Pero el efecto de protección cardiaca del vino va más allá del efecto del alcohol. Es el resultado de una amplia variedad de fitonutrientes, entre los que se incluyen los flavonoides y, sobre todo, un componente asombroso llamado resveratrol. Hablamos ya del resveratrol cuando le presentamos las uvas como alimento poderoso. Su acción antioxidante y protectora del corazón es más fuerte incluso en el vino que en las uvas.

Tentempiés de la Segunda Ronda

Los tentempiés sirven para no tener sensación de hambre entre comidas. La mejor selección siguen siendo las verduras de Nivel 1, preparadas como más le guste. El truco de los tentempiés entre comidas está en andar por la cuerda floja: se trata de calmar el hambre para no estar muerto de hambre cuando llegue la hora de la comida. Pero, sobre todo, el tentempié no debe utilizarse como excusa para comer en exceso y ralentizar, con ello, los avances del plan de adelgazamiento.

Ahora que ya está en la Segunda Ronda, dispondrá de más alternativas, si es que las necesita. Algunas de las siguientes le resultarán familiares pues eran las que estaban permitidas a los hombres y a las mujeres físicamente activas en la Primera Ronda.

- Una fruta de Nivel 2, manteniendo siempre el tamaño de ración a media taza de fruta cortada.
- Una cucharada o dos de queso fresco con un poco de fruta cortada de Nivel 2.
- Media bolsa de palomitas de maíz *light* para microondas, sin aceite ni mantequilla.
- Un trozo de queso mozzarella o una loncha de carne de embutido magra.
- Media taza de queso fresco descremado con verduras de Nivel 1 crudas.
- 85 g de humus con verduras.
- Queso descremado con apio o zanahoria.
- 1 rebanada de pan integral.
- 60 g de pechuga de pollo o de pavo.
- Una ración de frutos secos (recuerde que con esto habrá consumido una ración de grasas).

Debido a estos nutrientes especiales, muchos estudios científicos han llegado a la conclusión de que el consumo del vino se relaciona de forma mucho más fuerte con una disminución del riesgo de muerte por enfermedad cardiaca, que beber alcohol en general. En estos estudios, el «consumo moderado» queda definido como entre una y tres bebidas diarias. Naturalmente, como tenemos que consumir el mínimo de calorías, durante la Segunda Ronda seguiremos la pauta de un vaso de 170 ml al día.

Existen buenos motivos para creer que el vino tiene mucho que ver con los porcentajes más bajos de enfermedades cardiacas que se presentan en el sur de Europa. Y ésta es la razón:

No todos los habitantes de los países mediterráneos siguen la dieta mediterránea. Muchos de ellos han sucumbido a las malas costumbres alimenticias del mundo occidental. Pero en Francia, por ejemplo, incluso quienes siguen dietas con un alto contenido en grasas sufren menos enfermedades cardiacas que los habitantes de otros países occidentales.

El vino y la dieta sonoma

Disfrutar del vino no exige ser un enólogo experto. El buen vino es aquel que a usted le guste beber. Y punto. Pruebe diferentes variedades para descubrir qué tipo de vinos le resultan más atractivos y experimente bebiendo vinos distintos con distintas comidas para descubrir las combinaciones que más le gusten. Ha conocido ya las combinaciones de alimentos que más fomentan la salud y el sabor, combinaciones como un poco de zumo de limón sobre el marisco o un chorro de aceite de oliva sobre las verduras de hoja verde. El vino juega un papel similar mejorando los sabores de los alimentos. En general, empareje vinos ligeros de cuerpo con comidas ligeras que utilicen preparaciones delicadas. Los vinos con más cuerpo casan mejor con sabores más pesados e intensos. Los planes de comida de la Segunda Ronda suelen ofrecer recomendaciones de vinos para acompañar las cenas. A continuación, algunas ideas para combinar el vino con distintos alimentos:

VINOS BLANCOS
- Chardonnay: marisco, pescado, pollo, jamón, ternera.
- Sauvignon blanco: ostras, salmón, queso de cabra, ensaladas, pasta.
- Riesling: quesos suaves, cerdo, pollo tandoori, marisco.
- Vinos blancos de aguja: comida asiática, thai, curry, especias picantes.

VINOS TINTOS
- Cabernet Sauvignon: pato, buey y aves especiadas, alimentos sabrosos en general.
- Pinot Noir: carnes a la brasa tipo pollo, pavo y cordero, champiñones, sabores de la tierra.
- Merlot: pollo a la brasa, buey rustido, cordero, carnes de caza.
- Borgoña: salmón, atún, pollo a la brasa.
- Chianti: pasta con salsa de tomate, pizza.

Esta curiosidad fue denominada la Paradoja Francesa, y la explicación tiene que ver con el vino. Al final se determinó que el consumo regular de vino protege contra las enfermedades cardiacas, incluso para quienes consideran la mantequilla como un aperitivo. Combine el consumo regular y moderado de vino con una buena dieta de estilo mediterráneo y tendrá la fórmula para disfrutar de una buena salud.

Diversos estudios de la Harvard University han recopilado información respecto a los bloques constructivos de un estilo de vida sano. Los investigadores han encontrado costumbres comunes entre quienes gozan de buena salud. Las personas que tienen estas costumbres de estilo de vida presentan un 80 por ciento menos de infartos y más de un 90 por ciento menos de casos de diabetes que otras personas. Las cinco principales características o costumbres son evitar la obesidad, seguir una dieta sana, no fumar, llevar a cabo una actividad física moderada y beber entre media y dos raciones diarias de una bebida alcohólica (como el vino).

La Dieta Sonoma incluye el vino como componente de una de las comidas diarias. Muchos de los efectos beneficiosos del vino son transitorios –entendiendo con ello que duran en torno a las veinticuatro horas– y por ello lo mejor es beberlo cada día con moderación, en lugar de guardarse todas las raciones de vino para el fin de semana. Además, estudios recientes demuestran que cuando el vino se consume conjuntamente con la comida, produce efectos favorables sobre la absorción de los antioxidantes tanto de la comida como del vino, así como en el metabolismo de las grasas en el cuerpo.

Eso es lo que consigue la dieta sonoma. ¿Alguien se extraña de por qué nos gusta la idea de tomar un vaso de vino acompañando la cena?

SEGUNDA RONDA

Verduras Sonoma de Nivel 1

Consumo ilimitado, véase lista de la
Primera Ronda

Verduras y Frutas Sonoma de Nivel 2

Limítese a una fruta o una verdura de
esta lista al día
$\frac{1}{2}$ taza = 1 ración o 1 pieza de fruta
integral pequeña

FRUTAS
Manzana
Albaricoque
Mora
Arándano
Melón
Cereza
Chirimoya
Frambuesa
Grosella
Uva
Pomelo
Kiwi
Mandarina
Limón
Lima
Naranja
Papaya
Piña
Ciruela
Higo chumbo
Membrillo
Ruibarbo
Carambola
Fresa
Sandía

VERDURAS
Alcachofa
Remolacha, cocinada
Zanahoria, cruda o cocinada
Apio, crudo o cocinado
Pimientos chile
Tupinambo
Colinabo, cocinado
Castaña de agua

Verduras y Frutas Sonoma de Nivel 3

Limítese a una fruta o una verdura de
esta lista al día
$\frac{1}{2}$ taza = 1 ración o 1 pieza de fruta
integral pequeña

FRUTAS
Plátano
Baya de saúco
Higo
Guayaba
Nanjea
Azufaifa
Mango
Nectarina
Fruta de la pasión
Melocotón
Pera
Caqui
Granada

VERDURAS

Maíz

Chirivía

Guisantes, cocinados

Tirabeque

Boniato, cocinado

Taro, cocinado

Raíz de wasabi

Ñame

Nota: Las frutas y las verduras se miden cortándolas a trocitos

Proteínas y Lácteos Sonoma

PROTEÍNAS

Judías/Legumbres

Garbanzos, alubias negras, judías pintas, lentejas, judías blancas, judías de soja (tofu)

Ternera/buey

Cortes magros: pierna, paletilla, redondo de ternera, culata de contra, culata, lomo, filete, solomillo

Huevos

1 huevo entero = 2 claras

Pescado

Cortes magros: bacalao, lenguado, halibut, perca, mero, merluza, rape, abadejo, rodaballo, dorada, lubina

Grasas moderadas: pez espada, atún, bonito, róbalo, emperador

Alto contenido en grasas: caballa, salmón, trucha

Cordero

Paletilla, pierna, costillas, carne para cocido

Cerdo

Cortes magros: jamón, hervido o curado; jamón en conserva; solomillo de cerdo; costilla de cerdo; lomo de cerdo

Aves

Carne blanca, sin piel; jamón de pavo; salchicha de pavo

Marisco

Almejas, cangrejo, langosta, mejillones, ostras, vieiras, gambas.

Sustitutos de soja

Hamburguesas vegetarianas, carne vegetariana

LÁCTEOS

Leche descremada, hasta una taza sólo con los cereales del desayuno

Queso fresco bajo en grasas

Queso bajo en grasas (parmesano, mozzarella) 30 g

Cereales Sonoma

½ taza = 1 ración

Cebada, cocinada

Pasta integral, cocinada

Arroz marrón, negro o rojo, cocinado

Bulgur, cocinado

Avena

Palomitas de maíz sin mantequilla*

Quinoa, cocinada

Fideos de soba, cocinados

Trigo

Pan de cereales integrales, 1 rebanada (2 o más gramos de fibra por rebanada)

Cereales integrales, 8 g o más de fibra por ración

Arroz salvaje

* Como tentempié, no para ir en el plato

Bebidas

Té negro, té verde o tisanas herbales, sin leche ni azúcar

Café solo o con un máximo de dos sobrecitos de edulcorante artificial y un máximo de una cucharada de leche

Agua, con y sin gas

Vino (blanco o tinto) 170 ml diarios

Grasas Sonoma

Hasta 3 raciones al día
Una cucharadita de café = 1 ración

Aceite de oliva

1/4 aguacate

Frutos secos

Almendras, 11

Cacahuetes, 14

Pecanas, 10 mitades

Nueces, 7 mitades

Potenciadores del sabor

Consumo ilimitado

Hierbas: albahaca, cilantro, cebollino, eneldo, hinojo, mejorama, menta, orégano, romero, salvia, estragón, tomillo

Especias: alcaravea, cardamomo, cayena, sal de apio, chili, canela, clavo, comino, curry, nuez moscada, pimienta, azafrán, cúrcuma

Rábano picante

Ajo

Jengibre

Zumo y cáscara de limón y lima

Mostaza

Vainilla

Vinagre: de arroz, de vino, balsámico

TRATAMIENTO URGENTE PARA LA PÉRDIDA DE PESO

La dieta sonoma presenta una ventaja especialmente destacada: es fácil seguir en ella porque los planes de comidas y las recetas han sido concebidas para el placer. Al comer mejor que antes, las tentaciones para volver a las antiguas costumbres son mínimas.

Pero tiene también una desventaja, común a todas las dietas: la dieta sonoma tiene lugar en el mundo real. Y en el mundo real, no hay nada que sea siempre fácil.

En el mundo real, usted puede impacientarse ante lo que parece un ritmo de pérdida de peso demasiado lento. Comprende que la dieta gobierna hasta el último detalle, pero le resulta igualmente difícil de seguir. O nota que su entusiasmo se desvanece, lo que le convierte en un candidato a la depresión dietética.

Peor aún, el mundo real está lleno de caprichos. Igual que de lapsos, tentaciones y errores. Se producen incidentes, que a veces tienen que ver con toneladas de helado. Puede sentirse frustrado. Sin razón aparente, hay momentos de estancamiento en los que pasa una semana o más sin perder ni un gramo.

Y a veces, le da igual lo buena que sea la comida de la dieta sonoma. Lo que le apetece es comida mala, mucha, y ahora.

¿Le suena? Cabe esperar todo tipo de distracciones. Son completamente normales. Es por eso que lo llamamos el «mundo real».

En los primeros cinco capítulos del libro le hemos explicado qué hacer y por qué hacerlo. En este capítulo le explicaremos cómo hacerlo, y cómo seguir haciéndolo en momentos difíciles. Verá que los problemas del mundo real forman parte de cualquier dieta y que hay formas sencillas de superar cualquier obstáculo que se encuentre en el camino hacia el peso ideal.

No se equivoque al respecto; superará los escollos, grandes o pequeños. Su cuerpo desea tener su peso ideal. Y todo lo que usted hace es ayudarle a conseguirlo.

No está solo

Lo primero de lo que debe darse cuenta es de que todo el mundo lucha en cualquier dieta. Todo el mundo lucha contra los antojos. Todo el mundo sucumbe a la tentación de vez en cuando. Y todo el mundo pasa períodos en los que tiene la sensación de dejarlo correr todo.

Usted no está solo. Muchas más personas han pasado exactamente por donde usted está. Y han salido de ello más esbeltos, más sanos y más felices.

Lo que sucede es que tanto su cuerpo como su mente se resisten al cambio. No importa que el cambio sea para mejor o que le siente bien. Sigue siendo un cambio, y su cerebro está construido para resistirse al cambio, o, como mínimo, para aceptarlo con cautela.

Piense en todas las nuevas costumbres que ha estado adoptando. Come menos. Come más despacio. Come alimentos sanos con mayor variedad. Ha iniciado lo que seguramente será la costumbre que se prolongará toda la vida de olvidarse del azúcar y las harinas refinadas. Ha cambiado el tipo de grasas que consumía.

Su cuerpo le agradece a diario estos cambios. Pero, por otro lado, su cerebro está preguntándose qué ha sucedido con todas aquellas cosas que tanto le gustaban antes a usted. De vez en cuando, se las recordará.

Eso es lo que son los antojos y las tentaciones: recordatorios del cambio. No son más que pensamientos. Y los pensamientos pueden afrontarse.

Saque los problemas a relucir

Estos pensamientos deben afrontarse de forma abierta y directa. Los antojos y los demás obstáculos con que se tropiece la dieta no son simples molestias que acaban desapareciendo. Son reacciones concretas a situaciones concretas. De modo que pueden aislarse, confrontarse y comprenderse. Y eso es lo que necesita hacer para conseguir que desaparezcan.

Le ayudará recordar que los lapsos forman en realidad parte de la dieta. Son subproductos naturales de cualquier cambio de régimen alimenticio. Y se han tenido en cuenta desde las primeras fases de planificación.

Es decir, la dieta sonoma fue concebida con pleno conocimiento de que cualquiera que la siga va a desviarse del camino trazado en alguna ocasión. Es de esperar. De modo que cuando usted ceda a un antojo o coma demasiado de lo que no toca, le tendremos cubierto.

Imaginemos que le invitan a una cena y que acaba comiéndose un plato de costillas de carne grasa con una patata al horno bañada en salsa mayonesa y mantequilla. Evidentemente, no es buena idea. Pero no ha sido una debilidad. No ha pecado por ello. No se ha «salido de la dieta». Su única culpa es haberse comportado como un ser humano. Ha tenido una mala noche. Olvídese de ello y siga adelante.

Naturalmente, adelgazará más rápidamente cuanto menos frecuentes sean estos lapsos. Disfrutará más de la dieta si no se pasa el día luchando contra los antojos y las tentaciones. Es por eso que le animamos a afrontar estos problemas tan metódicamente como se enfrenta a la parte alimenticia de la dieta.

¿Qué queremos decir con esto? Que para alcanzar su objetivo de peso sabía usted que no bastaba con simplemente decidir comer un poco menos o intentar prescindir de los alimentos que «engordan». Usted ha decidido seguir los planes de comida de *La Dieta Sonoma* y comer según sus directrices. Lo mismo sucede con los antojos. No basta con decidir «ser fuerte» o esperar a que acaben desapareciendo. Necesita un plan.

El plan que funciona consiste en sacar los problemas a relucir para comprender de dónde vienen y, entonces, afrontarlos. Veamos cómo hacerlo.

Póngalo sobre papel

La estrategia de más éxito para minimizar los problemas y seguir adelante con una dieta es la de seguir un diario de comidas. El simple hecho de poner por escrito las cosas le servirá para centrar su atención en comer bien.

Pero un diario sirve para mucho más que eso. Con el paso de las semanas, ayuda a clarificar la confusa interacción entre hambre, comida, antojos, estados de humor y todas las demás cosas que usted siente y piensa y hace a lo largo del día. Los problemas que está teniendo usted con la dieta empezarán enseguida a tener sentido.

Es comprensible que haya gente para quien seguir un diario, sobre todo un «diario de la dieta», no resulta atractivo. Hay quien detesta completamente la idea. *La Dieta Sonoma* no obliga a seguir un diario de comidas. Pero confíe en nosotros. De un modo u otro tendrá que afrontar estos temas. Y un diario de comidas es una forma demostrada de hacerlo.

Se trata de una herramienta para perder peso de forma más fácil y rápida. Si funciona, ¿por qué no utilizarla? Anote cada día lo que come, a qué hora lo come, cuánto come, dónde lo come (en la mesa, en el restaurante, en el coche, en la mesa de trabajo) y si le ha gustado o no. Anote la sensación de hambre que tenía antes de empezar a comer y cualquier otra sensación que tuviese (aburrimiento, indiferencia, excitación). Esto se aplica tanto a tentempiés como a comidas, así como a cualquier pequeño extra que se lleve a la boca.

Anote también cualquier pensamiento, sensación o actividad que merezca la pena anotar y la hora en la que se han producido. ¿Se siente estresado? Anote cuándo y, si lo sabe, por qué. ¿Una reunión o un encuentro especial? Anótelo y cómo se ha sentido, antes y después del mismo. ¿Un antojo? Anote cuándo y de qué se ha tratado.

Trucos rápidos para una pérdida de peso más rápida

Si pudiera adelgazar incluso más rápidamente que con el ritmo típico de la dieta sonoma, ¿lo haría? Le mostramos aquí algunos trucos sencillos para acelerar el proceso y sin sacrificar los beneficios que la dieta aporta a la salud.

- Elija la mayoría de las verduras dentro de la categoría de verduras de Nivel 1, empleando las verduras de Nivel 2 y 3 sólo a efectos de añadir variedad. Las verduras de Nivel 1 son más ricas en nutrientes y tienen menos calorías.

- De un modo similar, elija la mayoría de las frutas dentro de la categoría de frutas de Nivel 2, reservando las frutas de Nivel 3 para ocasiones especiales. Las frutas de Nivel 2 tienen menos azúcar natural y menos calorías.

- Coma más despacio si cabe. Cuanto más tiempo tarde en comer, menos comerá y más lleno se sentirá. Busque maneras de ralentizar sus tres comidas, no sólo la comida más placentera del día.

- En lo que a las proteínas se refiere, coma más pollo y pescado que carne roja, legumbres o huevos.

- Sea tacaño cuando llene el plato. No existe ninguna regla que diga que tiene que cargarlo hasta el límite. Las porciones un poco más pequeñas acabarán compensándole a la larga.

- Mantenga los tentempiés al nivel de la Primera Ronda. Eso no significa otra cosa que una verdura de Nivel 1. Si tiene suficiente con esto para aguantar hasta la siguiente comida, ¿por qué comer más?

- Beba su tentempié. Intente tomar una taza de té caliente o un vaso grande de agua en lugar de su tentempié habitual. Tal vez tenga más sed que hambre, y mientras no llegue a la siguiente comida muerto de hambre, todas esas calorías que no coma habrán merecido la pena.

- Compre comida a granel y no en paquetes. Compre sólo comida fresca para una semana (carne y pescado en la carnicería y la pescadería, fruta y verduras en la verdulería, cereales integrales a granel, etc.). Cuando compre comida a granel en lugar de en paquetes, estará eliminando cualquier posibilidad de elaboración no deseada, cereales refinados, grasas hidrogenadas añadidas y productos químicos misteriosos.

- Si no hace deporte, empiece ahora. Si ya lo practica, aumente un poco su intensidad.

Tal vez le parezca que tiene que apuntar muchas cosas a lo largo del día, pero pronto encontrará atajos para hacerlo rápidamente y sin esfuerzo. Al fin y al cabo, el único que tiene que saber descifrar sus garabatos es usted. El principal objetivo, evidentemente, es ser honesto y directo; nunca podrá afrontar el problema de un exceso de tentempiés si hace ver que no los toma.

Cuando lleve unos días siguiendo el diario, podrá empezar a buscar pautas y modelos que arrojen alguna luz a los problemas que está teniendo con la dieta. ¿Acostumbra a cenar tarde y mirando la televisión? ¿Tiene antojos cuando está estresado o aburrido? ¿Suele comer en exceso cuando tiene en el plato determinadas comidas? ¿Tiene antojos unas horas después de consumir determinados tipos de alimentos? ¿Tiene deseos de azúcar los lunes?

La relación entre los antojos y determinados estados de humor o ciertas costumbres podría quedar en evidencia. O ser muy sutil. Sea como sea, ver estas relaciones ayuda a desmitificar los antojos y facilita su conquista. Confíe en nosotros.

Descubrirá también que su diario le ayudará a encontrar otras razones por las que no adelgaza con la rapidez que le gustaría. Por ejemplo, el diario podría revelar que come más de lo que creía o que sus tentempiés suelen ser demasiado generosos; podría ver también que no consume la variedad suficiente de alimentos de origen vegetal o de proteínas; podría ser que estuviera consumiendo verduras de los tres niveles en proporciones incorrectas.

Son cosas que vale la pena conocer. Y este conocimiento le ayudará a perder peso con mayor rapidez y eficiencia.

Destructores de los antojos

Por mágico que parezca, tomar consciencia de los modelos que siguen los antojos puede ayudar a conquistarlos. A veces es más fácil combatir un antojo cuando se sabe de antemano que va a producirse.

Y también tendrá que actuar para no caer de nuevo en la misma trampa una y otra vez. En la mayoría de los casos, la actuación a seguir resulta evidente. Si suele picar sin darse cuenta mientras mira la televisión por la noche, no la mire. Recomendamos encarecidamente no comer nunca delante del televisor. Intente, en cambio, acostarse antes. Los estudios demuestran que dormir lo que el cuerpo necesita es importante para adelgazar. Si se ha dado cuenta de que nunca es capaz de resistirse a esos pasteles que sus compañeros traen para desayunar los viernes por la mañana, no aparezca por la cafetería a la hora del desayuno. Nunca podrá decir que no estaba advertido.

Cuando note que va a sentir un antojo, tome medidas preventivas. Piense en otra cosa. Salga a dar un paseo. Vaya a cepillarse los dientes. Póngase un chicle en la boca. Si es capaz de quitarse de la cabeza el antojo, aunque sea por un momento, acabará desapareciendo.

Podemos realizar también ataques preventivos. Si se da cuenta que hacia las diez de la noche suele tener deseos de comer algo dulce, cambie el tentempié que tome a media tarde por otro a las ocho y media de la noche. En caso de necesidad, permítase un mordisco de chocolate a esa hora. Sa-

Comer: el estilo de la dieta sonoma

Otra buena medida temporal para no pasarse con los tentempiés es la de satisfacer los antojos a medias. Regálese con una versión reducida y sana del alimento de sus antojos. Si cree necesitar una bolsa de patatas fritas, coma la cuarta parte de un boniato a trocitos. Unte los trocitos con un poco de aceite de oliva y rocíelos con sal o algunas hierbas. Hornee los trocitos hasta que queden crujientes. Le garantizamos que quedará satisfecho sin las grasas y los carbohidratos malignos de las patatas fritas y con muchas menos calorías.

boréelo y hágalo durar más de lo que duraría ese antojo de la noche. Es mejor recrearse en una pequeña porción de chocolate negro a las ocho y media que devorar un pastelito a las diez de la noche.

CUANDO LA BÁSCULA NO BAJA

Igual que todas las personas que se ponen a dieta tienen antojos, también todas las personas que se ponen a dieta sufren de vez en cuando un estancamiento. El cuerpo no siempre se comporta como nos gustaría que lo hiciese. De modo que aun siguiendo al dedillo las pautas de la dieta (o creyendo que las seguimos al dedillo), a veces tropezamos con períodos en los que la báscula se niega a moverse. Por injusto que parezca, sucede.

La primera y mejor reacción es esperar que pase. Siga con sus buenas costumbres y no se frustre. Normalmente es sólo cuestión de días y enseguida empezará a perder peso de nuevo.

Los estancamientos son fácilmente explicables. El período de estancamiento más probable es el que se produce en el momento del cambio de la Primera Ronda a la Segunda Ronda. Recuerde que se trata de un momento en el que en realidad usted suma más calorías a su dieta, además de más alimentos. Al iniciar la Segunda Ronda, la retención de líquidos, la adaptación del metabolismo del azúcar en la sangre y otros factores podrían conspirar contra la pérdida de peso. Capee el temporal.

Pero si el estancamiento se prolonga durante más de una semana, o si empieza a ganar peso, se hará necesario averiguar qué sucede y realizar los ajustes oportunos.

Lo primero que tiene que hacer es asegurarse de que sigue correctamente las pautas de la dieta. Suelen darse muchos casos de personas que están firmemente convencidas de estar siguiendo fielmente las reglas y que luego descubren, estudiándolas con más detalle, que estaban haciendo mal alguna cosa.

Ahí es donde el diario puede ayudarle a llegar al fondo de la cuestión. Independientemente de que lleve o no un diario, haga inventario detallado de sus costumbres alimenticias para ver dónde podría estar equivocándose.

¿Está siguiendo con atención las proporciones del plato o ha cogido la costumbre de evitar un poco de esto y añadir un poco de lo otro? ¿Está creando porciones tan altas que parecen las pirámides de Egipto? ¿Utiliza platos de un tamaño que no es el adecuado?

¿Está utilizando frutas y verduras de listas que no corresponden? ¿Se le han ido de la mano los tentempiés? (Recuerde, una verdura de Nivel 1 es el mejor tentempié a menos que de verdad necesite algo más.) ¿Elije cortes de carne roja que no son lo magros que deberían ser?

¿Consume pan y cereales integrales al cien por cien, o incluyen también cereales refinados? (Compruebe siempre las etiquetas con ojo de águila.) ¿Se está engañando con los dulces? ¿Está introduciendo en comidas o tentempiés raciones adicionales de grasas?

Peine con detalle todo su plan de comidas. Prométase de nuevo seguir todas las reglas, al menos hasta que el peso empiece a bajar de nuevo. Es muy probable que enseguida note cierto movimiento. La Dieta Sonoma siempre funciona, pero sólo si la sigue.

De nuevo en camino

Si llega a un momento de estancamiento en el que deja de perder peso, éste siempre se producirá en la Segunda Ronda. Una opción a considerar es echar atrás e iniciar de nuevo la Primera Ronda. Seguramente es la mejor apuesta si la inspección confirma que está siguiendo las pautas de la dieta. En ese caso, diez días más de Primera Ronda le pondrán de nuevo en el buen camino por la sencilla razón de que los planes de comidas incluyen menos calorías.

Podría plantearse también reiniciar la Primera Ronda cuando sospecha que su fracaso en la pérdida de peso tiene algo que ver con los antojos de azúcar o de pan blanco. Usted sabe mejor que nadie, por supuesto, si ha estado comiendo dulces azucarados o cereales no integrales. Cualquiera de estas transgresiones, realizada de manera regular, detendrán su pérdida de peso cada vez que las cometa.

De ser éste el caso, lo mejor es repetir la Primera Ronda, porque aún no ha desterrado por completo su adicción al azúcar y a la harina refinada. El metabolismo del azúcar en la sangre no se ha adaptado todavía a la nueva dieta. El cuerpo no está aún preparado para el mayor consumo de calorías que implica la Segunda Ronda.

Con diez días más de Primera Ronda tendría ahora que conseguirlo. Con ello, no sólo consumirá menos calorías, sino que además consumirá cerca de cero azúcar, ni siquiera el de la fruta. Durante estos diez días, tendrá que redoblar sus esfuerzos y mantenerse alejado del azúcar y la harina refinada. Eso se traduce en nada de pan, ni galletas, ni pasta de ningún tipo si no es de cereales integrales, y menos cereales integrales que en la Segunda Ronda.

Para aprovechar al máximo los beneficios de la Segunda Ronda, es imprescindible haber expulsado del sistema todo el azúcar y toda la harina refinada.

Muévase

Una prioridad para que la pérdida de peso sea máxima es aumentar la actividad física. Cualquier tipo de ejercicio es vital para adelgazar y disfrutar de un estado de salud óptimo.

En la dieta sonoma, debería practicar algún tipo de ejercicio desde el inicio de la Primera Ronda. La razón es muy sencilla. La dieta sonoma no es una dieta baja en carbohidratos. Consumirá cereales y muchas verduras desde el principio, además de los carbohidratos de los productos lácteos. La principal función de un carbohidrato ingerido es la de ser quemado en forma de energía. La segunda, y peor, es quedarse almacenado en forma de grasa corporal.

Más cantidad de actividad física significa más consumo de energía. Más consumo de energía significa más cantidad de carbohidratos y grasas quemados y, por lo tanto, menos cantidad almacenada en forma de grasa corporal. Tal vez sea una forma muy simple de explicarlo, pero es básicamente la razón por la que el ejercicio ayuda a perder peso.

Las calorías no son más que unidades de energía. Queme tantas calorías como consume y su peso se mantendrá estable; queme más de las que consume y perderá peso. La dieta sonoma se encarga de proporcionar las calorías necesarias para perder peso sin sentirse con hambre. Su contribución radicará en quemar más calorías mediante el ejercicio, lo que le ayudará a adelgazar aun con mayor rapidez.

Y, naturalmente, aprovechará también los beneficios del deporte en sí mismo. Sus beneficios están tan bien documentados y tan ampliamente difundidos que no nos molestaremos en repetirlos aquí. Basta con decir que el efecto de protección del corazón que ofrece el ejercicio cardiovascular realizado de forma regular —es decir, actividad de resistencia como caminar, correr, bicicleta, subida de escaleras o nadar— encaja a la perfección con la estrategia de salud de la dieta sonoma. Gran parte de la longevidad y del bajo porcentaje de enfermedades cardiacas entre la población de los países mediterráneos se atribuye tanto a su estilo de vida físicamente activo como a su dieta sana.

¿QUÉ HAGO PARA HACER EJERCICIO?

Éste es un libro sobre una dieta. Ya es de por sí bastante extenso, pues incluye instrucciones para seguir la dieta, consejos, planes de comidas y recetas, por lo tanto, le ahorraremos las instrucciones para practicar deporte. Puede encontrarlas en abundancia en otras partes.

Tampoco vamos a agobiarle con el tema del deporte. *La Dieta Sonoma* le llevará a su objetivo de peso con o sin ejercicio. Llegará antes, no obstante, si practica algún deporte, aunque sea sólo un poquito. Por otro lado, si hace ejercicio se sentirá mejor y se mantendrá más sano.

Hasta aquí los hechos. Hacer o no ejercicio (y cuánto ejercicio haga) depende de usted. Confiamos en que tome la mejor decisión según sean sus circunstancias.

Hay, sin embargo, determinados factores a tener en cuenta, sobre todo si en su vida no ha hecho más de cinco minutos seguidos de ejercicio. El primero y más importante es que tiene que encontrar una forma de actividad física que le guste. Haga algo que le guste antes que seguir los consejos de alguien que le diga que determinado tipo de ejercicio es «el mejor». Si el deporte es para usted un trabajo arduo y penoso, o algo que le aterroriza, nunca acabará sintiéndose a gusto con él.

Beneficios del ejercicio

Aumenta el nivel de energía.

Mejora los hábitos de sueño.

Mejora el sistema inmunitario.

Disminuye la artritis.

Protege contra determinados tipos de cáncer.

Disminuye los factores de riesgo de enfermedades cardiacas.

Ahuyenta la depresión.

Acelera y mantiene la pérdida de peso.

Reduce la tensión muscular.

Mejora la salud de los huesos.

Disminuye los niveles de estrés.

El segundo consejo esencial es que empiece con lo más fácil. Al principio, qué haga o cuánto haga es mucho menos importante que simplemente hacer lo que sea regularmente. Dé una vuelta a la manzana después de comer o cenar. Juegue al escondite con sus hijos. Lance algunas canastas. Lo importante es adquirir la costumbre de hacer algún tipo de actividad física cada día. Poco a poco irá avanzando hasta llegar a la media hora de actividad física sostenida recomendada para mejorar la salud cardiovascular.

El ejercicio de fuerza –es decir, cualquier tipo de actividad que haga trabajar a los músculos más de lo que están acostumbrados– presenta también beneficios para la pérdida de peso. Una musculatura más firme y tonificada aumenta lo que se conoce como masa corporal magra, que es básicamente todo aquello que no sea grasa corporal. Las investigaciones demuestran que cuanto mayor sea el porcentaje de masa corporal magra, más eficientemente trabaja el metabolismo. Y esto significa una pérdida de peso más rápida.

Este tipo de ejercicio pensado para aumentar la fuerza (como caminar rápido, ciclismo y natación) es un complemento del entrenamiento cardiovascular. Puede empezar con un par de pesas sencillas con las que trabajar en casa o apuntarse a un gimnasio y aprovechar todos los pesos y máquinas que allí tienen. De todos modos, incluso el trabajo regular en el jardín puede ayudarle a tonificar la musculatura, tal y como cualquiera que haya limpiado malas hierbas o arado un huerto puede confirmar.

Lo principal es abordar el ejercicio como algo divertido. Tal vez al principio, haga lo que haga, se sienta un poco incómodo. Pero si se lo toma con una sonrisa y es persistente, su cuerpo le hará saber enseguida lo agradecido que está por tener una oportunidad para moverse. Se sentirá mejor y adelgazará más rápidamente.

LA TERCERA RONDA: EL ESTILO DE VIDA DE LA DIETA SONOMA

La Tercera Ronda de la dieta sonoma empieza el día en que se alcanza el peso objetivo.

De acuerdo, expongámoslo de una forma algo más realista. La Tercera Ronda empieza el día después de que se alcanza el peso objetivo. Porque cuando en la báscula aparezca por fin esa cifra mágica en la que ha estado soñando, seguramente tendrá más ganas de celebrarlo que de pensar en la siguiente ronda.

Y es perfectamente comprensible. De modo que adelante y celébrelo. Se lo ha ganado.

El hecho es que ha conseguido mucho más que un peso corporal sano, feliz y estupendo. A través de la Primera y la Segunda Ronda de la Dieta Sonoma, ha cambiado usted por completo su estrategia enfrente la comida... para mejor.

Ha liberado su cuerpo y su mente de la dependencia del pan blanco, los pasteles, las galletas y otros productos fabricados con harina blanca. Los ha sustituido por cantidades saciantes de panes y cereales cargados de fibra y ricos en sabrosos cereales integrales.

Ha eliminado sus antojos de azúcar, de modo que los productos endulzados con azúcar han vuelto a ser aquello que en realidad siempre deberían haber sido: caprichos ocasionales. Al romper con el hábito del azúcar, ha redescubierto que la dulzura integral y natural de las frutas frescas y maduras es una experiencia de postre tremendamente placentera.

Ha excluido de su dieta las grasas hidrogenadas nocivas y ha aprendido a mantener en niveles mínimos las grasas saturadas. Además, no ha sucumbido al miedo irracional a las grasas, sino que las ha aprovechado en cantidades razonables de grasas alimenticias sanas que ha encontrado en el aceite de oliva, los frutos secos, los aguacates y el pescado.

Y lo que es más importante, ha establecido la conexión de tres direcciones que existe entre comer por placer, comer por salud y comer para mantenerse en el peso ideal. Ha dejado de ver la vida como una elección entre disfrutar de la comida o estar delgado. Todo lo contrario, ha descubierto por sí mismo que la forma más eficiente de alcanzar su peso ideal consiste en deleitarse con los placeres que nos ofrecen los alimentos más sanos y más deliciosos por naturaleza.

No sólo ha aprendido estas lecciones. Sino que además las ha puesto en práctica. No siempre ha sido fácil, sobre todo al principio. Pero por ahora debería recoger ya los frutos de sus esfuerzos: un peso ideal, el cuerpo esbelto que siempre ha deseado, un corazón más sano, ropa que le sienta bien, muchísima más energía, una autoestima mejorada y una sincera apreciación de la alegría casi espiritual que se experimenta saboreando lentamente una comida deliciosa y sana en compañía de la familia o los amigos.

En resumen, está usted viviendo el estilo de vida de la dieta sonoma.

RECOJA LOS FRUTOS

La Tercera Ronda consiste en ampliar ese estilo de vida y transformarlo de una estrategia para adelgazar en una forma permanente de vivir feliz en este planeta. Todo se resume en disfrutar de la comida y de todas

Lo que la gente dice sobre Sonoma...

«La dieta Sonoma me ha ayudado a regresar a lo básico: comer sano, elegir pensando en la salud y aumentar mi actividad física. No es tanto una dieta como un estilo de vida.»

Eva, cincuenta y siete años, pérdida de peso hasta la fecha: diez kilos.

las cosas buenas que la vida tiene que ofrecer sin preocuparse por sufrir sobrepeso. La Tercera Ronda es el momento de recoger los frutos del estilo de vida de la dieta sonoma.

Vívalo al máximo. Siga buscando variedad en sus comidas. Los alimentos de todo el mundo se abren camino hasta nuestras mesas. Pruebe todo lo que encuentre, siempre y cuando siga las directrices de la dieta sonoma.

Cada vez encontrará más variedades de frutas exóticas y deliciosas, muchas de las cuales no aparecen en nuestras listas. En la Tercera Ronda, podrá experimentar libremente con ellas.

Siga impulsando la conexión entre salud y placer. Ahora que perder peso ha dejado de ser el factor principal en la planificación de sus comidas, aumentará la satisfacción que obtenga al disfrutar de raciones razonables de alimentos sanos e integrales. Comerá bien por el simple hecho de comer bien. Y eso es estupendo.

EL PESO PERFECTO PARA TODA LA VIDA

Su primer objetivo en la Tercera Ronda es, naturalmente, mantenerse en su peso ideal. Es lo que en los círculos dietéticos suele denominarse «mantenimiento». Pero aquí no utilizaremos esta palabra.

El término no es técnicamente incorrecto ya que, al fin y al cabo, está usted intentando «mantener» un determinado peso. Pero «mantenimiento» suena más bien como algo relacionado con motores de aviones, no con seres humanos. De lo que en realidad se trata en la Tercera Ronda es de mejorar los beneficios del estilo de vida de la dieta sonoma. Si lo hace, su peso se mantendrá solo.

Por ejemplo, ha hecho usted el esfuerzo de convertir como mínimo una de sus comidas diarias en un asunto prolongado y placentero durante el cual come lentamente y saborea cada mordisco. Sabe que este paso elemental no sólo convierte las comidas en una experiencia enriquecedora y so-

Compras al estilo Sonoma

Visite los mercados locales cuando sea temporada. Los granjeros de las pequeñas localidades suelen ser los primeros en introducir los nuevos productos en una determinada zona, y suelen ofrecer los productos más frescos e interesantes.

ciable, sino que además obra milagros sobre el control del peso, pues le ayuda a comer menos y digerir mejor.

En la Tercera Ronda puede intentar convertir las otras dos comidas en experiencias similares. Cierto es que para la mayoría, la comida del mediodía no es tan propicia como la cena para seguir un ritmo tranquilo. Pero es probable que pueda convertirla en algo más placentero de lo que comúnmente suele ser.

Comer: el estilo de Sonoma

Si no tiene más remedio que comer en la mesa del trabajo, desconecte como mínimo el ordenador y no atienda el teléfono mientras come. Mejor aún, llévese la comida a otro sitio: el comedor, un banco en el parque, cualquier lugar donde pueda dedicarse a disfrutar de su comida y no limitarse a metérsela en la boca mientras va haciendo otras cosas.

Lo mismo aplica al desayuno. Sí, todos tenemos prisas. ¿Pero realmente es necesario que esas prisas linden casi con el pánico? Los entendidos de la dieta sonoma se despiertan media hora antes por la mañana y aprovechan ese tiempo adicional para disfrutar tranquilamente del desayuno. Disfrute su café o su té. Tómeselo con calma. Cada segundo adicional que dedique a una comida le facilitará mantener su peso ideal.

Otra forma de intensificar el estilo de vida de la dieta sonoma es buscando más maneras de divertirse con actividad física. Cuando esté en la Tercera Ronda, cualquier plan de ejercicio que haya escogido debería haberse convertido ya en una costumbre, es decir, debería formar parte de su rutina diaria hasta el punto de sentirse incómodo si un día se pierde su paseo, su ratito de correr o cualquier ejercicio que tenga programado.

Naturalmente, seguirá haciendo ese ejercicio regular. El corazón y el peso no le permitirían otra cosa. Cuando llegue a la Tercera Ronda, sin embargo, tendrá que buscar maneras de desafiarse físicamente, de hacer cosas que no tengan nada que ver con el ejercicio como rutina. En el condado de Sonoma, por ejemplo, el ciclismo y el senderismo son para mucha gente tan normales como respirar y dormir lo es para la gente de otros lugares.

Independientemente de dónde viva, acostúmbrese a dar un paseo después de cenar en lugar de quedarse en el sofá cambiando canales de televisión. O el fin de semana, vaya a jugar a los bolos o a caminar por la montaña en lugar de ir al cine. Y acostúmbrese a subir siempre por las escaleras en lugar de utilizar el ascensor. Dedique, siempre que pueda, un tiempo a arreglar el jardín.

Son pequeñas cosas, naturalmente, pero ayudan a mantener el peso ideal y a subir los niveles de energía. Y pesar menos hace que todas esas cosas resulten más atractivas. Además, se suman para acabar generando un estilo de vida activo. Su vida será más rica, más sana y mucho más divertida.

Ahora, se trata de su propia dieta

Las instrucciones para la dieta a seguir durante la Tercera Ronda se limitan a una única regla: haga aquello que crea que es mejor para mantenerse dentro de las pautas marcadas por la dieta sonoma. Tal vez ahora le suene como una sugerencia imposiblemente abierta, pero está basada en un hecho muy simple. A estas alturas conoce perfectamente lo que mejor le funciona. Sígalo haciendo.

Sabe, por ejemplo, que el pan blanco y otros productos de harina refinada son una auténtica invitación a aumentar de peso y a tener problemas de metabolismo. Deberá seguir manteniéndose lejos de ellos la mayor parte del tiempo. Los dulces han dejado de formar parte de su vida; son caprichos especiales y nada más. Además, ya se ha dado cuenta de que las grasas saturadas e hidrogenadas son tan poco sanas para la gente en su peso ideal como para las personas con sobrepeso. No las consuma.

Las «normas básicas» incluyen también las proporciones del plato a las que se acostumbró durante la Segunda Ronda. Para comer y cenar, esto significa partes iguales de cereales, frutas, verduras y proteínas o lácteos. Ahora, está también acostumbrado a tamaños de porción razonables, y debería seguir con ellos, aunque ahora puede medir las cantidades a ojo en lugar de utilizar los platos de dieciocho y veintitrés centímetros de diámetro. (Tal vez ya haga cierto tiempo que ha pasado a las estimaciones, lo cual está bien siempre y cuando los tamaños y las proporciones sigan siendo adecuados.)

Mantenga su cocina surtida con alimentos de la dieta sonoma. No tiene ninguna necesidad de guardar en la despensa alimentos insanos, y, además, es muy probable que no quiera verlos ni de lejos.

Las listas de alimentos que ha utilizado siguen siendo operativas y lo seguirán siendo siempre. Siga comiendo más verduras de Nivel 1 y frutas de Nivel 2 que verduras y frutas de Nivel 3. Siga evitando todos aquellos alimentos que ha evitado desde el primer día: carnes grasas, zumos de fruta, patatas, lácteos enteros, grasas hidrogenadas, cereales refinados y dulces azucarados.

Son las normas que ha seguido para empezar. Repetimos, son alternativas de estilo de vida. La única diferencia ahora es que se aferrará a ella por cuestiones de salud y de mantenimiento de su peso ideal, y ya no para adelgazar. Son tan importantes como siempre.

Su bella recompensa

La razón por la cual la Tercera Ronda es más fácil en la dieta sonoma que la fase de «mantenimiento» equivalente de otras dietas es porque el plan de comidas para el grueso de la dieta (Segunda Ronda) estaba básicamente concebido para poder mantenerse de por vida. La persona que sigue la dieta sonoma disfruta más de las comidas cuando llega a la Segunda Ronda que antes de iniciar la dieta. De modo que en cuanto se alcanza el objetivo de peso, no hay ganas de volver a las antiguas costumbres. Si alguna vez antes había seguido una dieta, sabe muy bien lo que es sentarse a la mesa y tener que explicar a los demás comensales que comerá usted una comida distinta a la que los demás están disfrutando. Bien, la verdad es que esto resulta penoso tanto para quien sigue la dieta como para los demás. La dieta sonoma se basa en comidas que todo el mundo puede disfrutar. Lo único que debe hacer es llenar el plato según los diagramas de platos de *La Dieta Sonoma* con los alimentos deliciosos de que disfrutan todos los comensales de la mesa.

Por otro lado, en las dietas bajas en carbohidratos y bajas en grasas, conseguirá perder peso si se aferra a un plan de comidas basado en cantidades de alimentos necesarios reducidas artificialmente. De modo que, de forma natural, usted y su cuerpo están preparados y dispuestos para nutrirse mal, por decirlo de alguna manera, y comer en exceso carbohidratos y grasas para compensar. Y ahí es donde se produce el famoso efecto yoyó o de «rebote».

Eso no sucede con la dieta sonoma, pues habrá estado comiendo de forma satisfactoria y equilibrada todo el tiempo. No se habrá «privado» del pan blanco y los dulces a la espera de que llegara el día de poder comerlos de nuevo. Lo que ha hecho ha sido quitarse de encima el hábito de consumir pan blanco y dulces y sustituirlos por mejores alternativas. Eso no es ningún sacrificio. Es un cambio positivo de por vida.

La Tercera Ronda de la dieta sonoma es más relajada. Hay incluso algunos extras que puede permitirse sin poner en compromiso las pautas básicas de la dieta.

Y eso tiene todo el sentido del mundo si lo piensa bien. Las reglas, interpretadas de la forma más estricta, fueron concebidas para llevarle a perder peso de forma sostenida. Este peso se ha perdido ya al llegar a la Tercera Ronda y ya no necesita perder más. Si sigue comiendo exactamente igual que lo hacía en la Segunda Ronda, seguirá adelgazando. Y no se trata de eso. Se trata de permanecer en el peso objetivo. Eso significa que a partir de ahora puede implementar cambios sutiles.

Pero no significa que pueda empezar a comer de nuevo productos derivados de harinas refinadas, o dulces, o carnes grasas, u otros elementos completamente eliminados de su dieta. No significa que pueda ignorar las proporciones que ha estado siguiendo o los tamaños de las porciones. Las normas siguen ahí. Y de lo que se trata es de retocarlas de forma sana.

Retoques sanos

El retoque más recomendado es, con mucho, aumentar las raciones de frutas y verduras. Esto obedece al estatuto más básico del estilo de vida de la dieta sonoma: obtener la máxima cantidad de nutrientes a partir de la mínima cantidad de calorías. Más cantidad de frutas y verduras serán incluso mejores para su salud en general y para su corazón. Verá que podrá añadir varias raciones a su dieta diaria y seguir en su peso ideal. Pruebe en primer lugar esta estrategia.

Otra técnica de mantenimiento de peso sorprendentemente efectiva es permitirse de vez en cuando un capricho prohibido. No se obligue a engullir un donut si realmente no le apetece. Pero ahora puede permitirse probar el pastel de cumpleaños de la fiesta de un amigo que antes no se habría permitido. Puede permitirse también echar esa mirada pecadora a la lista de postres de un restaurante elegante que sólo visita en ocasiones especiales.

Es decir, no es necesario ser mejor que el resto del mundo las veinticuatro horas de los trescientos sesenta y cinco días del año. Simplemente acercarse a ello.

Y ahora puede concederse esos caprichos por tres principales razones: la primera es que ha trabajado duro y se lo merece, y, a diferencia de antes, no lo hace por costumbre, sino por elección. Lo percibe como una indulgencia especial, no como una necesidad desesperada. Y eso está bien.

Indulgencias especiales

Ahora que ya ha alcanzado su objetivo de peso, podrá concederse un capricho en ocasiones especiales. No caiga en el capricho diario, ni siquiera semanal. Cuando se regale ese capricho, asegúrese de seleccionar algo que realmente merezca la pena, no un puñado de galletas rancias que al final no se ha comido nadie. Entre los caprichos especiales que puede regalarse están:

Mantequilla

Chocolate negro

Postres, pastelitos

Zumos, batidos o bebidas energéticas

Refrescos

Patatas fritas

Ganchitos

Pero lo más importante es que puede hacerlo porque su metabolismo ha cambiado realmente para mejor. Éste es uno de los elementos del adelgazamiento más vitales y que más se pasa por alto. Es también una de las grandes ventajas de estar en la Tercera Ronda después de perder kilos según el método sano de la dieta sonoma. Echemos un vistazo a lo que significa todo esto.

Tal vez se le haya ocurrido que pese a sus costumbres alimenticias sanas, muchos habitantes de los países mediterráneos comen pan blanco, pasta y dulces. ¿Cómo se lo hacen? Pues algunos no lo consiguen, naturalmente. Tanto en el Mediterráneo como en Sonoma existen casos individuales de sobrepeso.

Pero no es la mayoría, porque consumen estos alimentos en pequeñas cantidades que quedan siempre superadas por toda una vida de consumo de aceite de oliva, frutas, verduras, vino, cereales integrales y otros buenos alimentos que marcan la dieta mediterránea. Y no tienen un michelín en la cintura porque su metabolismo es capaz de gestionar adecuadamente el azúcar y la harina refinada.

Cuando este libro cayó en sus manos, es muy probable que su situación fuese la contraria. Tenía sobrepeso y comía habitualmente dulces y productos hechos con harina refinada. La gente con sobrepeso presenta más problemas con la liberación de la insulina y el control del azúcar en sangre después de comer dulces y harinas refinadas, una de las principales razones del sobrepeso.

De modo que usted daba vueltas en un círculo vicioso. Ésta es la razón por la que la prohibición del azúcar y la harina blanca era tan estricta desde el primer día de la dieta. Era imprescindible bajar de ese tiovivo.

Y en la Tercera Ronda ya lo ha conseguido. Y ya no tiene sobrepeso. Su metabolismo está en condiciones mucho mejores para afrontar las subidas de azúcar provocadas por incursiones ocasionales en el territorio del pan blanco y el azúcar. Y mientras sean ocasionales, podrá gestionarlas bien.

SI LA COSA VA MAL

¿Qué sucede si empieza de nuevo a engordar? En primer lugar, comprenda que no hay que avergonzarse por eso y tampoco es necesario que cunda el pánico. De hecho, es probable que suceda incluso con los seguidores más acérrimos de la dieta sonoma. Son cosas que pueden pasar. Y ésta es precisamente la razón de ser de la Tercera Ronda. Es una red de seguridad incorporada.

La razón más evidente que puede haber detrás de un aumento de peso es haber realizado excesivos retoques. Es decir, se ha pasado un poco en su ajuste a la pérdida de peso y esto se nota en la báscula.

Tal vez haya añadido demasiadas frutas o pan, o ha aumentado en exceso el tamaño de sus porciones, o se ha pasado con los caprichos «ocasionales». Ajuste un poquito más. Controle las frutas adicionales y el pan, vigile el tamaño de las porciones y deje que pasen más días entre un capricho y otro. Asegúrese de no pasarse con los tentempiés.

Es posible que la readaptación no le haga perder peso con la rapidez que le gustaría. Y no pasa nada. La solución está en regresar a la Segunda Ronda hasta volver a alcanzar el peso ideal. Al fin y al cabo, ya es gato viejo en eso, de modo que es una cuestión tan sencilla como volver de nuevo a las pautas de la Segunda Ronda. Para eso se hicieron, y es posible que con los años tenga que volver a ellas más de una vez. La buena salud es un compromiso para toda la vida.

La acción más drástica que tendrá que tomar en la Tercera Ronda será solamente si descubre que no sólo vuelve a engordar, sino que además está volviendo a las viejas costumbres de comer azúcar y harina refinada. Y ni siquiera así consideramos que se trate de una acción realmente drástica, pero tiene que controlar este resurgir y la forma de hacerlo no es sólo volver a la Segunda Ronda, sino hasta la Primera.

Recuerde que la Primera Ronda se caracterizaba por la prohibición total de dulces, incluso de dulces sin azúcar. Tampoco se podían comer frutas, por su contenido en azúcares naturales. Siga las directrices de la Primera Ronda, incluyendo la limitación a las verduras de Nivel 1 y los porcentajes de platos de la Primera Ronda.

Pasados diez días, y si ha conseguido recuperar su peso objetivo, regrese de nuevo a la Tercera Ronda. De lo contrario, continúe con la Segunda Ronda hasta que su peso se sitúe donde debería estar.

EL TELÉFONO ROJO
DE LA SUPERVIVENCIA

Son las diez de la noche, está solo en casa y de repente se ve amenazado por la necesidad urgente de devorar un plato de nachos. ¿Qué hace? ¿A quién llama?

Las urgencias pueden sorprender incluso al seguidor más estricto de la dieta sonoma. Y es por eso que hemos querido incluir este capítulo, para proporcionarle soluciones rápidas a problemas urgentes cuando más las necesite.

Considere las páginas que siguen como su teléfono rojo de la dieta, el lugar al que acudir en momentos de crisis. Aquí pondremos todo el énfasis en ofrecerle respuestas rápidas. Encontrará estrategias más detalladas en el capítulo titulado «Tratamiento urgente para la pérdida de peso», que empieza en la página 112.

Empezaremos con soluciones para las urgencias más calamitosas. Y luego pasaremos a estrategias para afrontar problemas menos urgentes.

SERVICIO DE URGENCIAS

Estoy en la Primera Ronda y me muero de ganas de comer azúcar. Ni siquiera me dejan comer dulces edulcorados artificialmente. ¡Piedad, por favor!

Es verdad que en la Primera Ronda prohibimos incluso los edulcorantes artificiales y lo hacemos con la intención de ayudarle a superar una adicción al azúcar que se ha prolongado durante toda su vida. Sea fuerte y al final de la Primera Ronda descubrirá que puede sobrevivir sin dulces. Y merece la pena, pues es imposible comer azúcar y adelgazar al mismo tiempo. Además, la bondad natural de frutas y verduras sabe mejor cuando se está curado de la adicción al azúcar.

Cuando piense que está a punto de ceder, dese un día más antes de calificarlo como una situación de emergencia. ¡Ese día adicional suele marcar la diferencia! Pero si de verdad no puede superar diez días sin comer algo dulce, permítase un poco de gelatina sin azúcar o un poco de edulcorante artificial en el café o el té. Eso es mucho mejor que dejarlo correr todo y comerse un pastel entero. Pero sigue siendo una medida provisional. Intente pasar un día sin nada dulce después del día en que se permite ese tipo de indulgencias.

Si puede resistir diez días hasta el inicio de la Segunda Ronda, descubrirá en dicha fase distintas alternativas dulces sin azúcar. En una situación ideal, llegado este momento tendrá menos deseo de dulce, pero al menos tendrá varias alternativas a su disposición.

¡Socorro! En la Segunda Ronda mi pérdida de peso se ha detenido por completo.

Asegúrese de que sigue las normas al pie de la letra. Verifique lo siguiente:

- Mis platos y tazones tienen las medidas correctas.
- Lleno el plato con los porcentajes adecuados de cereales, proteínas, frutas, verduras y lácteos.
- No agrando las porciones.
- No sobrepaso mis tres raciones diarias de grasas. La carne roja que elijo es muy magra.
- No como carne oscura de aves y siempre le saco la piel al pollo.
- No como raciones extra de verduras de Nivel 2 o 3.
- Mis tentempiés son sólo para saciar el hambre entre comidas.
- El pan y los cereales que como son integrales al cien por cien.
- En mi dieta no se cuela ni una pizca de azúcar.

Todavía no me he acostumbrado a pasar sin pan blanco y un postre dulce. Por lo tanto, ahora que estoy en la Segunda Ronda, ya no adelgazo. ¿Alguna sugerencia?

Tiene que pasar de nuevo por la Primera Ronda. Eso solucionará sus dos problemas. Empezará a adelgazar otra vez porque en la Primera Ronda la cantidad de calorías ingeridas es menor. Además, necesitará de diez días más sin dulces (ni siquiera dulces sin azúcar ni frutas) para quitarse de encima el hábito de consumir azúcar y harina blanca. En cuanto lo haya conseguido, la Segunda Ronda le resultará más fácil de seguir y será más eficiente. Perderá peso sin tener antojos de dulces ni de productos de harina blanca.

Pierdo peso muy lentamente. Jamás tendré la paciencia suficiente para seguir este ritmo.

Lo mejor que puede hacer es empezar a hacer ejercicio, si aún no ha tomado esta decisión. Aunque sea una cantidad mínima de actividad física, caminar media hora al día por ejemplo, le ayudará a quemar calorías.

Por otro lado, elija únicamente verduras de Nivel 1 y frutas de Nivel 2. No llene el plato hasta el borde y verá como sólo con disminuir muy ligeramente el tamaño de las porciones le dará resultados a medida que vayan pasando los días (y aun así, obtendrá más calorías que en la Primera Ronda). Como ración de proteínas, elija pollo sin piel y pescado con más frecuencia que las carnes rojas. Coma más lentamente si es posible, pues así comerá menos.

Aun deseo algunos alimentos con locura. A veces, cedo y engullo una tonelada de patatas fritas o devoro caramelos para una semana. ¡Párenme antes de que vuelva a caer!

Tan pronto como note que le viene un antojo, haga alguna cosa que no tenga nada que ver con comida. Dé un paseo. Dese una ducha. Llame a un amigo por teléfono... y no por el teléfono móvil o por el teléfono inalámbrico que puede llevarse con usted a la cocina. Los antojos suelen ser temporales. Deténgalos.

O póngase en la boca cualquier otra cosa, como un chicle o un caramelo sin azúcar.

Distráigase de sus antojos comiendo alguna cosa aceptable, como una verdura de Nivel 1 o cualquier otro tentempié que le esté permitido.

Beba un vaso grande de agua, o un refresco sin azúcar. A veces, lo que en realidad desencadena los antojos es la sed.

Coma una versión *light* del alimento protagonista de sus antojos. Un poco de chocolate negro está permitido como dulce ocasional. Coma un poco si tiene antojo de chocolate, pero aléjese de los demás tipos de chocolate. En lugar de claudicar a los antojos de patatas fritas, hornee unos trozos de boniato con sal y rocíelos con un poco de aceite de oliva.

CONSEJO Y CONSENTIMIENTO

Ahora que nos hemos ocupado de las principales crisis, ¿qué decir sobre las otras preguntas molestas que le pasan por la cabeza mientras va avanzando en la dieta? Cualquier persona que sigue la dieta sonoma experimenta momentos de duda y confusión. Y hemos visto que los temas que salen a relucir de vez en cuando son siempre los mismos.

De modo que hemos preparado una versión de Preguntas Frecuentes para la dieta sonoma, con respuestas que le ayudarán a aprovechar al máximo la dieta. Las ofrecemos sin seguir ningún orden en particular. Empecemos.

¿Y si como muchas veces fuera de casa?

Pida según las pautas de alimentos y coma cantidades controladas que correspondan a los porcentajes de los platos (normalmente un 25 por ciento de proteínas, cereales integrales, frutas y verduras). Raro es el restaurante que no ofrece alternativas que encajen en la dieta sonoma.

Incluso en los restaurantes de comida rápida hay ensaladas con aliños de bajas calorías, pechuga de pollo a la brasa, carne de pavo magra o sopas de caldo vegetal. En los restaurantes normales, es fácil pedir un plato de carne o de pescado o un corte magro de carne roja. Las frutas y verduras suelen estar disponibles en todas partes. Y no se sienta esclavo de la forma en que las cosas están presentadas en la carta: pida exactamente lo que desee.

Tendrá que pedir algunas cosas especiales. Rechace la cesta del pan, así como la mantequilla y las salsas cremosas, y el queso, los trocitos de pan frito y similares. No coma patatas ni arroz blanco como acompañamiento; si el restaurante ofrece arroz integral, estupendo. De no ser así, es muy posible que tengan pan de harina de trigo integral. En muchos restaurantes preparan estupendas ensaladas individuales con cortes magros de proteí-

nas y con un aliño de vinagreta. Busque ideas en las ensaladas de *La Dieta Sonoma;* están hechas con ingredientes presentes en la mayoría de restaurantes. Describa una ensalada concreta de *La Dieta Sonoma* y mire a ver si se la preparan.

Muchos camareros están acostumbrados a atender solicitudes especiales y cualquier restaurante que se precie se acomodará sin problemas a sus peticiones. Recuerde siempre que usted acude a un restaurante para comer lo que le apetece y para disfrutar. Le sorprenderá lo fácil y divertido que es comer fuera siguiendo las pautas de la Dieta Sonoma.

¿Cómo me las arreglo en las reuniones familiares con personas como tía Inés, a quien le encanta darme de comer?

Si la reunión familiar se produce una vez al año, adelante y acepte lo que su tía le quiera servir, pero coma despacio y hable mucho. De este modo, podrá minimizar los daños y, simultáneamente, hacer feliz a tía Inés.

Si las reuniones familiares son más frecuentes, ataque. Explique brevemente que está intentando adoptar un nuevo estilo de comidas y que determinados alimentos no caben en su nuevo plan de comidas. Pídale a su tía que le ayude no insistiéndole en comer cosas que usted prefiere evitar. Y entonces, independientemente de lo que ella diga o haga, coma lo que tenía pensado comer y nada más. Al final, ella acabará captándolo.

¿Y si no quiero vino o no puedo conseguirlo?
Muy fácil. No lo beba. El consumo de vino es voluntario.

¿Cómo me lo hago con las recetas que incluyen diferentes tipos de alimentos, como una mezcla de cereales y verduras? ¿Cómo aplico los porcentajes a eso?
A partir de los ingredientes de la receta es posible saber cuánto incluye de cada tipo de alimento. Una vez sabido esto, adáptelo en consecuencia. Por ejemplo, si un plato consiste en partes iguales de cereales integrales, proteínas y verduras, la tarea es muy sencilla. Simplemente sírvalo de manera que queden llenas tres cuartas partes del plato y añada una fruta para llenar el último cuarto. Tendrá de este modo el porcentaje de 25-25-25-25 que piden la mayoría de comidas de la Segunda Ronda.

Si, por ejemplo, la receta del plato incluye básicamente proteínas y algunas verduras, considérelo como un plato de proteínas. Utilícelo para llenar algo más que el 25 por ciento del plato reservado a las proteínas y llene lo que falta de verduras con otras verduras.

Como verá, no se trata ni mucho menos de una ciencia exacta. Pero puede acercarse mucho a los porcentajes correctos utilizando un poco de vista, algo de matemáticas básicas y una buena dosis de sentido común. Y a medida que vaya avanzando en la dieta y se acostumbre a los platos y a los porcentajes, todo será mucho más fácil.

¿Afectarán a la dieta los medicamentos que pueda estar tomando?
Posiblemente. Igual que afectaría cualquier cambio de estilo de vida (incluyendo en ello cambios relacionados con la comida, el ejercicio y el peso). Los medicamentos, por otro lado, también podrían afectar la dieta. Es uno de los motivos por los que se recomienda una visita al médico antes de iniciar la dieta sonoma.

Lo único que me apetece cuando me levanto es una taza de café caliente con leche y azúcar. ¿Está prohibido?
Sí y no. Si no soporta la idea de salir de la cama sin que el viaje hasta la cafetera sea su proyecto de futuro más próximo, no se desespere. Puede tomar dos tazas de café solo al día, y luego pasar al té. Pero no tendrá

tanta suerte en lo que al azúcar se refiere. Aunque los edulcorantes artificiales están permitidos en pequeñas dosis, el azúcar no lo está. Pruebe con un café de calidad, y a lo mejor lo encuentra lo bastante bueno como para no necesitar añadirle leche. Si le resulta imposible tomarse el café solo, puede añadirle una cucharada de leche siempre y cuando se limite a sólo una taza de café al día, y no dos. Debe evitar cualquier otra bebida con café, podrían contener un exceso de calorías sin nutrientes.

Odio el té verde. ¿Qué otro tipo de té puedo beber?
El té verde es el mejor debido a sus elevados niveles de antioxidantes. Además, algunos estudios han demostrado que estimula el metabolismo, ayudando a quemar más calorías. El té blanco también es bueno, pero es más caro y más difícil de encontrar. Si realmente no puede con él, el té negro también es una alternativa aceptable. Las tisanas herbales (normalmente sin cafeína) son también aceptables.

Me gusta la idea de tomar un vaso de vino con una comida, pero estoy confuso. ¿Cómo sé qué vinos son los adecuados y qué va con qué?
Olvídese de todo eso. Decida el primer día cuánto dinero puede gastar en una botella de vino y compre cualquiera cuyo nombre le guste. Si le gusta ese vino, vuelva a comprarlo, si no, pruebe otro. O pruebe alguno que le recomienden. La única regla que importa con respecto al vino es que beba el que le guste y no beba el que no le guste. La forma de descubrirlo es probando distintos vinos.

Esta dieta es demasiado cara por sus muchas proteínas, frutas y verduras. ¿Existe alguna versión más barata?
La dieta sonoma puede hacer subir un poco la factura de la compra debido a su énfasis en los productos frescos e integrales. Pero hay trucos para mantener los costes equilibrados.

Puede almacenar frutas y verduras congeladas y envasadas (siempre y cuando no tengan azúcar añadido). Hay verduras frescas más baratas que otras; si la economía importa, deje que eso decida su compra. Las frutas y verduras de temporada son más baratas. Las frutas del bosque, por ejemplo, pueden comprarse en temporada cuando su precio es más bajo y congelarse para su consumo posterior. Mire siempre en el mercado, donde encontrará gangas, sobre todo en los productos locales de temporada.

Busque las ofertas y prepare su dieta en torno a las mismas. Por ejemplo, si esta semana ha bajado el precio del pollo, almacénelo y convierta el pollo en su fuente de proteínas durante varios días. Congele el resto.

Busque ofertas al comprar en cantidades grandes. Suele ser el caso con legumbres y cereales.

No hay excusas

¿Es usted experto en encontrar razones para eludir las normas de la dieta? Eso le sitúa junto a un gran porcentaje de gente que sigue dietas. Siempre existe una buena excusa para comer un caramelo por sólo esta vez, o por poner tanta carne de cerdo que se sale del plato, o por decantarse por el arroz blanco en lugar de por el arroz integral. «Iba con prisas», «el cerdo tenía que comerse porque si no se estropeaba y en la tienda ya sólo les quedaba arroz blanco», etc.

Las excusas sabotean la dieta. Afróntelas. Coja lápiz y papel y anote todas las excusas que utiliza para comer lo que no debería. Guarde el papel y el lápiz a mano porque seguramente se le ocurrirán nuevas excusas a medida que vayan pasando los días.

Junto a cada excusa, anote una forma de abordarla que tenga sentido dentro de su forma de vida. Si la excusa es comer una tostada prefabricada en lugar del desayuno que prescribe la dieta sonoma porque no tiene tiempo, anote junto a la excusa la posibilidad de «levantarme quince minutos antes». Si la excusa por echarle azúcar al café es que «estoy acostumbrado al azúcar», anote «acostumbrarse al edulcorante artificial o al café sin azúcar».

Cierto es que anotar soluciones no es garantía de que las aplique después. Pero cuando vea sobre papel lo fácil que es superar sus excusas, las soluciones le serán más difíciles de ignorar. Pruébelo.

Soy sólo yo y ahí está esa botella de vino entera...

Y como sólo puede beber un vaso de vino, ¿qué hace con el resto? De hecho, el vino se guarda más tiempo del que se imagina. Puede comprar tapones especiales que encajen bien y guardarlo. El vino blanco abierto debe conservarlo en la nevera y el vino tinto en un lugar que no sea demasiado caliente. Podrá beberlo durante dos días, y a veces durante más.

No tengo tiempo para prepararme las comidas. Me ocupa demasiado tiempo.

Busque atajos. El tiempo de preparación se dedica básicamente a cortar y preparar. Compre carnes y verduras precortadas siempre que pueda.

Para el resto, dedique una hora a principios de la semana a cortar y preparar los ingredientes para las comidas de toda la semana. Entonces, cuando llegue la hora de comer, será sólo cuestión de unirlo todo y ponerlo en el horno o la cacerola.

Por otro lado, puede preparar entre ocho y diez raciones de cereales a la vez y sólo recalentar la cantidad que comerá o cenará cada día. Prepare huevos revueltos en un par de minutos mezclando un par de huevos en un tazón, añadiéndoles un poco de agua, y poniéndolos al microondas a potencia máxima durante un minuto. Sáquelos y remuévalos. Luego póngalos al microondas un minuto más.

No tengo tiempo para preparar las recetas

Descubrirá que dispone de mucho más tiempo del que creía cuando se dé cuenta de lo buenas y útiles que son las recetas. Empiece haciendo lo que pueda y no más. Comprométase a preparar sólo dos recetas en una semana, aunque no sea más que un plato de acompañamiento, como cereales o ensalada. Avance luego hasta cuatro. Poco a poco, irá liberando más tiempo para preparar buenas comidas. Recuerde, las recetas están pensadas para dar variedad y para que no se aburra con la dieta. Y están también pensadas para exponerle a la forma de cocinar de la dieta sonoma y a las deliciosas posibilidades de la comida sana. Merece la pena buscar un poco de tiempo.

Otros miembros de la familia insisten en tener en la cocina alimentos que no pertenecen a la dieta sonoma, de modo que me veo rodeada por ellos.

Lo peor de esos alimentos –panes procesados, galletas, pasteles, patatas fritas, cereales azucarados– es que no hacen bien a nadie, esté o no ese alguien a dieta. Establezca la ley y prohíbalos en su casa. Si no están ahí, nadie los comerá, ni siquiera usted. Y es lo menos que su familia puede hacer para apoyarle.

Ayúdelos también a ellos. Sin la comida nociva en casa, llene la cocina de fruta fresca. Prepare pan de trigo integral. Almacene verduras y corte algunas para que estén ya listas para hacer de ellas un tentempié. Deje que su familia se dé cuenta de que una cocina sana no equivale a pasar hambre.

Soy el único que está a dieta en la familia. La hora de las comidas se convierte en una batalla.

La comida que integra la dieta sonoma no tiene nada de extraño. Cualquiera puede comerla y disfrutar de ella. No hay razón por la que la comida que se prepara para usted no pueda ser para todo el mundo. Quizá su familia comerá más cantidad que usted, pero esa tendría que ser la única diferencia.

Desafíeles. Pídales que prueben las comidas de la dieta sonoma durante una semana. Sírvales sus recetas favoritas, y observe qué sucede. Si se niegan a probar las recetas, siempre puede servirles el plato de carne que coincida con la receta de la dieta sonoma que come usted esa noche, con un acompañamiento distinto. Ellos pueden comerlo a su manera, y usted a la suya. De este modo, el conflicto quedará al menos minimizado. Cualquier cosa que pueda hacerse para disfrutar juntos de una comida lenta será beneficioso para todos.

Viajo mucho y mis alternativas suelen por ello estar limitadas. ¿Alguna sugerencia?

La carta de los restaurantes y la dieta sonoma pueden coincidir. Y las alternativas cuando esté de viaje seguramente no son tan limitadas como se imagina. Cuando esté fuera de casa, busque supermercados grandes, tiendas de comida sana e incluso el mercado local. Son tan fáciles de encontrar como cualquier restaurante. Y siempre disponen de comida al estilo de la dieta sonoma. Hay mercados que incluso ofrecen alimentos frescos preparados y listos para comer.

Me llevo la comida de casa para comer en el trabajo. ¿Qué alternativas tengo?

Hay muchas cosas en la dieta sonoma que pueden prepararse en casa y llevarse al trabajo para calentar al microondas o comer directamente. Concretamente, las mezclas de ensalada en bolsa son una buena opción. Pruebe mezclas distintas para tener más variedad. Acompáñelas con pechuga de pollo asada, atún, fiambre de carne magra o huevos duros. Añada una pieza de fruta y un rollito de harina integral y tendrá algo muy próximo a las proporciones habituales de una comida.

Otras ideas: llévese al trabajo para calentar los restos de bistec de carne magra, pechuga de pollo o pescado. Estudie las recetas Express de la dieta sonoma para preparar rollitos con ingredientes variados. Siempre puede llevarse fruta o verdura envasada o congelada para descongelarla al microondas o simplemente para comerla directamente. Unos daditos de pollo, cerdo o jamón con una verdura cruda, una manzana y un rollito de cereales integrales o unas galletas de trigo integral le proporcionan una comida fácil y completa. Con un poco de creatividad y algo de planificación, podrá tener en el trabajo la comida que más le apetezca.

¿Tengo que hacer deporte?

No. Pero si lo hace adelgazará más rápidamente, y estará también más sano. Si la idea del deporte no le seduce en absoluto, empiece con algo sencillo. Camine. Anote hasta dónde llega e intente hacer un poco más cada semana. Aunque sólo sea este pequeño esfuerzo, lo notará.

¿Dónde encuentro los platos?

Resulta interesante la cantidad de gente que al empezar la dieta sonoma descubre que en casa no tiene platos de dieciocho o de veintitrés centímetros de diámetro. Si no quiere comprar una vajilla de platos de las medidas correctas, siempre puede encontrarlos en tiendas de ocasión, aunque no sean todos iguales, y utilizarlos sólo mientras dure la dieta.

Si no puede comprarlos, no existe ninguna regla que le impida utilizar un plato más grande y sólo utilizar veintitrés o dieciocho centímetros del mismo. Si tiene en casa platos de papel, es muy posible que sean de veintitrés centímetros de diámetro (mírelo en el paquete, lo pondrá en alguna parte). Si son de la medida correcta, puede utilizar los platos de papel para la dieta, o poner uno de ellos sobre un plato más grande para ver bien donde se sitúa el diámetro adecuado. Utilice después sólo esa parte del plato más grande.

Me gusta picar todo el día en lugar de hacer tres comidas importantes. ¿Puedo repartir mis comidas a lo largo del día?

La dieta sonoma se basa en tres comidas al día: desayuno, comida y cena. Y es por dos motivos: el primero es que casi todo el mundo come siguiendo esa pauta; el segundo es que el sistema de tres comidas al día proporciona en cada comida las buenas combinaciones de alimentos que hemos venido comentando a lo largo del libro.

Si para usted es importante repartir las comidas, puede probarlo. Pero tendrá que hacer los cálculos para comer la misma cantidad de comida en los porcentajes que seguiría de hacerlo con el plan de tres comidas al día. Tenga en cuenta, no obstante, que si reparte las comidas estará sacrificando el beneficio completo de las combinaciones de alimentos que tan importante es para la dieta sonoma.

Tengo niños que aún siguen enfadados conmigo por haberme deshecho al principio de la Primera Ronda de todos los helados y los alimentos prefabricados. ¿Cómo consigo hacerles felices sin caer en la tentación de alejarme de la dieta?

La respuesta fácil sería sugerirle que guardase su comida en un armario aparte y lo abriera sólo para ellos. Pero existe una respuesta aún mejor.

Haga un favor a sus hijos y disminuya esos alimentos, reservándolos para ocasiones especiales. Como padre/madre, su trabajo consiste en comprar comida sana y poder ofrecérsela a sus hijos. El trabajo de los hijos consiste en elegir entre lo que se les ofrece. Si todo lo que se les ofrece es sano, los niños sólo podrán elegir comida sana.

La mejor estrategia es no hacer del cambio una gran montaña. Espere a que se acabe esa comida para los niños y no vuelva a comprarla. Sustituya las patatas fritas por algo compatible con la dieta sonoma, o cuando se acaben las galletas, tenga paquetes de copos de avena para tentempié. Primero protestarán, pero acabarán acostumbrándose y les gustará.

¿Qué tengo que mirar en las etiquetas en cuanto a carbohidratos y azúcar?

«Carbohidratos» es un concepto demasiado general. Busque panes que contengan cereales integrales como ingrediente principal. Evite comprar alimentos que contengan azúcar, sobre todo como uno de sus cinco ingredientes principales. El azúcar puede recibir diversas denominaciones como sucrosa, dextrosa o jarabe de fructosa. Una buena regla a seguir es la de mirar los niveles de fibra que contienen los panes de trigo integral. No los compre si no contienen fibra. En general, los panes de harina integral tienen un mínimo de 2 gramos de fibra por rebanada, y los cereales un mínimo de 8 gramos por ración.

¿Puedo comer verduras envasadas y congeladas?

Sí. Mejor frescas, naturalmente, pero congeladas también están bien. Lo envasado es siempre la tercera opción. Compruebe la lista de ingredientes para asegurarse de que no se han añadido al envase salsas, azúcar o aceites. Si aclara las verduras envasadas antes de servir, disminuirá su contenido en sal añadida.

¿Cómo consigo la cantidad necesaria de proteínas si no como huevos o carne?

Si come pescado, estará en buena forma. El pescado es una gran fuente de proteínas con el beneficio añadido de las grasas omega-3. Si tampoco quiere comer pescado, encontrará fuentes de proteínas en la lista de Proteínas y Lácteos de la dieta sonoma (pág. 91 para la Primera Ronda y pág. 110 para la Segunda Ronda). En ella se incluyen legumbres y productos derivados de la soja.

¿Puedo comer mantequilla de cacahuete?

Pruebe con mantequilla de cacahuete natural sin azúcar y sin grasas hidrogenadas añadidas. La mantequilla de cacahuete normal tiene ácidos grasos trans. Utilice la natural como un tentempié ocasional para la Segunda Ronda. Unte una cucharadita en un trozo de pan integral o sobre una fruta. Las grasas y las proteínas de la mantequilla de cacahuete ralentizan la liberación del azúcar en sangre de los carbohidratos del pan o de la fruta.

¿Puedo utilizar mantequilla?

En la Tercera Ronda podrá utilizar la mantequilla como capricho ocasional. La mantequilla está cargada de grasas saturadas. La margarita no la sustituye, pues contiene ácidos grasos trans. Siempre que pueda, utilice aceite de oliva.

¿Y si encuentro una verdura que no aparece en ninguna lista?
Si se trata de un almidón, como suelen ser las verduras raíz, considérela como de Nivel 3. Si es acuosa, como un pepino, seguramente será baja en calorías y rica en fibras. Considérela como una verdura de Nivel 1. ¿Si no es ni una cosa ni la otra? Seguramente será de Nivel 2.

¿Puedo beber otro tipo de alcohol además del vino?
No hasta que alcance su objetivo de peso. Las investigaciones han revelado que el alcohol, en general, presenta algunos beneficios para la salud, pero sólo el vino contiene los nutrientes sanos suficientes como para que las calorías adicionales que aporta queden compensadas. Además, entre las bebidas alcohólicas, sólo el vino contribuye al aspecto placentero y lento de una buena comida.

BIENVENIDO
A LOS PLANES DE
COMIDAS Y RECETAS

La dieta sonoma se diseñó para que, por encima de todo, fuera dos cosas: sencilla y sabrosa.

De buen principio le prometimos que habíamos procurado llevar a cabo, por usted, todo el pensamiento y los supuestos necesarios. En esta última sección del libro, obtendrá los beneficios de ello. Aquí encontrará las recetas, los planes de comidas y las listas de alimentos que le guiarán, día a día, a lo largo del programa de adelgazamiento.

La clave no es otra que la flexibilidad. A lo largo de la dieta puede elegir entre seguir los planes de menús propuestos para cada comida, o utilizar la información de la que dispone para improvisar sus propias comidas siguiendo las pautas de la dieta. Elige usted.

El grueso de esta parte del libro la forman las recetas, y hay docenas de ellas. Consisten en instrucciones paso a paso y de fácil seguimiento para preparar deliciosos platos que le mantendrán satisfecho en todo momento y le harán adelgazar.

Las recetas no tienen nada que ver con lo que la mayoría de la gente entiende como «comida de régimen», sino que presentan sabores internacionales inspirados en el estilo culinario aventurero del condado de Sonoma. Nunca se aburrirá con ellas.

Las recetas se dividen en dos secciones. En primer lugar encontrará aquellas que conforman las alternativas para la Primera Ronda de la dieta. Y a continuación encontrará las recetas más variadas de la Segunda Ronda. Gracias a ellas tendrá el consuelo de saber que la receta que elija será adecuada al cien por cien para cada fase de la dieta.

Las secciones sobre los planes de comidas para la Primera y la Segunda Ronda le ofrecen menús diarios que le servirán a modo de guía a lo largo de la dieta. Preparando y comiendo los platos sugeridos para cada comida del día, irá avanzando en la dieta sonoma con el piloto automático puesto. No tendrá que pensar, pues todas las comidas estarán ya planificadas para usted.

Pero si le apetece improvisar un poco, para ahorrar tiempo o añadir variedad, encontrará muchas sugerencias para hacerlo. Por ejemplo, siempre tendrá la alternativa de utilizar el pollo a la plancha o rustido (sin piel, por supuesto) para sustituir cualquier otro plato principal. Eso le proporciona la alternativa de preparar pechugas de pollo para varios días a modo de la porción de proteínas de su plato. Utilice la sección de Aliños para añadir sabor a sus comidas, de modo que podrá ir variando las salsas o los adobos con los que preparar el pollo. Si le apetece una comida rápida y refrescante, cree su propio Rollito Sonoma Express o su propia Ensalada Sonoma Express, siguiendo las recetas que encontrará en las páginas 150 y 151. Y podrá seguir adelgazando con éxito, incluso comiendo fuera, si sigue los útiles consejos que le ofrecemos a partir de la página 151 sobre cómo disfrutar comiendo fuera sin perjudicar la dieta.

Ahorre tiempo: pruebe las recetas Sonoma Express

Cuando tenga que hacer una comida o una cena rápida, sustituya cualquiera de los platos de los menús de la Primera o la Segunda Ronda por un Rollito Sonoma Express, una Ensalada Sonoma Express o un Pollo Sonoma Express (véanse recetas en las págs. 150 y 151). Asegúrese de utilizar las verduras adecuadas a cada fase de la dieta. Si está en la Segunda Ronda, asegúrese de sumar una ración de fruta a estos sustitutos de la comida.

ROLLITO SONOMA EXPRESS

Se trata de un sustituto de una comida, rápido y fácil de hacer, que puede prepararse siempre que vaya con prisas. Rellene el rollito con los ingredientes de la dieta sonoma que prefiera o siga alguna de nuestras ideas. Si está en la Segunda Ronda, añada a la comida una ración de fruta.

Para un rollito

Utilice una tortilla de harina de trigo integral o una hoja grande de lechuga, a modo de rollito para envolver los ingredientes.

Unte la tortilla o la hoja de lechuga con 1 cucharada de su salsa favorita para untar.*

Rellene con:

2 tazas de ensalada variada u hojas de espinacas.

1 taza de verduras (asegúrese de que sean las verduras adecuadas a la Ronda en la que se encuentra).

Proteína magra cocinada como pollo, cerdo, ternera o jamón. Utilice 90 g para la comida o 120 g para la cena.

60 g (unas 2 cucharadas) de queso mozzarella, queso bajo en grasas o queso de cabra (opcional).

* Véase la sección de Aliños (págs. 156 a 176) para salsas para untar llenas de sabor como la Salsa de ajos asados para untar o la Salsa de judías pintas y chile para untar. Si va con prisas, utilice productos preparados como la Salsa de tomates asados, la Salsa para untar de alcachofas o el Hummus.

ENSALADA SONOMA EXPRESS

Esta ensalada es una forma muy sencilla de utilizar cualquier cosa que tenga a mano para comer o cenar. Si está en la Segunda Ronda, añada a la comida una ración de fruta.

Para una ensalada

2 tazas de ensalada variada u hojas de espinacas.

1 taza de verduras (asegúrese de que sean las verduras adecuadas a la Ronda en la que se encuentra).

$1/2$ taza de judías cocinadas (pueden ser envasadas) o coma dos tostadas de pan integral acompañando la ensalada.

Proteína magra cocinada como pollo, cerdo, ternera, jamón o huevos. Utilice 90 g para la comida o 120 g para la cena, o 2 huevos tanto para la comida como para la cena.

60 g (unas 2 cucharadas) de queso mozzarella, queso bajo en grasas o queso de cabra (opcional).
Aliño para ensalada a su gusto.*

* Véase la sección de Aliños (págs.156 a 176) para aliños como Vinagreta de pimienta y fresas o Vinagreta al pesto. O utilice aliños para ensalada de bajas calorías.

POLLO SONOMA EXPRESS

Para una ración
120 g de pechuga de pollo, sin huesos y sin piel.
Elija una salsa para untar o un adobo de la sección de Aliños (págs. 156 a 176).
Ase el pollo a la plancha durante unos quince minutos, dándole la vuelta una sola vez. El pollo está hecho cuando alcanza los 75° de temperatura.

* Las recetas de salsa para untar o adobos están pensados para entre cuatro y seis raciones de carne, de modo que puede utilizarlas para más raciones. El tiempo de cocción sigue siendo el mismo.

COMER FUERA

Disfrutar de la comida del restaurante es una forma de vida del condado de Sonoma, y un verdadero placer en cualquier parte. La dieta sonoma está concebida para que pueda comer fuera sin salirse en absoluto de su programa de adelgazamiento.

Pero cuando coma fuera de casa, tiene que poner de su parte para seguir con los planes de comida de la dieta sonoma y los tamaños de las porciones. Su misión consiste en asegurarse de que sus comidas en el restaurante se adaptan a su dieta, no al contrario.

Y es más fácil de lo que se imagina. En general, los restaurantes se acomodarán a sus necesidades. Incluso en los lugares con menús más rígidos, como los restaurantes que pertenecen a una cadena o los restaurantes de comida rápida, encontrará alternativas que encajen con sus planes de comidas.

Cuando siga la dieta sonoma fuera de casa, tenga en cuenta las estrategias siguientes.

Trucos para comer fuera

- **Llame con tiempo.** La forma más segura de saber con antelación que un restaurante se adaptará a sus preferencias de comidas es preguntándolo. Llame en un momento que no sea una hora punta, explique brevemente sus necesidades generales y espere a ver qué le dicen.

- **Consulte la carta *on-line*.** Muchos restaurantes tienen página *web* y en ella suele aparecer su carta. Si puede echarle un vistazo a la misma con antelación, evitará cualquier confusión o malestar que pudiera provocarle el tener que tomar una decisión apresurada sobre qué comer.

- **Involucre al camarero.** Si en la carta no queda claro, formúlele preguntas sobre cómo está preparado un plato en concreto. Por ejemplo, ¿está cocinado con grasa animal o con aceite vegetal? ¿De qué tamaño es la ración? Cualquier camarero mínimamente competente responderá sin problemas a sus preguntas o averiguará lo que no sepa responder.

- **Busque en la carta palabras reveladoras.** «Al vapor», «en su propio jugo», «fresco», «a la plancha», «rustido» y «pochado» suelen indicar una preparación baja en grasas y calorías. Seguramente esos platos seguirán las pautas de la dieta sonoma. Por otro lado, considere las siguientes palabras o frases como semáforos rojos: cremoso, salsa de mantequilla, frito, empanado, crujiente, dorado, rehogado, salsa cremosa, salsa holandesa, gratinado, salsa de queso, escalopa, en aceite, bañado, guiso, cebado, picadillo, pastel.

- **Controle el aliño de la ensalada.** Pida aceite de oliva virgen extra y vinagre o un aliño bajo en grasas o sin grasas. Y pida que no le aliñen la ensalada, sino que le sirvan el aliño aparte, para controlar la cantidad que come.

- **Beba mucha agua.** Beba un vaso de agua antes, durante y después de la comida.

- **Controle el tamaño de las raciones.** Cuando le sirvan, visualice el tazón de dos tazas o el plato de dieciocho o veintitrés centímetros de diámetro. Disponga la comida en el plato tal como lo haría en casa para seguir las proporciones prescritas en la Ronda en la que se encuentre. Si no quiere hacerlo por motivos de decoro, hágalo mentalmente. Así tendrá mejor idea de qué cantidad comer.

- **Coma solamente la ración de la dieta sonoma.** Si le sirven una ración demasiado abundante, coloque el exceso en una caja para llevar antes de empezar a comer. O compártalo con sus acompañantes.
- **Pida para dos.** Si de antemano sabe que las raciones van a ser muy grandes, plantéese partirse el plato con un acompañante.
- **Pida lo que quiera.** No sea un esclavo de la carta. Si en la carta se indica que el salmón va acompañado de arroz blanco, pida que se lo sustituyan por arroz moreno o salvaje. Si es imposible, pida que se lo sustituyan por verduras. Manipule su pedido para conseguir las proporciones aproximadas de cereales, proteínas, verduras y frutas que correspondan a la fase de la dieta sonoma en la que se encuentre.
- **Coma despacio.** Comer despacio y disfrutando de la comida es un básico de la dieta sonoma. Disfrute de la comida y de la conversación que la acompaña.

Recomendaciones según el tipo de restaurante

Restaurantes de comida rápida:
- Ensaladas vegetales con aliños bajos en grasas o sin grasas. Retire el pan y el queso que puedan llevar.
- Pechuga de pollo sin piel a la plancha o a la brasa. Retire el pan. Cómalo con una ensalada o utilícelo mezclado con la ensalada.

Restaurantes de comida rápida especializados en bocadillos:
- Tortilla de harina de trigo integral rellena con pechuga de pollo o de pavo, jamón magro o rosbif magro. Incluya espinacas, tomate, pimiento, cebolla, pepino o cualquier otra verdura que sea adecuada para la Ronda en la que se encuentre.
- Añada mostaza de Dijon o aliño para ensalada sin grasas o una pequeña cantidad de aceite y vinagre para obtener más sabor.
- Añada una cucharada de queso parmesano o queso feta.

Restaurantes chinos:

- Pechuga de pollo sin piel, pescado, gambas, vieiras, ternera magra o cerdo magro. Nada de carne empanada.
- Verduras sofritas, como espárragos, brócoli, judías verdes, col, coli-flor, calabacín y otras verduras adecuadas para la Ronda en la que se encuentre.
- Tofu sofrito, en la Segunda Ronda. Asegúrese de que no está empa-nado.
- Coma sólo arroz integral y controle el tamaño de la porción, en tor-no a 1/2 taza.

Restaurantes italianos:

- Pechuga de pollo sin piel a la plancha, ternera magra, cerdo magro, pescado, gambas, langosta, vieiras, mejillones y/u otro marisco, todo sazonado con hierbas y sin empanar.
- Evite las salsas cremosas.
- Pida verduras frescas salteadas aliñadas con un poco de aceite de oliva.
- Evite la pasta a menos que sea integral. Controle el tamaño de las porciones.
- Elija una ensalada verde a modo de acompañamiento. Añádale ver-duras frescas. Aliñe con aceite de oliva virgen extra y vinagre o con salsa de ensaladas sin grasas.

Restaurantes mejicanos:

- Pechuga de pollo sin piel a la plancha, ternera magra, cerdo magro, gambas o vieiras.
- Elija judías pintas o sopa de judías en lugar de refritas. Evite el arroz a menos que sea integral.
- Pida guacamole fresco o guacamole que no esté preparado con gra-sas añadidas.
- Complemente la carne con ensalada de lechuga y tomate; olvídese de la salsa de crema agria.

Restaurantes tipo buffet:

- Siéntese lo más lejos posible de la mesa del buffet.
- Llene el plato una vez, aproximándose a los tamaños de porción y al tipo de alimentos correspondiente a la fase a la que se encuentre de la dieta sonoma.
- Coma despacio. Conserve algo de comida en el plato hasta que todos los que están sentados en su mesa hayan terminado de comer para así evitar la tentación de acompañar a sus compañeros de mesa hasta el buffet en un segundo viaje.

ALIÑOS

Como ya habrá leído una y otra vez a lo largo del libro, la dieta sonoma consiste en comida sabrosa y deliciosa. Este capítulo le ofrece desde salsas para untar hasta adobos para carne y pescado, pasando por salsas para rollitos y salsas para ensaladas que podrá utilizar en ensaladas, a modo de adobo, o como salsas para untar o mojar. ¡No tenga miedo a los sabores creativos!

Y cuando necesite una comida rápida y sencilla, pruebe las siguientes recetas para salsas, adobos y salsas para untar para mejorar un Rollito Sonoma Express, una Ensalada Sonoma Express o un Pollo Sonoma Express (véanse recetas en págs. 150 y 151).

ADOBO JAMAICANO

Preparación: 5 minutos   **Reposo:** 30 minutos
Cantidad: Para 450 g de carne o ave

- ½   taza de cebolla cortada en trozos grandes
- 2   cucharadas de zumo de lima
- 1   cucharadita de chile rojo molido
- ½   cucharadita de sal
- ¼   de cucharadita de sal de ajo
- ¼   de cucharadita de curry en polvo
- ¼   de cucharadita de pimienta negra recién molida
- ⅛   de cucharadita de tomillo seco molido
- ⅛   de cucharadita de jengibre molido
- 2   dientes de ajo partidos a cuartos

1. En una batidora, mezcle la cebolla, el zumo de lima, el chile molido, la sal, la sal de ajo, el curry en polvo, la pimienta negra, el tomillo, el jengibre y el ajo. Tape y mezcle hasta que quede suave. Espolvoree con la mezcla 450 g de costillas de cerdo, pechuga de pollo o pechuga de pavo. Con las manos, unte bien la carne. Tape y deje enfriar durante 30 minutos. Ase la carne a la plancha o parrilla.

ADOBO DE CHIPOTLE

De principio a fin: 5 minutos
Cantidad: Para 1 kilo de carne o ave

- 1   cucharadita de cilantro molido
- ¼ a ½ cucharadita de pimienta negra recién molida
- ¼   de cucharadita de páprika
- 1   pimiento chipotle seco pequeño, sin semillas y molido,* o
- ⅛ a ¼ de cucharadita de pimienta de cayena

1. En un recipiente pequeño, mezcle el cilantro, la pimienta negra, la páprika y el pimiento chipotle. Espolvoree con la mezcla 1 kilo de costillas de cerdo, pechuga de pollo o pechuga de pavo. Con las manos, unte bien la carne. Ase la carne a la plancha o en la parrilla.

* Los chiles picantes pueden contener aceites capaces de quemarle la piel y los ojos, por ello recomendamos manejarlos con guantes de plástico. Si toca los chiles con las manos, láveselas bien con agua y jabón.

ADOBO DE HIERBAS FRESCAS

De principio a fin: 5 minutos
Cantidad: Para 1 ¹/₂ kilo de carne o pescado

1	cucharada de tomillo fresco picado, o ³/₄ de cucharadita de tomillo seco molido
1	cucharada de salvia fresca picada, o ³/₄ de cucharadita de salvia seca molida
1	cucharada de romero fresco picado, o ³/₄ de cucharadita de romero seco molido
2	dientes de ajo picados (1 cucharadita de ajo picado)
1 ¹/₂	cucharaditas de pimienta negra molida gruesa
1 a 1 ¹/₂	cucharaditas de sal
¹/₂	cucharadita de chile rojo molido

1. En un recipiente pequeño, mezcle el tomillo, la salvia, el romero, el ajo, la pimienta negra, la sal y el chile. Espolvoree con la mezcla 1 ¹/₂ kilo de costillas de cerdo, pechuga de pollo, pechuga de pavo o filetes de pescado. Con las manos, unte bien la carne o el pescado. Ase la carne o el pescado a la plancha o parrilla.

ADOBO DE MOSTAZA CON PIMIENTA EN GRANO

Preparación: 5 minutos   **Reposo:** De 15 minutos a 4 horas
Cantidad: Para 1 ¹/₂ kilo de carne

1	cucharada de mostaza de grano
2	cucharaditas de aceite de oliva virgen extra
2	cucharaditas de pimienta negra en grano
2	cucharaditas de estragón fresco picado, o ¹/₂ cucharadita de estragón seco molido
1	cucharadita de sal

1. En un recipiente pequeño, mezcle la mostaza, el aceite, la pimienta, el estragón y la sal. Espolvoree con la mezcla 1 ¹/₂ kilo de bistec de ternera, costillas de cerdo o costillas de cordero. Deje reposar en la nevera entre 15 minutos y 4 horas. Ase la carne a la plancha o a la parrilla.

ADOBO DE HIERBAS ASIÁTICAS

Preparación: 25 minutos   **Reposo:** De 4 a 24 horas
Cantidad: Para 1 kilo de carne de cerdo, pollo o salmón

¹/₂	taza de cilantro fresco
¹/₂	taza de jengibre fresco picado
¹/₄	taza de hojas de menta fresca

10 dientes de ajo, partidos por la mitad

½ a 1 pimiento chile, sin semillas y cortado*

1 cucharada de aceite de sésamo tostado

1 cucharada de zumo de lima

1 cucharadita de pimienta negra recién molida

½ cucharadita de sal

1. En una batidora, mezcle el cilantro, el jengibre, la menta, el ajo, el chile, el aceite de sésamo, el zumo de lima, la pimienta negra y la sal. Tape y triture hasta obtener una pasta gruesa.

2. Para utilizar a modo de adobo, extienda sobre 1 kilo de carne magra de cerdo, pechugas de pollo o filetes de salmón. Tape y deje reposar en la nevera entre 4 y 24 horas. Ase la carne o el pescado a la plancha o a la parrilla.

* Los chiles picantes pueden contener aceites capaces de quemarle la piel y los ojos, por ello recomendamos manejarlos con guantes de plástico. Si toca los chiles con las manos, láveselas bien con agua y jabón.

Truco: Puede guardar el adobo en un recipiente y congelarlo hasta tres meses. Descongele antes de su utilización.

ADOBO DE HIERBAS MEDITERRÁNEAS

Preparación: 20 minutos **Reposo:** De 4 a 24 horas

Cantidad: Para 1 kilo de carne de cerdo, pollo o salmón

½ taza de perejil fresco picado

¼ de taza de aceite de oliva

3 cucharadas de hojas de romero fresco

3 cucharadas de hojas de tomillo fresco

2 cucharadas de salvia fresca picada

2 cucharadas de corteza de limón cortada fina

10 dientes de ajo, partidos por la mitad

½ a 1 cucharadita de chile molido

½ cucharadita de sal

¼ a ½ cucharadita de pimienta negra recién molida

1. En una batidora, mezcle el perejil, el aceite, el romero, el tomillo, la salvia, la piel de limón, los ajos, el chile molido, la sal y la pimienta negra. Tape y triture hasta obtener una pasta gruesa.

2. Para utilizar a modo de adobo, extienda sobre 1 kilo de carne magra de cerdo, pechugas de pollo o filetes de salmón. Tape y deje reposar en la nevera entre 4 y 24 horas. Ase la carne o el pescado a la plancha o a la parrilla.

Truco: Puede guardar el adobo en un recipiente y congelarlo hasta tres meses. Descongele antes de su utilización.

ADOBO MARROQUÍ CHARMOULA

Preparación: 10 minutos   **Reposo:** De 8 a 24 horas
Cantidad: Para 1 ½-2 kilos de pescado, ave, ternera o cerdo

- ½   taza de aceite de oliva virgen extra
- ½   taza de zumo de limón
- ½   taza de perejil fresco picado
- ½   taza de cilantro fresco picado
- 4   dientes de ajo, picados (2 cucharaditas de ajo picado)
- 1   cucharada de páprika
- 2   cucharaditas de comino molido
- 1   cucharadita de sal
- ½   cucharadita de pimienta de cayena
- ¼   de cucharadita de pimienta negra recién molida

1. En un recipiente de tamaño mediano, mezcle el aceite, el zumo de limón, el perejil, el cilantro, el ajo, la páprika, el comino, la sal, la pimienta de cayena y la pimienta negra.

2. Para utilizar a modo de adobo, coloque 1 ½-2 kilos de filetes de pescado, pechugas de pollo, pechugas de pavo, bistec de ternera o costillas de cerdo sin hueso en una bolsa de plástico con autocierre. Vierta la mezcla de zumo de limón. Cierre la bolsa y colóquela de modo que la carne o el pescado quede bien cubierto. Deje reposar en la nevera entre 8 y 24 horas. Retire del adobo. Ase la carne o el pescado a la plancha o a la parrilla. (O sírvalo como salsa con pescado o carne a la plancha o a la parrilla.)

ADOBO TANDOORI PARA POLLO

Preparación: 15 minutos   **Reposo:** 4 horas
Cantidad: Para ½-1 kilo de pollo

- 1   yogur natural descremado
- ¼   de taza de zumo de limón
- 1   cucharada de jengibre fresco rallado
- 2   cucharadas de cilantro fresco cortado
- 2   dientes de ajo, picado (1 cucharadita de ajo picado)
- 1   cucharada de semillas de comino, tostadas y molidas*
- ½   cucharadita de sal
- ¼   de cucharadita de pimienta de cayena

1. En un recipiente pequeño mezcle el yogur, el zumo de limón, el jengibre, el cilantro, el ajo, las semillas de comino, la sal y la pimienta de cayena.

2. Para utilizar a modo de adobo, coloque de ½ a 1 kilo de pechugas en una bolsa de plástico con autocierre. Vierta la mezcla de yogur en el interior. Cierre la bolsa y colóquela de modo que el pollo

quede bien cubierto. Deje reposar en la nevera 4 horas. Retire del adobo. Ase el pollo a la plancha o a la parrilla.

* Para tostar las semillas, caliente una sartén pequeña a fuego medio. Añada las semillas. Ase unos dos minutos o hasta que estén tostadas y aromáticas, agitando con frecuencia la sartén. Coloque las semillas tostadas en un molinillo de especias y muela hasta que queden convertidas en un polvillo fino.

MAYONESA DE MOSTAZA

De principio a fin: 10 minutos
Cantidad: Para ²/₃ de taza

½ taza de mayonesa *light*
3 a 4 cucharadas de mostaza a la antigua de Dijon (mostaza con grano)
⅛ de cucharadita de sal
⅛ de cucharadita de pimienta negra recién molida

1. En un recipiente pequeño, mezcle la mayonesa, la mostaza, la sal y la pimienta. Utilice de inmediato o tape y conserve en la nevera hasta una semana. Utilícela como salsa para untar bocadillos y rollitos.

Información nutricional por cucharada: 45 calorías, 4 g grasas totales (1 g grasas saturadas), 4 mg colesterol, 123 mg sodio, 2 g carbohidratos, 0 g fibra, 0 g proteínas.

SALSA DE YOGUR Y PEPINO

Preparación: 30 minutos   **Reposo:** De 24 a 48 horas
Cantidad: Para 2 tazas

1 ½ taza de yogur natural descremado*
400 g de pepino
¼ de cucharadita de sal
1 diente de ajo, picado (½ cucharadita de ajo picado)
½ cucharadita de sal
1 cucharada de aceite de oliva virgen extra
1 cucharada de vinagre de vino blanco
De 2 a 3 cucharaditas de menta seca molida, o de 1 a 2 cucharadas de menta fresca cortada
Hojas de menta fresca (opcional)
Trozos de pan de pita integral, palitos de apio, tiras de pimiento morrón, y/o ramitas de brócoli o coliflor (opcional)

1. Para preparar queso de yogur, coloque en un colador pequeño o un tamiz, tres capas de tela de estopilla cien por cien algodón o un filtro de café de papel. Coloque el colador o tamiz sobre un recipien-

te. Vierta el yogur a cucharadas en el colador o tamiz. Tape con film de plástico. Guarde en la nevera entre 24 y 48 horas. Tire el líquido.

2. Corte los pepinos por la mitad a lo largo. Retire las semillas. Corte entonces en rodajas de medio centímetro. Coloque las rodajas en un recipiente y espolvoree con $1/4$ de cucharadita de sal. Reserve entre 15 y 30 minutos para que expulse el líquido. Coloque los pepinos en un colador. Aclare con agua fría. Seque con papel de cocina.**

3. Mientras, con un mortero y una mano de mortero, machaque el ajo con $1/2$ cucharadita de sal hasta que se forme una pasta. En un recipiente grande, mezcle el aceite, el vinagre y la pasta de ajo. Vierta el queso de yogur y la menta seca o fresca y vaya mezclando. Añada los pepinos escurridos. Si lo desea, adorne con hojas de menta fresca. Puede servir la salsa con pan de pita o verduras frescas. Tape y guarde la salsa sobrante en la nevera hasta 24 horas.

Información nutricional por $1/4$ de taza: 49 calorías, 2 g grasas totales (0 g grasas saturadas), 1 mg colesterol, 157 mg sodio, 5 g carbohidratos, 0 g fibra, 3 g proteínas.

* Asegúrese de que el yogur no contiene caramelo, gelatina o productos adicionales. Estos ingredientes podrían impedir que la cuajada y el suero se separasen para hacer el queso de yogur.

** Si lo sirve como salsa para mojar, corte las rodajas de pepino después de escurrirlas en el papel de cocina.

HARISSA (PASTA TUNECINA DE CHILE PICANTE)

Preparación: 25 minutos
Reposo: 1 hora
Cantidad: Para 1/2 taza

100	g de chiles picantes secos, sin rabillos ni semillas*
2	cucharadas de aceite de oliva virgen extra
2	cucharadas de agua
2	dientes de ajo partidos por la mitad
2	cucharaditas de semillas de comino, tostadas y molidas,** o 2 cucharaditas de semillas de comino molidas finas
1	cucharadita de semillas de cilantro, tostadas y molidas,** o 1/2 cucharadita de cilantro molido
1/4	de cucharadita de sal
1/8	de cucharadita de pimienta negra recién molida

1. Ponga una sartén muy grande a calentar a fuego medio. Ponga en ella los chiles secos y tueste durante dos minutos, dándoles la vuelta de vez en cuando. Reserve los chiles en un recipiente grande. Añada agua hirviendo en cantidad suficiente como para cubrirlos. Tape el recipiente y deje en reposo durante una hora. Escurra bien. Vierta los chiles en una batidora. Añada el aceite, las dos cucharadas

de agua, el ajo, las semillas de comino, las semillas de cilantro, la sal y la pimienta. Tape y triture hasta que quede convertido en una pasta fina. Pase la mezcla por un pasapurés para retirar las pieles de los chiles.

2. Pase la pasta a un recipiente pequeño y utilícelo en las diversas recetas según se indique. Utilice de inmediato o tape y conserve en la nevera hasta dos semanas.

Información nutricional por cucharada: 73 calorías, 5 g grasas totales (0 g grasas saturadas), 0 mg colesterol, 71 mg sodio, 7 g carbohidratos, 3 g fibra, 2 g proteínas.

* Los chiles picantes pueden contener aceites capaces de quemarle la piel y los ojos, por ello recomendamos manejarlos con guantes de plástico. Si toca los chiles con las manos, láveselas bien con agua y jabón.

** Para tostar las semillas, caliente una sartén pequeña a fuego medio. Añada las semillas. Ase unos dos minutos o hasta que estén tostadas y aromáticas, agitando con frecuencia la sartén. Coloque las semillas tostadas en un molinillo de especias y muela hasta que queden convertidas en un polvillo fino.

SALSA HARISSA

De principio a fin: 15 minutos
Cantidad: Para ³/₄ de taza

¼ de taza de Harissa (pasta tunecina de chile picante) (véase receta en pág. 162)
¼ de taza de agua
2 cucharadas de aceite de oliva virgen extra
2 cucharadas de zumo de limón
1 cucharadita de semillas de comino, tostadas y molidas,* o 1 cucharadita de semillas de comino molidas finas
½ cucharadita de semillas de cilantro, tostadas y molidas,* o ¼ de cucharadita de cilantro molido
¼ de cucharadita de sal
⅛ de cucharadita de pimienta negra recién molida

1. En un recipiente pequeño, mezcle la harissa, el agua, el zumo de limón, las semillas de comino, las semillas de cilantro, la sal y la pimienta. Sirva con carne o pescado, utilícelo para untar pan de pita integral o añada la salsa al cuscús tunecino.

Información nutricional por cucharada: 46 calorías, 4 g grasas totales (0 g grasas saturadas), 0 mg colesterol, 64 mg sodio, 3 g carbohidratos, 1 g fibra, 1 g proteínas.

* Para tostar las semillas, caliente una sartén pequeña a fuego medio. Añada las semillas. Ase unos dos minutos o hasta que estén tostadas y aromáticas, agitando con frecuencia la sartén. Coloque las semillas tostadas en un molinillo de especias y muela hasta que queden convertidas en un polvillo fino.

SALSA CAJUN CON CERVEZA

De principio a fin: 15 minutos
Cantidad: Para 1 1/4 taza

- 1/4 de taza de cebolla cortada
- 1/4 de taza de pimiento verde o rojo cortado
- 1 cucharada de aceite de oliva virgen extra
- 1/2 taza de cerveza
- 1/2 taza de agua
- 1 cucharada de maicena
- 1 cucharada de salsa Cajun

1. En una sartén pequeña, fría la cebolla y el pimiento en aceite caliente hasta que queden tiernos. En un recipiente pequeño, mezcle la cerveza, el agua, la maicena y la salsa Cajun. Añádalo a la sartén. Lleve a ebullición a fuego medio, removiendo en todo momento, hasta que la salsa se espese. Siga cociendo dos minutos más sin dejar de remover. Sirva con ternera o cordero a la plancha o a la parrilla.

Información nutricional por cucharada: 12 calorías, 1 g grasas totales (0 g grasas saturadas), 0 mg colesterol, 28 mg sodio, 1 g carbohidratos, 0 g fibra, 0 g proteínas.

SALSA DE TOMATE Y VINO

De principio a fin: 15 minutos
Cantidad: Para 2 tazas

- 1/2 taza de cebolla cortada
- 2 dientes de ajo picados (1 cucharadita de ajo picado)
- 1 cucharada de aceite de oliva virgen extra
- 1 lata de 400 g de trozos de tomate sin escurrir
- 3 cucharadas de vino blanco seco
- 1 cucharada de orégano fresco cortado, o 1 cucharadita de orégano seco molido
- 1 cucharada de alcaparras, escurridas (opcional)
- 1/8 de cucharadita de pimienta negra recién molida

1. En una sartén mediana, sofría en aceite caliente la cebolla y el ajo hasta que estén tiernos. Vierta los tomates sin escurrir, el vino, el orégano, las alcaparras (si lo desea) y la pimienta. Lleve a ebullición; baje el fuego. Cocine a fuego lento y sin tapar durante unos quince minutos o hasta que la salsa adquiera la consistencia deseada. Sirva con ternera, cerdo, cordero, pollo, pavo o pescado a la plancha o a la parrilla.

Información nutricional por cucharada: 9 calorías, 0 g grasas totales (0 g grasas saturadas), 0 mg colesterol, 21 mg sodio, 1 g carbohidratos, 0 g fibra, 0 g proteínas.

SALSA DE CEBOLLA

De principio a fin: 15 minutos
Cantidad: Para 1 ⅓ taza

- 1 taza de cebolla cortada
- 1 diente de ajo picado (½ cucharadita de ajo picado)
- 1 cucharada de aceite de oliva virgen extra
- ½ taza de cerveza negra o rubia sin alcohol
- ½ taza de caldo de carne
- 1 cucharada de maicena
- 1 cucharada de salsa Worcestershire

1. En una sartén pequeña, fría en aceite caliente la cebolla y el ajo a fuego medio y durante unos cuatro minutos, o hasta que la cebolla esté tierna. En un recipiente pequeño, mezcle la cerveza, el caldo de carne, la maicena y la salsa Worcestershire. Vierta en la sartén. Cocine sin dejar de remover a fuego medio hasta que espese y hierva. Cocine sin dejar de remover dos minutos más. Retire del calor. Sirva con ternera, cerdo o cordero a la plancha o a la parrilla.

Información nutricional por cucharada: 14 calorías, 1 g grasas totales (0 g grasas saturadas), 0 mg colesterol, 31 mg sodio, 2 g carbohidratos, 0 g fibra, 0 g proteínas.

SALSA PESTO DE ALBAHACA

De principio a fin: 20 minutos
Cantidad: Para ½ taza

- 60 g de hojas de albahaca fresca (2 tazas)
- ¼ de taza de piñones o almendras, tostados
- 3 cucharadas de aceite de oliva virgen extra
- 2 dientes de ajos, cortados
- ¼ de cucharadita de sal
- ⅛ de cucharadita de pimienta negra recién molida
- 2 cucharadas de queso parmesano rallado fino
  De 1 a 2 cucharadas de agua (opcional)

1. En una batidora mezcle la albahaca, los frutos secos, el aceite, el ajo, la sal y la pimienta. Tape y mezcle hasta que quede una salsa suave.
2. Pase a un recipiente pequeño. Vierta el queso. De ser necesario, añada agua hasta obtener la consistencia deseada. Sirva de inmediato o tape la superficie del recipiente con film de plástico y guarde en la nevera hasta 24 horas.

Información nutricional por cucharada: 79 calorías, 8 g grasas totales (1 g grasas saturadas), 1 mg colesterol, 82 mg sodio, 1 g carbohidratos, 0 g fibra, 2 g proteínas.

SALSA PESTO DE ESPINACAS CON VINAGRE BALSÁMICO

De principio a fin: 20 minutos
Cantidad: Para 1 ³/₄ tazas

¹/₄	de taza de aceite de oliva virgen extra
4	dientes de ajo, cortados
	Una pizca de sal
250	g de hojas de espinacas frescas (unas 7 tazas)
2	cucharadas de vinagre balsámico
¹/₂	taza de piñones o almendras, tostados
¹/₂	taza de queso parmesano rallado fino

1. En una sartén mediana, caliente el aceite a fuego medio. Vierta el ajo y la sal; aparte del calor y reserve. En una batidora, mezcle las espinacas, el vinagre y los frutos secos. Añada el aceite. Mezcle hasta que quede fino. Vierta el queso. Utilice de inmediato o guarde en un recipiente hermético en la nevera hasta una semana, o congele en porciones de una cucharada hasta tres meses. Si lo congela, descongele y remueva antes de utilizar.

Información nutricional por cucharada: 42 calorías, 4 g grasas totales (1 g grasas saturadas), 1 mg colesterol, 40 mg sodio, 1 g carbohidratos, 0 g fibra, 2 g proteínas.

SALSA DE ARÁNDANOS Y MANZANA

Preparación: 25 minutos   **Reposo:** De 24 horas a 1 semana
Cantidad: Para 2 tazas

3	manzanas delicia rojas, peladas, sin semillas y cortadas a trozos
1 ¹/₂	tazas de arándanos frescos
¹/₂	naranja, pelada y a trozos
	Una pizca de canela molida
	Un pizca de pimienta negra molida
2	cucharadas de miel
¹/₄	de taza de nueces cortadas a trocitos, tostadas

1. En una batidora, mezcle las manzanas, los arándanos, la naranja, la canela y la pimienta. Triture hasta que quede fino.
2. Vierta la mezcla en una cacerola mediana. Vierta la miel. Lleve a ebullición con fuego medio-fuerte.

Baje entonces el fuego. Deje hervir, sin tapar, durante cinco minutos, removiendo con frecuencia. Vierta en un recipiente mediano. Tape y guarde en la nevera entre 24 horas y una semana.

3. Para servir, vierta las nueces. Utilice para bocadillos de pavo, pollo o jamón.

Información nutricional por 2 cucharadas: 37 calorías, 1 g grasas totales (0 g grasas saturadas), 0 mg colesterol, 0 mg sodio, 7 g carbohidratos, 1 g fibra, 0 g proteínas.

SALSA DE FRUTA PICANTE

Preparación: 30 minutos
Reposo: De 15 minutos a 24 horas
Cantidad: Para 6 raciones

- 1/2 taza de mango fresco cortado, pelado y sin semillas
- 1/2 taza de papaya fresca cortada, pelada y sin semillas
- 1/2 taza de piña fresca cortada, pelada y sin el corazón
- 1/4 de taza de pimiento rojo cortado
- 1/4 de taza de pimiento chile fresco cortado y sin semillas*
- 1/4 de taza de cebolla roja cortada
- 2 cucharadas de cilantro fresco cortado
- 1 cucharada de zumo de lima
- 2 cucharaditas de aceite de oliva virgen extra
- 1 cucharadita de vinagre de arroz
- 1/2 pimiento jalapeño fresco mediano, sin semillas y cortado fino*
- 1/8 de cucharadita de sal

1. En un recipiente mediano, mezcle el mango, la papaya, la piña, el pimiento rojo, el chile, la cebolla, el cilantro, el zumo de lima, el aceite, el vinagre, el jalapeño y la sal. Remueva para que los ingredientes se mezclen bien. Tape y enfríe entre 15 minutos y 24 horas antes de servir. Sírvalo con pescado, cerdo, ternera, pollo o pavo

Información nutricional por ración: 39 calorías, 2 g grasas totales (0 g grasas saturadas), 0 mg colesterol, 42 mg sodio, 7 g carbohidratos, 1 g fibra, 0 g proteínas.

*Los chiles picantes pueden contener aceites capaces de quemarle la piel y los ojos, por ello recomendamos manejarlos con guantes de plástico. Si toca los chiles con las manos, láveselas bien con agua y jabón.

SALSA DE ARÁNDANOS

De principio a fin: 20 minutos
Cantidad: Para 2 tazas

- 1   ½ taza de arándanos frescos
- 2   naranjas
- ¼   de taza de cebolla roja cortada fina
- 2   cucharadas de vinagre balsámico
- 1   cucharada de menta fresca cortada
- ¼   de cucharadita de sal

1. Cortar en trozos ½ taza de arándanos. Poner todos los arándanos en un recipiente mediano. Pelar y partir las naranjas en gajos. Cortar los gajos. Añadir a los arándanos las naranjas cortadas y el zumo que pudieran desprender. Añadir también la cebolla roja. Verter el vinagre balsámico, la menta y la sal. Servir con pescado o pollo a la plancha o a la parrilla, o mezclar con vegetales para ensalada.

Información nutricional por ⅓ de taza: 46 calorías, 0 g grasas totales (0 g grasas saturadas), 0 mg colesterol, 81 mg sodio, 11 g carbohidratos, 2 g fibra, 1 g proteínas.

HUMMUS

De principio a fin: 15 minutos
Cantidad: Para 1 ¾ tazas

- 1   bote de garbanzos de 400 g, aclarados y escurridos
- ¼   de taza de tahini (pasta de semillas de sésamo)
- 3   cucharadas de agua
- 2   cucharadas de zumo de limón
- 1   cucharada de aceite de oliva virgen extra
- 1   diente de ajo, partido por la mitad
- ½   cucharadita de sal
- ½   cucharadita de semillas de comino, tostadas y molidas,* o ½ cucharadita de comino molido
- ¼   de cucharadita de pimienta de cayena
- 1   cucharada de perejil fresco cortado
      Zumo de limón (opcional)
      Perejil fresco

1. En una batidora mezcle los garbanzos, el tahin, el agua, las dos cucharadas de zumo de limón, el aceite, el ajo, la sal, las semillas de comino y la pimienta de cayena. Tape y triture hasta que quede fino. Vuelque en un recipiente mediano. Añada la cucharada de perejil. Si lo desea, añada el zumo de limón adicional para aumentar el sabor.

2. Adorne con el perejil adicional. Sirva con pan de pita horneado o palitos de vegetales, o utilícelo como salsa para untar un bocadillo vegetal.

Información nutricional por dos cucharadas: 71 calorías, 4 g grasas totales (0 g grasas saturadas), 0 mg colesterol, 162 mg sodio, 8 g carbohidratos, 2 g fibra, 2 g proteínas.

* Para tostar las semillas, caliente una sartén pequeña a fuego medio. Añada las semillas. Ase unos dos minutos o hasta que estén tostadas y aromáticas, agitando con frecuencia la sartén. Coloque las semillas tostadas en un molinillo de especias y muela hasta que queden convertidas en un polvillo fino.

SALSA DE AJOS ASADOS PARA UNTAR

Preparación: 10 minutos   **Asado:** 30 minutos (ajo)   **Horno:** 200°
Cantidad: Para ½ taza

½   taza de mayonesa *light*, o salsa para ensalada *light*
De 12 a 13 dientes (1 cabeza) de ajo asados,* majados (1 cucharada)

1. En un recipiente pequeño mezclar la mayonesa y el ajo. Utilizar de inmediato o tapar y guardar en la nevera hasta una semana. Utilice como salsa para untar rollitos o bocadillos.

Información nutricional por cucharada: 57 calorías, 5 g grasas totales (1 g grasas saturadas), 5 mg colesterol, 91 mg sodio, 3 g carbohidratos, 0 g fibra, 0 g proteínas.

* Para asar el ajo, retire la mayor parte de la piel fina de una cabeza de ajos. Con un cuchillo afilado, corte el tercio superior de la cabeza de ajos para dejar los dientes de ajo al descubierto. Coloque los ajos en una fuente para el horno pequeña o en una flanera y rocíe con una cucharadita de aceite de oliva virgen extra. Cubra con papel de aluminio. Ase en el horno a 200° de temperatura entre treinta y treinta y cinco minutos o hasta que el ajo quede muy tierno. Aplaste los dientes de ajo asados en un recipiente pequeño con la ayuda de un tenedor.

SALSA DE JUDÍAS PINTAS Y CHILE PARA UNTAR

De principio a fin: 25 minutos
Cantidad: Para 1 ²/₃ tazas

1/2   taza de cebolla cortada fina
1/4   de taza de cebollas tiernas cortadas
  1   cucharadita de cilantro seco molido
  1   cucharadita de comino molido
  1   cucharada de aceite de oliva
1/4   de taza de cilantro fresco cortado

1	bote de 450 gramos de judías pintas, aclaradas y escurridas
1/2	taza de agua
1	cucharada de zumo de lima
1	cucharadita de chile chipotle adobado cortado fino*
1/4	de cucharadita de sal

1. Ponga en una cacerola pequeña tapada y con aceite caliente las cebollas, el cilantro y el comino durante unos diez minutos o hasta que quede tierno, removiendo de vez en cuando. Retirar del calor. Añadir el cilantro fresco.

2. Pasar la mezcla a una batidora. Añadir las judías pintas, el agua, el zumo de lima, el chipotle y la sal. Tapar y triturar hasta que quede una mezcla bastante fina. Sirva de inmediato o tape y guarde en la nevera hasta tres días.

Información nutricional por cucharada: 18 calorías, 1 g grasas totales (0 g grasas saturadas), 0 mg colesterol, 61 mg sodio, 3 g carbohidratos, 1 g fibra, 1 g proteínas.

* Los chiles picantes pueden contener aceites capaces de quemarle la piel y los ojos, por ello recomendamos manejarlos con guantes de plástico. Si toca los chiles con las manos, láveselas bien con agua y jabón.

VINAGRETA ESTÁNDAR

De principio a fin: 15 minutos
Cantidad: ³/₄ de taza

¼	de taza de vinagre balsámico
2	cucharadas de escalonias cortadas finas
1	diente de ajo picado (½ cucharadita de ajo picado)
1	cucharada de mostaza de Dijon
½	taza de aceite de oliva virgen extra
1	cucharada de perejil fresco cortado
1	cucharadita de tomillo fresco cortado, o ¼ de cucharadita de tomillo seco picado
¼	de cucharadita de sal
	Una pizca de pimienta negra molida

1. En un recipiente mediano, mezcle el vinagre, las escalonias y el ajo. Deje reposar cinco minutos. Añada la mostaza, removiendo. Añada el aceite manteniendo un chorrito fino y regular, removiendo constantemente hasta que quede bien mezclado. Añada el perejil, el tomillo, la sal y la pimienta. Utilice de inmediato o tape y guarde en la nevera hasta tres días. Si está muy fría, deje la vinagreta a temperatura ambiente durante treinta minutos antes de utilizarla. Remueva bien antes de usar.

Información nutricional por cucharada: 90 calorías, 9 g grasas totales (1 g grasas saturadas), 0 mg colesterol, 72 mg sodio, 2 g carbohidratos, 0 g fibra, 0 g proteínas.

VINAGRETA DE VINO TINTO

De principio a fin: 10 minutos
Cantidad: 1/3 de taza

- 2 cucharadas de vinagre de vino tinto
- 1 cucharada de escalonias cortadas finas
- 1 1/2 cucharaditas de mostaza de Dijon
- 2 cucharadas de aceite de oliva virgen extra
- 1/8 de cucharadita de sal
- 1/8 de cucharadita de pimienta negra recién molida

1. En un recipiente pequeño mezcle el vinagre y las escalonias. Deje reposar cinco minutos. Añada la mostaza, removiendo. Añada el aceite manteniendo un chorrito fino y regular, removiendo constantemente hasta que quede bien mezclado. Añada la sal y la pimienta. Utilice de inmediato o tape y guarde en la nevera hasta tres días. Si está muy fría, deje la vinagreta a temperatura ambiente durante treinta minutos antes de utilizarla. Remueva bien antes de usar.

Información nutricional por cucharada: 51 calorías, 5 g grasas totales (1 g grasas saturadas), 0 mg colesterol, 85 mg sodio, 1 g carbohidratos, 0 g fibra, 0 g proteínas.

VINAGRETA AL LIMÓN

De principio a fin: 15 minutos
Cantidad: 2/3 de taza

- 1/4 de taza de zumo de limón
- 2 cucharadas de escalonias cortadas finas
- 1 cucharada de agua
- 1 diente de ajo picado (1/2 cucharadita de ajo picado)
- 3 cucharadas de aceite de oliva virgen extra
- 2 cucharadas de hierbas frescas cortadas finas (orégano, romero, perejil y/o tomillo)
- 1/4 de cucharadita de sal
- 1/4 de cucharadita de pimienta negra molida

1. En un recipiente pequeño mezcle el zumo de limón, las escalonias, el agua y el ajo. Deje reposar cinco minutos. Añada el aceite manteniendo un chorrito fino y regular, removiendo constantemente hasta que quede bien mezclado. Añada las hierbas, la sal y la pimienta. Utilice de inmediato o tape y guarde en la nevera hasta tres días. Si está muy fría, deje la vinagreta a temperatura ambiente durante treinta minutos antes de utilizarla. Remueva bien antes de usar.

Información nutricional por cucharada: 40 calorías, 4 g grasas totales (1 g grasas saturadas), 0 mg colesterol, 49 mg sodio, 1 g carbohidratos, 0 g fibra, 0 g proteínas.

VINAGRETA DE PIMIENTA EN GRANO Y FRESAS

De principio a fin: 15 minutos
Cantidad: 3/4 de taza

  1 taza de fresas cortadas, frescas o congeladas (descongeladas)
  2 cucharadas de vinagre de vino tinto
     Sustituto del azúcar equivalente a 1/2 cucharadita de azúcar
1/4 a 1/2 cucharadita de pimienta negra en grano, aplastada

1. Mezcle en una batidora las fresas, el vinagre, el sustituto del azúcar y la pimienta. Tape y mezcle hasta que quede fino. Sirva de inmediato o tape y guarde en la nevera hasta una semana.

Información nutricional por 2 cucharadas: 8 calorías, 0 g grasas totales (0 g grasas saturadas), 0 mg colesterol, 0 mg sodio, 2 g carbohidratos, 1 g fibra, 0 g proteínas.

VINAGRETA GRIEGA

De principio a fin: 15 minutos
Cantidad: 1/3 de taza

  1 cucharada de vinagre de vino tinto
  1 cucharada de zumo de limón
  1 cucharada de cebolla roja cortada fina
  3 cucharadas de aceite de oliva virgen extra
  1 cucharada de menta fresca cortada
  1 cucharadita de orégano fresco cortado
     Una pizca de sal
     Una pizca de pimienta negra molida

1. En un recipiente pequeño mezcle el vinagre, el zumo de limón y la cebolla roja. Deje reposar cinco minutos. Añada el aceite manteniendo un chorrito fino y regular, removiendo constantemente hasta que quede bien mezclado. Añada la menta, el orégano, la sal y la pimienta. Utilice de inmediato o tape y guarde en la nevera hasta tres días. Si está muy fría, deje la vinagreta a temperatura ambiente durante treinta minutos antes de utilizarla. Remueva bien antes de usar.

Información nutricional por cucharada: 73 calorías, 8 g grasas totales (1 g grasas saturadas), 0 mg colesterol, 24 mg sodio, 0 g carbohidratos, 0 g fibra, 0 g proteínas.

VINAGRETA BALSÁMICA

De principio a fin: 10 minutos
Cantidad: 1 taza

½   taza de caldo de pollo
¼   de taza de vinagre balsámico
1   cucharada de albahaca fresca cortada, o 1 cucharadita de albahaca seca molida
    Una pizca de sal
¼   de taza de aceite de oliva virgen extra
    Sal (opcional)

1. En un recipiente pequeño, mezcle el caldo de pollo, el vinagre, la albahaca y la pizca de sal. Añada el aceite manteniendo un chorrito fino y regular, removiendo constantemente hasta que quede bien mezclado. Si lo desea, sazone con más sal para añadirle sabor. Utilice de inmediato o tape y guarde en la nevera hasta tres días. Si está muy fría, deje la vinagreta a temperatura ambiente durante treinta minutos antes de utilizarla. Remueva bien antes de usar.

Información nutricional por cucharada: 33 calorías, 3 g grasas totales (0 g grasas saturadas), 0 mg colesterol, 38 mg sodio, 1 g carbohidratos, 0 g fibra, 0 g proteínas.

Truco: Para guardarlo mejor, mezcle los ingredientes de la vinagreta en un recipiente con tapón de rosca. Agite bien antes de servir.

VINAGRETA ASIÁTICA

De principio a fin: 10 minutos
Cantidad: ⅔ de taza

¼   de taza salsa de soja
¼   de taza de zumo de limón
1   cucharada de cilantro fresco cortado
2   cucharaditas de jengibre fresco rallado
1   cucharadita de miel
2   dientes de ajo
1   cucharadita de aceite de sésamo tostado

1. En un recipiente pequeño, mezcle la salsa de soja, el zumo de limón, el cilantro, el jengibre, la miel, el ajo y el aceite de sésamo hasta que queden bien mezclados.

Información nutricional por cucharada: 12 calorías, 0 g grasas totales (0 g grasas saturadas), 0 mg colesterol, 412 mg sodio, 2 g carbohidratos, 0 g fibra, 0 g proteínas.

VINAGRETA AL PESTO

De principio a fin: 10 minutos
Cantidad: $3/4$ de taza

1   taza de hojas de albahaca fresca
$1/2$ taza de aceite de oliva virgen extra
2   cucharadas de piñones o nueces, tostadas
2   dientes de ajo, picados (1 cucharadita de ajo picado)
$1/4$ de taza de vinagre de vino blanco
$1/2$ cucharadita de sal
$1/4$ de cucharadita de pimienta negra molida

1. En una batidora mezcle las hojas de albahaca, $1/4$ de taza de aceite de oliva, los frutos secos y el ajo. Mezcle hasta que quede un puré grueso. Pase la mezcla a un recipiente pequeño. Mezcle agitando el $1/4$ de taza de aceite restante, el vinagre, la sal y la pimienta.

Información nutricional por cucharada: 92 calorías, 10 g grasas totales (1 g grasas saturadas), 0 mg colesterol, 81 mg sodio, 1 g carbohidratos, 0 g fibra, 1 g proteínas.

SALSA ITALIANA PARA ALIÑO

De principio a fin: 15 minutos
Cantidad: 1 $1/4$ tazas

$3/4$ de taza de crema de leche descremada, o 1 yogur natural descremado
$1/4$ de taza de mayonesa
2   cucharaditas de vinagre de vino blanco
$1/4$ de cucharadita de mostaza seca
$1/4$ de cucharadita de albahaca seca, molida
$1/4$ de cucharadita de orégano seco, molido
$1/8$ de cucharadita de sal
$1/8$ de cucharadita de sal de ajo
$1/8$ de cucharadita de pimienta negra recién molida
$1/3$ a $1/2$ taza de leche descremada
      Sal (opcional)

1. En un recipiente pequeño, mezcle la crema de leche, la mayonesa, el vinagre, la mostaza, la albahaca, el orégano, el $1/8$ de cucharadita de sal, la sal de ajo y la pimienta. Mezcle con la cantidad de leche suficiente para adquirir la consistencia deseada. Si lo desea, sazone con un poco más de sal.
2. Sirva de inmediato o tape y guarde en la nevera hasta una semana. Remueva bien antes de usar y añada más leche para que el aliño obtenga la consistencia deseada.

Información nutricional por 2 cucharadas: 26 calorías, 0 g grasas totales (0 g grasas saturadas), 0 mg colesterol, 112 mg sodio, 4 g carbohidratos, 0 g fibra, 2 g proteínas.

SALSA DE AJO PARA ALIÑO: Prepare de la misma manera pero omita el orégano y la sal de ajo. Añada 2 dientes de ajo, picados (1 cucharadita de ajo picado).

Información nutricional por 2 cucharadas: 26 calorías, 0 g grasas totales (0 g grasas saturadas), 0 mg colesterol, 112 mg sodio, 4 g carbohidratos, 0 g fibra, 2 g proteínas.

SALSA DE PARMESANO PARA ALIÑO: Prepare de la misma manera pero omita la mostaza, el orégano y la sal. Añada 3 cucharadas de queso parmesano rallado y, si lo desea, utilice $1/2$ cucharadita de pimienta negra machacada en lugar del $1/8$ de cucharadita de pimienta negra recién molida.

Información nutricional por 2 cucharadas: 32 calorías, 0 g grasas totales (0 g grasas saturadas), 1 mg colesterol, 87 mg sodio, 4 g carbohidratos, 0 g fibra, 2 g proteínas.

SALSA DE HIERBAS SIN ACEITE PARA ALIÑO

Preparación: 15 minutos   **Reposo:** 30 minutos
Cantidad: $1/2$ taza

- 1   cucharada de pectina de fruta en polvo
- $3/4$ de cucharadita de orégano, albahaca, tomillo, estragón, ajedrea o eneldo, frescos y cortados, o $1/4$ de cucharadita de hierbas, molidas
- $1/2$ cucharadita de sustituto del azúcar granulado y que se mantenga estable con los cambios de temperatura
- $1/8$ de cucharadita de mostaza seca
- $1/4$ de taza de agua
- 1   cucharada de vinagre
- 1   diente de ajo pequeño, picado ($1/2$ cucharadita de ajo picado)

1. En un recipiente pequeño, mezcle la pectina, las hierbas elegidas, el sustituto del azúcar, la mostaza seca y la pimienta. Añada el agua, el vinagre y el ajo. Tape y deje enfriar durante treinta minutos antes de servir. Si lo desea, guarde en la nevera hasta tres días.

Información nutricional por 2 cucharadas: 17 calorías, 0 g grasas totales (0 g grasas saturadas), 0 mg colesterol, 1 mg sodio, 4 g carbohidratos, 0 g fibra, 0 g proteínas.

SALSA DE CEBOLLA SIN ACEITE PARA ALIÑO: Prepare de la misma manera pero aumente la cantidad de sustituto del azúcar hasta 1 cucharada. Añada $1/4$ de taza de cebolla tierna cortada fina y $1/4$ de taza de yogur natural con el agua, el vinagre y el ajo. La cantidad obtenida será de $3/4$ de taza.

Información nutricional por 2 cucharadas: 19 calorías, 0 g grasas totales (0 g grasas saturadas), 1 mg colesterol, 8 mg sodio, 4 g carbohidratos, 0 g fibra, 1 g proteínas.

SALSA FRANCESA SIN ACEITE PARA ALIÑO

Preparación: 10 minutos   **Reposo:** 30 minutos
Cantidad: 1 taza

1	lata de 250 g de salsa de tomate
¼	de taza de cebolla cortada
2	cucharadas de vinagre de sidra
2	cucharaditas de páprika
	Sustituto del azúcar por la cantidad equivalente a 2 cucharaditas de azúcar
½	cucharadita de sal de ajo
⅛	de cucharadita de pimienta de cayena

1. En una batidora mezcle la salsa de tomate, la cebolla, el vinagre, la páprika, el sustituto del azúcar, la sal de ajo y la pimienta de cayena. Tape y mezcle hasta que quede fino. Pase a un recipiente. Tape y deje enfriar durante treinta minutos para mezclar los sabores. Guarde el aliño sobrante en la nevera hasta un máximo de dos días. Si queda demasiado sólido, añádale agua en cucharaditas hasta que obtenga la consistencia deseada.

Información nutricional por 2 cucharadas: 12 calorías, 0 g grasas totales (0 g grasas saturadas), 0 mg colesterol, 131 mg sodio, 3 g carbohidratos, 1 g fibra, 0 g proteínas.

SALSA MEJICANA PARA ALIÑO

De principio a fin: 5 minutos
Cantidad: 3/4 de taza

1/4	de taza de yogur natural descremado
1/4	de taza de crema de leche descremada
1/4	de taza de salsa mejicana embotellada
1/8	de cucharadita de sal
	De 2 a 3 cucharadas de leche descremada

1. En un recipiente pequeño, mezcle el yogur, la crema de leche, la salsa mejicana y la sal. Añada leche hasta adquirir la consistencia deseada. Sirva de inmediato o tape y guarde en la nevera hasta una semana.

Información nutricional por ración: 19 calorías, 0 g grasas totales (0 g grasas saturadas), 0 mg colesterol, 40 mg sodio, 3 g carbohidratos, 0 g fibra, 1 g proteínas.

PLANES DE COMIDAS PARA LA PRIMERA RONDA

Los planes de comidas que encontrará a continuación le sugieren exactamente qué comer en el desayuno, la comida y la cena y los tentempiés de los diez días de la Primera Ronda. Si utiliza estos menús, sus comidas se adecuarán automáticamente a las normas de la Primera Ronda. Experimentará además con nuevos y deliciosos platos que aumentarán su satisfacción con las comidas mientras pierde peso.

Las instrucciones para la preparación de los platos principales de cada comida se ofrecen en la sección de recetas de la Primera Ronda. Igual que con todo lo que incluye la dieta sonoma, ponemos énfasis en la sencillez. Lo único que debe hacer es llenar el plato del tamaño adecuado con las proporciones de alimentos correspondientes a la Primera Ronda. Y después comer y disfrutar.

La Primera Ronda se ha concebido para una pérdida inicial de peso rápida, además de para superar los antojos de azúcar y cereales refinados. Estos menús reflejan alternativas que forman parte de esta Primera Ronda. Por ejemplo, no encontrará frutas y sólo verduras de Nivel 1. El gran factor a favor de estos menús es que le ofrecen comidas sabrosas y que le dejarán saciado.

Pero recuerde que estos planes de comida son opcionales. Puede utilizarlos a lo largo de los diez días de la Primera Ronda, utilizarlos sólo algunos días, o ningún día. Tal vez le resulte conveniente, por ejemplo, seguir los menús de la Primera Ronda para la mayoría de sus comidas, pero sustituir alguna por una receta Sonoma Express (véanse págs. 150 y 151) cuando vaya justo de tiempo. Mientras lo que elija esté conforme con los tamaños de los platos y las proporciones de la Primera Ronda, elija lo que más le apetezca. Y no olvide beber mucha agua a lo largo del día. Es especialmente importante en la primera parte de la dieta.

DÍA UNO

Desayuno:	2 huevos revueltos con 1 rebanada de pan integral tostado
Comida:	Ensalada griega con gambas asadas (pág. 182) en 1/2 pita de trigo integral
Cena:	Pollo en papillota con verduras (pág. 183)
Tentempiés para hombres:	33 almendras
Tentempiés para mujeres:	11 almendras

DÍA DOS

Desayuno:	2 huevos revueltos con 1 rebanada de pan integral tostado
Comida:	Rollito de pollo y judías pintas (pág. 184)
	Ensalada: 1 1/2 taza de espinacas, 1 cucharada de almendras cortadas, vinagreta de vino tinto (pág. 171)
Cena:	Bistec de falda de costillar marinado (pág. 184)
	Brócoli salteado, pimientos asados y queso de cabra (pág. 185)
Tentempiés para hombres:	2 palitos de queso mozzarella
	28 cacahuetes
Tentempiés para mujeres:	1/2 taza de tomates en rama
	28 cacahuetes

DÍA TRES

Desayuno: Tortilla de champiñones (pág. 185)
Comida: Rollito de bistec y queso azul (pág. 186)
Cena: Costillas de cerdo a la Mediterránea (pág. 187)
Brócoli con almendras y pimientos picantes (pág. 187)
Pilaf de quinoa tostada (pág. 188)
Tentempiés para hombres: 22 almendras
Tentempiés para mujeres: 1 pepino, a rodajas
½ taza de tiras de pimiento

DÍA CUATRO

Desayuno: 2 huevos revueltos con una rebanada de pan integral
tostado
Comida: Ensalada Niçoise con atún (pág. 188)
Y ½ rollo o pita integral
Cena: Pollo Tandoori (pág. 189)
Ensalada de berenjenas asadas (pág. 190)
Tentempiés para hombres: 28 cacahuetes
Rodajas de pepino o de calabacín crudo con 3 quesitos
light de ajo y finas hierbas
Tentempiés para mujeres: 14 cacahuetes
Rodajas de pepino o de calabacín crudo con 1 quesito *light*
de ajo y finas hierbas

DÍA CINCO

Desayuno: Cereales integrales con leche descremada
Comida: Ensalada de espárragos a la plancha (pág. 191)
7 galletas multicereales o ½ pita integral
Cena: Kebab de ternera y champiñones (pág. 192)
Ensalada de espinacas con vinagreta a elegir
Tentempiés para hombres: 1 queso Mini Babybel
1 taza de tiras de pimiento crudo
Tentempiés para mujeres: 1 queso Mini Babybel
1 taza de tiras de pimiento crudo

DÍA SEIS

Desayuno:	Huevos a la española (pág. 193)
Comida:	Ensalada Tabulé con pollo (pág. 194)
Cena:	Pollo balsámico fácil (pág. 195)
	Mezcla de verduras asadas (pág. 195)
Tentempiés para hombres:	22 almendras
	Palitos de apio crudo untados con 2 cucharadas de mantequilla
Tentempiés para mujeres:	11 almendras
	Palitos de apio crudo untados con 2 cucharadas de mantequilla

DÍA SIETE

Desayuno:	2 huevos revueltos con una rebanada de pan integra tostado
Comida:	Sandwich de pita vegetal con pollo (pág. 196)
	1 taza de coliflor, brócoli y/o tiras de pimiento
Cena:	Filete de atún a la Siciliana (pág. 196)
	Ensalada de espinacas con vinagreta a elegir
Tentempiés para hombres:	22 almendras
	1 pepino, cortado en palitos
Tentempiés para mujeres:	$1/2$ taza de tomates en rama
	1 pepino, cortado en palitos

DÍA OCHO

Desayuno:	Tortilla a la Florentina (pág. 186)
Comida:	Ensalada Mediterránea de atún y alcaparras (pág. 197)
Cena:	Lomo de cerdo asado con Ratatouille de verduras (pág. 198) con $1/2$ taza de pasta integral
Tentempiés para hombres:	2 palitos de queso mozzarella
	28 cacahuetes
Tentempiés para mujeres:	$1/2$ taza de palitos de calabacín crudo
	$1/2$ taza de tomates en rama
	14 cacahuetes

DÍA NUEVE

Desayuno:	Cereales integrales con leche descremada
Comida:	Ensalada de lentejas y espinacas con nueces tostadas (pág. 199)
Cena:	Gambas Szechwan (pág. 200)
Tentempiés para hombres:	22 almendras
	Palitos de apio crudo untados con 2 cucharadas de mantequilla
Tentempiés para mujeres:	1 queso Mini Babybel
	$\frac{1}{2}$ taza de tomates en rama
	Palitos de apio crudo untados en 1 cucharada de mantequilla

DÍA DIEZ

Desayuno:	Huevos al horno (pág. 201)
Comida:	Ensalada griega de pollo con alubias blancas (pág. 210)
Cena:	Halibut y verduras de verano en papillota (pág. 202)
	$\frac{1}{2}$ taza de arroz integral
Tentempiés para hombres:	3 quesos Mini Babybel
	22 almendras
Tentempiés para mujeres:	1 queso Mini Babybel
	1 taza de tiras de pimiento crudo

ENSALADA GRIEGA CON GAMBAS ASADAS

Preparación: 45 minutos   **Plancha:** 6 minutos   **Cantidad:** 4 raciones

450	g de gambas grandes frescas o descongeladas
2	dientes de ajo, picados (1 cucharadita de ajo picado)
½	cucharadita de piel de limón rallada fina
3	tazas de hojas de espinacas frescas
3	tazas de lechuga romana
2	tomates medianos, cortados en trozos finos
1	pepino mediano, partido en cuatro a lo largo y luego en rodajas de ½ centímetro de grosor
⅓	de taza de aceitunas negras
¼	de taza de cebolla roja cortada
¼	de taza de rábanos cortados finos
¼	de taza de cuadraditos de queso feta
1	receta de vinagreta griega
2	panes redondos de pita integrales, partidos por la mitad

1. Descongelar las gambas en el caso de estar congeladas. Pelar las gambas, dejando las colas intactas si así se desea. Aclarar las gambas y secar con papel de cocina. Poner las gambas en un recipiente pequeño junto con el ajo y la piel de limón. Tapar y reservar en la nevera durante treinta minutos.

2. Mientras, en un recipiente grande, mezclar bien las espinacas, la lechuga romana, los tomates, el pepino, las aceitunas, la cebolla roja y los rábanos. Reservar.

3. Ensartar las gambas en cuatro brochetas de diez centímetros de longitud,* dejando un espacio de ½ centímetro entre pieza y pieza.

4. En el caso de disponer de barbacoa, colocar las brochetas sobre la parrilla engrasada y ésta directamente sobre las brasas. Asar entre seis y ocho minutos o hasta que las gambas queden opacas, dándoles la vuelta una vez a mitad de cocción. (Si se preparan en la cocina, precalentar la plancha. Bajar la intensidad a fuego medio. Colocar las brochetas sobre la plancha engrasada. Tapar y asar según las anteriores instrucciones.)

5. Para servir, divida la mezcla de verduras en cuatro platos. Rocíe con queso feta. Corone con las gambas asadas. Aliñe con Vinagreta griega. Sirva con pan de pita.

Vinagreta griega: En un recipiente con tapón de rosca mezcle 3 cucharadas de aceite de oliva virgen extra, 1 cucharada de vinagre, 1 cucharada de zumo de limón, 1 cucharada de menta fresca cortada, 1 cucharada de orégano fresco cortado, sal y una pizca de pimienta negra recién molida. Tape y agite bien.

Información nutricional por ración: 369 calorías, 16 g grasas totales (3 g grasas saturadas), 179 mg colesterol, 571 mg sodio, 29 g carbohidratos, 6 g fibra, 30 g proteínas.

* Si utiliza brochetas de madera, sumérjalas en la cantidad de agua suficiente para cubrirlas durante un mínimo de una hora antes de utilizarlas para asar.

POLLO EN PAPILLOTA CON VERDURAS

Preparación: 35 minutos   **Horneado:** 20 minutos   **Temperatura del horno:** 200°
Cantidad: 4 raciones

450 g de pechugas de pollo sin piel y sin huesos
2 cucharadas de aceite de oliva virgen extra
1 cucharada de orégano fresco cortado, o 1 cucharadita de orégano seco
1 cucharadita de tomillo fresco cortado, o $\frac{1}{2}$ cucharadita de tomillo seco
1 cucharadita de piel de limón rallada fina
2 cucharadas de zumo de limón
$\frac{1}{2}$ cucharadita de sal
$\frac{1}{4}$ de cucharadita de pimienta negra recién molida
300 g de espárragos frescos, limpios del extremo duro y cortados en trozos de 5 cm (2 tazas)
170 g de guisantes (2 tazas)
1 taza de corazones de alcachofa en lata, escurridos y partidos en cuatro, o 1 taza de corazones de alcachofa congelados, descongelados y partidos en cuatro
1 taza de tomates cherry, partidos por la mitad
2 cucharadas de perejil fresco cortado
   Papel vegetal
$\frac{1}{2}$ taza de cebolla tierna cortada

1. Cortar las pechugas de pollo de modo que obtenga filetes de $\frac{1}{2}$ cm de grosor. En un recipiente mediano, mezcle el aceite, el orégano, el tomillo, la piel de limón, la sal y la pimienta. Incorpore el pollo al recipiente y mezcle hasta que quede cubierto. Deje reposar mientras prepara las verduras.
2. En un recipiente grande, mezcle los espárragos, los guisantes, los corazones de alcachofas, los tomates cherry y el perejil. Corte cuatro trozos de papel vegetal de 50 x 5 cm, doble en diagonal y arrugue. Vuelva a abrirlos. En la mitad de una hoja de papel vegetal, disponga una cuarta parte de la mezcla de verduras. Coloque encima una cuarta parte del pollo. Corone con una cuarta parte de las cebollas tiernas. Para hacer el paquetito, pliegue el papel vegetal por encima del pollo y las verduras. Ciérrelo bien por los extremos, doblándolos. Repita y prepare cuatro paquetitos.
3. Coloque 2 paquetitos en la bandeja del horno. Hornee con el horno precalentado a 200° unos veinte minutos o hasta que el pollo deje de estar rosado. (Para comprobarlo, abra con cuidado los paquetitos y mire.) Sirva inmediatamente.

Información nutricional por ración: 249 calorías, 8 g grasas totales (1 g grasas saturadas), 66 mg colesterol, 498 mg sodio, 13 g carbohidratos, 6 g fibra, 31 g proteínas.

ROLLITO DE POLLO Y JUDÍAS PINTAS

De principio a fin: 10 minutos
Cantidad: 1 ración

2	cucharadas de Salsa de judías pintas y chile para untar (véase receta, pág. 169)
1	tortilla de harina de trigo integral de 20 centímetros de diámetro
100	g de pechuga de pollo o de pavo sin piel y cortada (1/2 taza)
1	taza de lechuga romana o de hojas de espinacas
1/4	de taza de cilantro fresco cortado
1	cucharada de salsa mejicana envasada

1. Poner la salsa para untar en un lado de la tortilla. Colocar encima el pollo, la lechuga romana, el cilantro y la salsa mejicana. Enrollar.

Información nutricional por ración: 322 calorías, 8 g grasas totales (2 g grasas saturadas), 72 mg colesterol, 554 mg sodio, 24 g carbohidratos, 14 g fibra, 38 g proteínas.

BISTEC DE FALDA DE COSTILLAR MARINADO

Preparación: 20 minutos **Adobo:** De 1 a 24 horas **Plancha:** 17 minutos
Reposo: 10 minutos **Cantidad:** 8 raciones

1	bistec de falda de costillar de 450 a 700 g
1/4	de taza de romero fresco cortado, o 1 cucharada de romero seco
1	cucharada de mejorana fresca cortada, o 1 cucharadita de mejorana seca
1	cucharada de orégano fresco cortado, o 1 cucharadita de orégano seco
3	dientes de ajo, picados (1 1/2 cucharadita de ajo picado)
1 1/2	cucharadita de páprika
1	cucharadita de sal
1	cucharadita de pimienta roja, molida
1	cucharadita de pimienta negra recién molida
3	cucharadas de aceite de oliva virgen extra

1. Quitar toda la grasa que pueda tener la carne. Marcar ambos lados del bistec con cortes superficiales en forma de diamante y a intervalos de dos centímetros. Reservar. En un recipiente pequeño, mezclar el romero, la mejorana, el orégano, el ajo, la páprika, la sal, la pimienta roja y la pimienta negra. Añadir el aceite hasta que quede bien mezclado.
2. Repartir la mezcla de hierbas por ambos lados de la cara, frotándola con los dedos. Coloque el bistec en una fuente poco profunda. Tapar y dejar marinar en la nevera entre 1 y 24 horas.
3. En el caso de utilizar barbacoa, colocar la carne en la parrilla sobre las brasas. Asar entre 17 y 21 minutos o hasta que esté medio hecha (70º), dándole una vez la vuelta a mitad de cocción. (En la coci-

na, precalentar la plancha y bajar luego a fuego medio. Colocar la carne en la plancha. Tapar y seguir las instrucciones anteriores.)

4. Pasar la carne a una tabla de cortar. Tapar y dejar reposar durante 10 minutos. Para servir, cortar muy fina en sentido contrario a la veta.

Información nutricional por ración: 183 calorías, 11 g grasas totales (3 g grasas saturadas), 34 mg colesterol, 287 mg sodio, 1 g carbohidratos, 0 g fibra, 19 g proteínas.

BRÓCOLI SALTEADO, PIMIENTOS ASADOS Y QUESO DE CABRA

De principio a fin: 30 minutos   **Cantidad:** 4 raciones

- 2 cucharadas de aceite de oliva virgen extra
- 4 tazas de brócoli
- 2 dientes de ajo, cortados finos
- 1 taza de pimientos rojos asados envasados, escurridos y cortados
- 1/4 de taza de aceitunas negras
- 2 cucharadas de perejil fresco, cortado
- 1 cebolla tierna, cortada fina
- 1 cucharada de mejorana fresca cortada, o 1 cucharadita de mejorana seca
- 1 cucharada de zumo de limón
- 1/4 de cucharadita de sal
- 1/8 de cucharadita de pimienta negra recién molida
- 60 g de queso de cabra, desmenuzado

1. En una sartén grande, calentar el aceite a fuego medio. Incorporar el brócoli y el ajo. Sofreír entre 5 y 8 minutos o hasta que el brócoli quede crujiente. Añadir los pimientos, las aceitunas, el perejil, la cebolla tierna, la mejorana, el zumo de limón, la sal y la pimienta negra. Calentar. Pasar la mezcla a cuatro platos o a una bandeja. Esparcir el queso de cabra por encima.

Información nutricional por ración: 167 calorías, 12 g grasas totales (4 g grasas saturadas), 11 mg colesterol, 299 mg sodio, 11 g carbohidratos, 4 g fibra, 6 g proteínas.

TORTILLA DE CHAMPIÑONES

De principio a fin: 20 minutos   **Cantidad:** 1 ración

- 2 huevos
- 1/8 de cucharadita de sal
- 1/8 de cucharadita de pimienta negra recién molida
- 2 cucharadas de aceite de oliva
- 1/2 taza de champiñones frescos cortados

1. Batir los huevos en un recipiente pequeño junto con la sal y la pimienta. Reservar. En una sartén mediana antiadherente, calentar 1 cucharadita de aceite a fuego medio. Incorporar los champiñones. Freír hasta que estén tiernos, removiendo de vez en cuando. Retirar los champiñones de la sartén y reservar.

2. Añadir a la misma sartén la cucharadita de aceite restante. Calentar a fuego medio. Añadir la mezcla del huevo. Inmediatamente, remover la mezcla con delicadeza pero sin parar con la ayuda de una espátula de madera o de plástico hasta que la mezcla cobre el aspecto de pequeños trozos de huevo rodeados por huevo líquido. Deje de remover. Cocine entre 30 y 60 segundos más o hasta que la mezcla de huevo quede sólida pero brillante.

3. Vierta los champiñones en el centro de la mezcla de huevo. Con la espátula, levante y doble un extremo de la tortilla hacia el centro. Retire del calor y doble el extremo opuesto también hacia la parte central. Pase a un plato caliente.

Información nutricional por ración: 236 calorías, 19 g grasas totales (4 g grasas saturadas), 423 mg colesterol, 383 mg sodio, 2 g carbohidratos, 0 g fibra, 14 g proteínas.

TORTILLA RANCHERA: Prepare siguiendo las mismas instrucciones, exceptuando los champiñones y 1 cucharadita de aceite. Antes de doblar, cubra la mezcla de huevo ya cocinada con 1 cucharada de pimiento rojo, verde o amarillo cortado; 1 cucharada de tomate cortado; 1 cucharada de queso cheddar con pimientos jalapeños; $^1/_2$ cucharadita de cilantro fresco cortado; $^1/_4$ de cucharadita de pimiento jalapeño* fresco cortado fino.

Información nutricional por ración: 219 calorías, 17 g grasas totales (5 g grasas saturadas), 429 mg colesterol, 420 mg sodio, 2 g carbohidratos, 0 g fibra, 15 g proteínas.

TORTILLA FLORENTINA: Prepare siguiendo las mismas instrucciones, exceptuando los champiñones y 1 cucharadita de aceite. Espolvoree la mezcla de huevo ya cocinada con 1 cucharadita de eneldo fresco cortado o $^1/_4$ de cucharadita de eneldo seco. Antes de doblar, cubra con $^1/_4$ de taza de espinacas congeladas cortadas, una vez descongeladas y bien escurridas, y 1 cucharada de queso suizo rallado.

Información nutricional por ración: 231 calorías, 17 g grasas totales (5 g grasas saturadas), 430 mg colesterol, 426 mg sodio, 3 g carbohidratos, 1 g fibra, 16 g proteínas.

* Los chiles picantes pueden contener aceites capaces de quemarle la piel y los ojos, por ello recomendamos manejarlos con guantes de plástico. Si toca los chiles con las manos, láveselas bien con agua y jabón.

ROLLITO DE BISTEC Y QUESO AZUL

De principio a fin: 10 minutos
Cantidad: 1 ración

100	g de sobras del Bistec de falda de costillar marinado (véase receta, pág. 184), cortado fino
1	taza de lechuga romana u hojas de espinacas

1/4 de taza de pimientos rojos asados envasados, escurridos y cortados en tiras finas
1 cucharada de trocitos de queso azul
1 tortilla de harina de trigo integral de 20 centímetros de diámetro

1. Disponga sobre la tortilla la carne, la lechuga, las tiras de pimiento asado y el queso azul. Enróllela (la tortilla quedará muy llena).

Información nutricional por ración: 390 calorías, 19 g grasas totales (6 g grasas saturadas), 46 mg colesterol, 775 mg sodio, 21 g carbohidratos, 13 g fibra, 33 g proteínas.

COSTILLAS DE CERDO A LA MEDITERRÁNEA

Preparación: 10 minutos   **Asado:** 35 minutos   **Horno:** 220º/180º
Cantidad: 4 raciones

4 costillas magras de cerdo de medio centímetro de grosor (entre 450 g y 700 g)
½ cucharadita de sal
¼ de cucharadita de pimienta negra recién molida
1 cucharada de romero fresco cortado, o 1 cucharadita de romero seco
3 dientes de ajo, picados (1 ½ cucharadita de ajo picado)

1. Salpimiente las costillas; reserve. En un recipiente pequeño, mezcle el romero y el ajo. Extienda la mezcla sobre ambos lados de las costillas, frote con los dedos.
2. Coloque las costillas en una fuente de horno poco profunda. Ase las costillas con el horno a 220º durante 10 minutos. Baje la temperatura del horno a 170º y siga asando unos 25 minutos o hasta que un termómetro de lectura instantánea insertado en las costillas marque una temperatura de 70º (asegúrese de que la punta del termómetro no toca el hueso).

Información nutricional por ración: 147 calorías, 4 g grasas totales (2 g grasas saturadas), 71 mg colesterol, 288 mg sodio, 1 g carbohidratos, 0 g fibra, 24 g proteínas.

BRÓCOLI CON ALMENDRAS Y PIMIENTOS PICANTES

De principio a fin: 15 minutos   **Cantidad:** 4 raciones

4 tazas de brócoli
4 dientes de ajo, picados (2 cucharaditas de ajo picado)
2 cucharadas de aceite de oliva virgen extra
1 cucharada de zumo de limón
¼ de taza de almendras tostadas, cortadas
¼ a ½ cucharadita de pimienta roja molida
¼ de cucharadita de sal

1. En una sartén grande, fría el brócoli y el ajo en aceite caliente y a fuego medio entre 5 y 8 minutos, o hasta que el brócoli quede crujiente. Añada el zumo de limón. Rocíe con las almendras, la pimienta roja y la sal. Remueva para mezclar.

Información nutricional por ración: 142 calorías, 11 g grasas totales (1 g grasas saturadas), 0 mg colesterol, 150 mg sodio, 9 g carbohidratos, 3 g fibra, 4 g proteínas.

PILAF DE QUINOA TOSTADA

Preparación: 20 minutos   **Cocinado:** 20 minutos   **Cantidad:** 12 raciones

2	cucharadas de escalonias o cebolla cortada fina
6	dientes de ajo, picados (1 cucharada de ajo picado)
1	cucharada de aceite de oliva virgen extra
2	tazas de quinoa,* o cebada, aclarada y bien escurrida
3	tazas de caldo de pollo bajo en sal
1 ½	cucharaditas de tomillo fresco cortado, o ½ cucharadita de tomillo seco
1	hoja de laurel
1	taza de pimientos rojos asados envasados, cortados a cuadraditos
	Sal
	Pimienta negra recién molida

1. En una cacerola grande, cocine las escalonias y el ajo en aceite caliente y a fuego medio hasta que esté tierno. Añadir con cuidado la quinoa o la cebada. Cocine removiendo durante 5 minutos o hasta que la quinoa o la cebada esté dorada. Vierta con cuidado el caldo, el tomillo y la hoja de laurel. Lleve a ebullición y baje después el fuego. Tape y deje hirviendo a fuego lento unos 20 minutos o hasta que la quinoa quede tierna y esponjosa (la cebada se cocina unos 10 minutos o hasta que absorbe el líquido).
2. Retire la hoja de laurel. Añada con cuidado los pimientos asados. Sazone con sal y pimienta.

Información nutricional por ración: 125 calorías, 3 g grasas totales (0 g grasas saturadas), 0 mg colesterol, 169 mg sodio, 21 g carbohidratos, 2 g fibra, 4 g proteínas.

* Compre la quinoa en una tienda de productos ecológicos o en la sección de cereales de una gran superficie.

ENSALADA NIÇOISE CON ATÚN

De principio a fin: 35 minutos   **Cantidad:** 4 raciones

120	g de judías verdes frescas
5	tazas de ensalada mixta en paquete
1	lata de 200 g de atún blanco al natural, escurrido y cortado en trozos

4	tomates medianos partidos en cuatro
2	huevos duros, pelados y partidos en cuatro
1/2	taza de perejil fresco cortado
3	cebollas tiernas, cortadas en trozos de 1/2 cm de grosor
4	filetes de anchoa, escurridos, aclarados y secados con papel de cocina (opcional)
3/4	de taza de aceitunas verdes
1	receta de salsa Niçoise

1. Lavar las judías verdes y retirar los extremos. Dejar las judías enteras o partir por la mitad. En una cacerola mediana y tapada, hervir las judías verdes en una cantidad pequeña de agua ligeramente salada durante 5 minutos o hasta que estén tiernas. Escurrir y colocar en agua helada hasta que se enfríen; escurrir bien. Si se desea, tapar y enfriar en la nevera entre 2 y 24 horas.

2. Llenar cuatro platos o una ensaladera con la ensalada mixta. Disponer también las judías verdes, el atún, los tomates y los huevos. Rociar con perejil y las cebollas tiernas. Si se desea, añadir los filetes de anchoa. Incorporar las aceitunas. Verter por encima la salsa Niçoise.

SALSA NIÇOISE: En un recipiente pequeño mezclar 3 cucharadas de aceite de oliva virgen extra, 1 cucharada de vinagre de vino blanco, 1/2 cucharadita de mostaza de Dijon, 1/4 de cucharadita de sal y 1/8 de cucharadita de pimienta negra recién molida. Mezclar bien.

Información nutricional por ración: 260 calorías, 17 g grasas totales (3 g grasas saturadas), 124 mg colesterol, 570 mg sodio, 12 g carbohidratos, 5 g fibra, 16 g proteínas.

POLLO TANDOORI

Preparación: 20 minutos	**Reposo:** De 24 a 48 horas	**Marinado:** De 1 a 3 horas
Plancha: 10 minutos	**Cantidad:** 4 raciones

1/2	taza de yogur natural descremado*
4	pechugas de pollo sin piel y sin hueso
1/8	de cucharadita de sal
1/8	de cucharadita de pimienta negra recién molida
1/4	de taza de zumo de limón
3	dientes de ajo, picados (1 1/2 cucharadita de ajo picado)
2	cucharaditas de páprika
1/4	de cucharadita de pimienta de cayena
1/8	de cucharadita de canela en polvo
1/8	de cucharadita de comino en polvo

1. Para preparar queso de yogur, coloque en un colador pequeño o un tamiz, tres capas de tela de estopilla cien por cien algodón o un filtro de café de papel. Coloque el colador o tamiz sobre un recipiente. Vierta el yogur a cucharadas en el colador o tamiz. Tape con film de plástico. Guarde en la nevera entre 24 y 48 horas. Tire el líquido.

2. Salpimente el pollo. Colóquelo en una bolsa de plástico con autocierre en un plato poco profundo. En un recipiente pequeño, mezcle el queso de yogur, el zumo de limón, el ajo, la páprika, la pimienta de cayena, la canela y el comino. Vierta por encima del pollo. Tape y deje marinar en la nevera entre 1 y 3 horas.

3. Retire el pollo de su adobo. En caso de disponer de barbacoa, coloque el pollo sobre la parrilla directamente sobre las brasas. Ase entre 10 y 12 minutos o hasta que el pollo ya no esté rosado, dándole una vez la vuelta a media cocción. (Para hacerlo en la cocina, precaliente la plancha. Baje luego a fuego medio y coloque el pollo. Tape y cocine según las instrucciones anteriores.)

Información nutricional por ración: 152 calorías, 2 g grasas totales (0 g grasas saturadas), 66 mg colesterol, 144 mg sodio, 5 g carbohidratos, 1 g fibra, 28 g proteínas.

* Asegúrese de que el yogur no contiene caramelo, gelatina o productos adicionales. Estos ingredientes podrían impedir que la cuajada y el suero se separasen para hacer el queso de yogur.

Truco: Si quiere pollo de sobras para utilizar en otra receta, doble las cantidades.

ENSALADA DE BERENJENAS ASADAS

Preparación: 40 minutos   **Reposo:** 20 minutos   **Horneado:** 20 minutos
Temperatura del horno: 200°   **Cantidad:** 8 raciones

	Spray antiadherente de aceite de oliva para cocinar
2	berenjenas, peladas, si se desea, y cortadas en diagonal en rodajas de 2 cm de grosor (alrededor de 1 kilo)
1	cucharadita de sal
2	dientes de ajo, picados (1 cucharadita de ajo picado)
1	cucharada de orégano fresco cortado, o 1 cucharadita de orégano seco
1/4	de cucharadita de pimienta negra recién molida
2	cucharadas de aceite de oliva virgen extra
2	cucharadas de vinagre de vino tinto
1	cucharada de agua
1	1/2 cucharaditas de mejorana fresca cortada, o 1/2 cucharadita de mejorana seca
1/8	de cucharadita de pimienta negra recién molida
1	cebolla roja, cortada en rodajas de 1 cm de grosor
1	taza de pimientos rojos asados envasados, escurridos y cortados
1/2	taza de perejil fresco cortado
2	cucharadas de alcaparras, aclaradas y escurridas
2	cucharadas de aceitunas negras
2	cucharadas de zumo de limón
8	tazas de hojas de espinaca fresca (220 g)
1/4	de taza de trocitos de queso feta (30 g)

1. Cubra ligeramente una bandeja de horno con spray de cocina antiadherente. Disponga las rodajas de berenjena sobre la bandeja. Rocíe con $1/2$ cucharadita de sal. Deje reposar 20 minutos. Ponga las rodajas de berenjena en una escurridora; aclare con agua fría y escurra bien. Seque con papel de cocina. Dispóngalas de nuevo en la fuente del horno. Rocíe con el ajo, el orégano, $1/4$ de cucharadita de sal y $1/4$ de cucharadita de pimienta negra. Bañe con 1 cucharada de aceite. Hornee sin tapar en el horno a 200º durante unos 15 minutos o hasta que estén tiernas, dándoles la vuelta una sola vez. Enfríe un poco y corte en cuadraditos de un par de centímetros.

2. Mientras, en otra fuente para el horno más profunda, mezcle la cucharada de aceite restante con 1 cucharada de vinagre de vino tinto, el agua, la mejorana, el $1/4$ de cucharadita restante de sal y $1/8$ de cucharadita de pimienta negra. Añada las rodajas de cebolla roja y dele varias vueltas para cubrirlas. Hornee, tapado, con el horno a 200º unos 20 minutos o hasta que esté tierno, dando una sola vuelta a las rodajas de cebolla. Deje enfriar un poco. Corte la cebolla y reserve cualquier líquido sobrante en la fuente.

3. En un recipiente grande, mezcle la berenjena, la cebolla, los pimientos asados, el perejil, las alcaparras, las aceitunas, el zumo de limón y la cucharada restante de vinagre.

4. Disponga las espinacas en una bandeja grande o en ocho platos. Coloque encima la mezcla de berenjenas. Añada queso feta y aliñe con el líquido reservado en la fuente.

Información nutricional por ración: 97 calorías, 5 g grasas totales (1 g grasas saturadas), 3 mg colesterol, 270 mg sodio, 13 g carbohidratos, 7 g fibra, 3 g proteínas.

ENSALADA DE ESPÁRRAGOS A LA PLANCHA

Preparación: 15 minutos   **Plancha:** 5 minutos   **Cantidad:** 2 raciones

350	g de espárragos frescos gruesos, cortados
1	cucharada de aceite de oliva virgen extra
$1/4$	de cucharadita de sal
$1/8$	de cucharadita de pimienta negra recién molida
3	cucharadas de zumo de limón
1	cucharada de aceite de oliva virgen extra
2	huevos duros, pelados y cortados
1	cucharada de queso parmesano rallado

1. En un recipiente grande, mezcle los espárragos con 1 cucharada de aceite de oliva. Salpimente.

2. En caso de disponer de barbacoa, coloque los espárragos en diagonal sobre la rejilla y sobre las brasas. Ase entre 5 y 7 minutos o hasta que los espárragos queden crujientes y ligeramente chamuscados, dándoles la vuelta de vez en cuando. (Si lo hace en la cocina, precaliente la plancha y luego baje a fuego medio. Coloque los espárragos en diagonal sobre la plancha, tape y cocine según las instrucciones anteriores.)

3. Para servir, pase los espárragos a una bandeja. Aliñe con zumo de limón y 1 cucharada de aceite de oliva. Reparta por encima los huevos cortados y el queso parmesano. Sirva de inmediato o tape y guarde en la nevera hasta 24 horas.

Información nutricional por ración: 247 calorías, 20 g grasas totales (4 g grasas saturadas), 214 mg colesterol, 350 mg sodio, 9 g carbohidratos, 4 g fibra, 11 g proteínas.

KEBAB DE TERNERA Y CHAMPIÑONES

Preparación: 25 minutos   **Marinado:** De 30 minutos a 1 hora   **Plancha:** 8 minutos
Cantidad: 6 raciones

1/3	de taza de vinagre balsámico
2	cucharadas de aceite de oliva virgen extra
2	cucharadas de agua
1	escalonia mediana cortada fina
2	cucharadas de orégano fresco cortado o 2 cucharaditas de orégano seco
1 1/2	cucharadita de tomillo fresco cortado o 1/2 cucharadita de tomillo seco
2	dientes de ajo, picados (1 cucharadita de ajo picado)
3/4	de cucharadita de sal
1/2	cucharadita de pimienta negra recién molida
700	g de solomillo o lomo de ternera cortado en cuadraditos de 2 centímetros
	Sal
	Pimienta negra recién molida
220	g de champiñones frescos
12	tomates cherry

1. Para el adobo, mezcle en un recipiente mediano el vinagre, el aceite, el agua, la escalonia, el orégano, el tomillo, el ajo, 3/4 de cucharadita de sal y 1/2 cucharadita de pimienta.

2. Sazone la carne con la sal y la pimienta restante. Coloque la carne en una bolsa de plástico con autocierre sobre un plato plano. Vierta la mitad de la marinada por encima de la carne. (Reserve la otra mitad para las verduras.) Cierre herméticamente la bolsa y dele la vuelta para que el adobo cubra la carne. Deje en la nevera entre 30 minutos y 1 hora, dando la vuelta a la bolsa de vez en cuando.

3. Coloque los champiñones y los tomates cherry en otra bolsa de plástico con autocierre. Vierta lo que queda de marinada en la bolsa. Ciérrela y dele la vuelta para cubrir las verduras. Marine a temperatura ambiente durante 20 minutos.

4. Escurra la carne y las verduras y tire el adobo. Utilice brochetas de 25 cm* para alternar carne, champiñones y tomates, dejando medio centímetro entre pieza y pieza.

5. En el caso de hacerlo a la barbacoa, coloque los kebabs en la rejilla sobre las brasas. Ase hasta que esté hecho a su gusto, dando una vez la vuelta a los kebabs a media cocción. Deje entre 8 y 12 minutos para la carne al punto, y de 12 a 15 minutos para la carne más hecha. (En la cocina, precaliente la plancha y baje a continuación a fuego medio. Coloque los kebabs sobre la plancha, tape y ase siguiendo las instrucciones anteriores.)

Información nutricional por ración: 220 calorías, 11 g grasas totales (4 g grasas saturadas), 70 mg colesterol, 177 mg sodio, 4 g carbohidratos, 1 g fibra, 25 g proteínas.

* Si utiliza brochetas de madera, sumérjalas en la cantidad de agua suficiente para cubrirlas durante un mínimo de una hora antes de utilizarlas para asar.

HUEVOS A LA ESPAÑOLA

De principio a fin: 30 minutos   **Cantidad:** 4 raciones

1	pimiento amarillo cortado a tiras
1	pimiento jalapeño, sin semillas y cortado*
2	dientes de ajo, picados (1 cucharadita de ajo picado)
1	cucharada de aceite de oliva virgen extra
600	g de tomates maduros, sin semillas y cortados
	De 1 a 1 ½ cucharadita de chile en polvo
1 a ½	cucharadita de comino en polvo
¼	de cucharadita de sal
4	huevos
	Sal
	Pimienta negra recién molida
2	cucharadas de almendras tostadas cortadas

1. En una sartén grande, cocine el pimiento amarillo, el chile y el ajo en aceite caliente durante 2 minutos o hasta que quede tierno. Incorpore los tomates, el chile en polvo, el comino y el ¼ de cucharadita de sal. Lleve a ebullición y luego baje el fuego. Tape y deje hervir a fuego lento durante 5 minutos.

2. Parta uno de los huevos en una taza de medir. Haga caer con cuidado el huevo en la mezcla hirviente de tomate. Remita con los demás huevos. Rocíe los huevos con un poco de sal y pimienta.

3. Cocine, tapado, a fuego medio-bajo entre 4 y 5 minutos o hasta que las claras se hayan cuajado por completo y las yemas empiecen a espesarse aunque sin quedar duras.

4. Para servir, pase los huevos a los platos con una espumadera. Añada la mezcla de tomate rodeando los huevos. Cubra con las almendras tostadas.

Información nutricional por ración: 173 calorías, 11 g grasas totales (2 g grasas saturadas), 212 mg colesterol, 267 mg sodio, 11 g carbohidratos, 3 g fibra, 9 g proteínas.

* Los chiles picantes pueden contener aceites capaces de quemarle la piel y los ojos, por ello recomendamos manejarlos con guantes de plástico. Si toca los chiles con las manos, láveselas bien con agua y jabón.

ENSALADA TABULÉ CON POLLO

Preparación: 30 minutos   **Reposo:** 30 minutos   **Nevera:** de 4 a 24 horas
Cantidad: 6 raciones

- 1 ½   taza de agua
- ½   taza de sémola de trigo integral
- 2   tomates medianos, cortados
- 1   taza de pepino cortado fino
- 1   taza de perejil fresco cortado fino
- ⅓   de taza de cebolla tierna cortada fina
- ¼   de taza de menta fresca cortada, o 1 cucharadita de menta seca
  De ⅓ a ½ taza de zumo de limón
- ¼   de taza de aceite de oliva virgen extra
- ¾   de cucharadita de sal
- ½   cucharadita de pimienta negra recién molida
- 12   hojas grandes de lechuga romana
- 600   g de pechuga de pollo a la plancha sin piel y sin hueso,* cortada

1. En un recipiente grande, mezcle el agua y la sémola. Deje reposar 30 minutos. Escurra la sémola en un colador fino utilizando una cuchara grande para presionarla y expulsar el agua sobrante. Colóquela de nuevo en el recipiente. Agregue los tomates, el pepino, el perejil, la cebolla tierna y la menta.

2. Para el aliño, en un recipiente con tapón de rosca mezcle el zumo de limón, el aceite, la sal y la pimienta. Tape y agite bien. Vierta el aliño sobre la mezcla de la sémola y remueva para que la cubra bien. Tape y deje enfriar entre 4 y 24 horas, removiendo de vez en cuando. Deje a temperatura ambiente antes de servir.

3. Para cada ración, coloque dos hojas de lechuga en cada plato. Ponga encima ⅔ de taza de sémola y 100 g de pechuga de pollo.

Información nutricional por ración: 298 calorías, 13 g grasas totales (2 g grasas saturadas), 72 mg colesterol, 324 mg sodio, 17 g carbohidratos, 5 g fibra, 30 g proteínas.

* Para cocinar las pechugas de pollo, salpimente un poco la carne en primer lugar. En el caso de hacerlo a la barbacoa, coloque el pollo sobre la parrilla y las brasas. Ase entre 10 y 12 minutos o hasta que el pollo ya no esté rosado, dándole una vez la vuelta a media cocción. (En el caso de hacerlo en la cocina, precaliente la plancha y luego baje a fuego medio. Coloque el pollo, tape y siga las anteriores instrucciones de cocción.)

POLLO BALSÁMICO FÁCIL

Preparación: 15 minutos   **Adobo:** De 1 a 4 horas   **Plancha:** 10 minutos
Cantidad: 4 raciones

- 4   pechugas de pollo sin piel y sin hueso
- ¼   de taza de vinagre balsámico
- ¼   de taza de aceite de oliva
- 3   dientes de ajo, picados (1 ½ cucharadita de ajo picado)
- ¼   de cucharadita de sal
- ¼   de cucharadita de pimienta roja molida

1. Coloque cada pechuga entre 2 trozos de film plástico. Con el lado plano de un mazo para amasar, presione ligeramente hasta obtener un grosor de un centímetro. Retire el film.

2. Coloque el pollo en una bolsa de plástico con autocierre. En un recipiente pequeño, mezcle el vinagre, el aceite, el ajo, la sal y la pimienta roja. Vierta sobre el pollo. Cierre la bolsa y déle la vuelta para que el pollo quede bien cubierto con la mezcla. Deje en la nevera entre 1 y 4 horas, dándole la vuelta a la bolsa de vez en cuando.

3. Escurra, deseche el marinado. Para cocinar las pechugas de pollo, salpimente un poco la carne en primer lugar. En el caso de hacerlo a la barbacoa, coloque el pollo sobre la parrilla y las brasas. Ase entre 10 y 12 minutos o hasta que el pollo ya no esté rosado, dándole una vez la vuelta a media cocción. (En el caso de hacerlo en la cocina, precaliente la plancha y luego baje a fuego medio. Coloque el pollo, tape y siga las anteriores instrucciones de cocción.)

Información nutricional por ración: 177 calorías, 6 g grasas totales (2 g grasas saturadas), 66 mg colesterol, 125 mg sodio, 2 g carbohidratos, 0 g fibra, 26 g proteínas.

Método al horno: Coloque el pollo en una fuente de horno plana. Áselo con el horno a 200° unos 15 minutos, o hasta que el pollo haya perdido su tono rosado.

MEZCLA DE VERDURAS ASADAS

Preparación: 25 minutos   **Horno:** 35 minutos   **Temperatura del horno:** 200°
Cantidad: 4 raciones

- 2   tazas de coles de Bruselas
- 230   g de judías verdes frescas, cortadas en trozos de 5 cm (2 tazas)
- 2   tazas de coliflor
- 2   cucharadas de hierbas frescas cortadas o 2 cucharaditas de hierbas secas (como tomillo, albahaca y orégano)
- ¼   de cucharadita de sal
- ⅛   de cucharadita de pimienta negra recién molida

2   cucharadas de aceite de oliva virgen extra
2   cucharadas de agua
3   pimientos rojos, verdes y/o amarillos, sin semillas y cortados a tiras

1. Parta por la mitad cualquier col de Bruselas que sea demasiado grande. Coloque las coles de Bruselas, las judías verdes y la coliflor en una fuente de horno poco profunda. Rocíe con las hierbas, la sal y la pimienta. Añada el agua y el aceite.

2. Cubra con papel de aluminio. Hornee con el horno a 200° durante 20 minutos. Retire el papel de aluminio y añada los pimientos. Hornee, sin tapar, unos 15 minutos más o hasta que las verduras queden crujientes.

Información nutricional por ración: 129 calorías, 7 g grasas totales (1 g grasas saturadas), 0 mg colesterol, 152 mg sodio, 15 g carbohidratos, 7 g fibra, 5 g proteínas.

SANDWICH DE PITA VEGETAL CON POLLO

De principio a fin: 20 minutos   **Cantidad:** 2 raciones

1   pan de pita de harina integral redondo grande
1   taza de verduras variadas (como tiras de pimiento rojo y amarillo, brócoli y coliflor cortada, calabacín o calabaza cortada y pepino)
¼   de taza de Salsa de yogur y pepino (véase receta, pág. 161)
120   g de pechuga de pollo a la plancha sin piel, cortada

1. Corte el pan de pita en diagonal por la mitad. Abra cada una de las mitades de modo que quede como un sobre. Mezcle en un recipiente pequeño las verduras con la Salsa de yogur y pepino. Introduzca con una cuchara la mezcla dentro del pan de pita. Añada la mitad del pollo en cada sandwich.

Información nutricional por ración: 220 calorías, 4 g grasas totales (1 g grasas saturadas), 49 mg colesterol, 296 mg sodio, 23 g carbohidratos, 3 g fibra, 23 g proteínas.

FILETE DE ATÚN A LA SICILIANA

De principio a fin: 45 minutos   **Cantidad:** 4 raciones

450   g de filetes de atún, fresco o congelado, de 2 cm de grosor
1   cebolla pequeña, cortada
2   dientes de ajo, picados (1 cucharadita de ajo picado)
1   cucharada de aceite de oliva virgen extra
900   g de tomates maduros, sin semillas y cortados, o una lata de 800 g de trozos de tomate, escurrida
½   taza de vino blanco seco
     De ¼ a ½ cucharadita de pimienta roja molida

- ¼ de taza de aceitunas
- 2 cucharadas de alcaparras, aclaradas y escurridas
- 2 cucharadas de albahaca fresca cortada, o 2 cucharaditas de albahaca seca
- 1 cucharada de menta fresca cortada, o 1 cucharadita de menta seca
- ¼ de cucharadita de sal
- ⅛ de cucharadita de pimienta negra recién molida
- 1 cucharada de zumo de limón

1. Descongele el atún en el caso de ser congelado. Si es necesario, corte el atún en 4 porciones. Lávelo y seque con papel de cocina. Reserve.

2. En una sartén grande, fría la cebolla y el ajo en aceite caliente y a fuego medio hasta que la cebolla esté tierna. Agregue los tomates, el vino y la pimienta roja. Lleve a ebullición; baje el fuego. Deje hervir a fuego lento, destapado, durante 7 minutos. Añada las aceitunas, las alcaparras, y la albahaca y la menta si son secas. Cocine 3 minutos más.

3. Salpimiente el atún. Incorpore el atún a la sartén. Tape y deje hacer a fuego medio durante 5 minutos. Destape y haga el atún entre 10 y 15 minutos más o hasta que el atún se desmigaje fácilmente con un tenedor y quede ligeramente rosado por la parte central.

4. Pase los trozos de atún a 4 platos. Incorpore la salsa de tomate a un lado del atún. Incorpore la menta y la albahaca frescas. Rocíe con zumo de limón.

Información nutricional por ración: 233 calorías, 6 g grasas totales (1 g grasas saturadas), 51 mg colesterol, 377 mg sodio, 12 g carbohidratos, 3 g fibra, 29 g proteínas.

ENSALADA MEDITERRÁNEA DE ATÚN Y ALCAPARRAS

De principio a fin: 25 minutos   **Cantidad:** 4 raciones

- 2 tomates maduros, cortados
- 2 cucharadas de alcaparras, escurridas
- 2 cucharadas de aceite de oliva virgen extra
- 2 cucharadas de vinagre balsámico
- ⅛ de cucharadita de orégano seco, o ½ cucharadita de orégano fresco
- ⅛ de cucharadita de sal
  Una pizca de pimienta recién molida
- 6 tazas de ensalada variada en paquete
- 2 latas de 170 g de atún blanco al natural, escurrido y en pedazos
- 1 taza de garbanzos de bote, aclarados y escurridos
- 1 taza de judías verdes frescas, escaldadas*
- ¼ de taza de aceitunas negras, partidas
- 4 cucharaditas de aceite de oliva virgen extra
- 4 cucharaditas de vinagre balsámico

1. En un recipiente pequeño, mezcle los tomates, las alcaparras, las dos cucharadas de aceite, las dos cucharadas de vinagre balsámico, el orégano, la sal y la pimienta. Reserve.

2. Coloque en 4 platos la ensalada, los trozos de atún, los garbanzos, las judías verdes, las aceitunas y la mezcla anterior. Rocíe con las 4 cucharaditas de aceite y las 4 cucharaditas de vinagre balsámico.

Información nutricional por ración: 324 calorías, 16 g grasas totales (2 g grasas saturadas), 36 mg colesterol, 775 mg sodio, 21 g carbohidratos, 5 g fibra, 25 g proteínas.

* Para escaldar las judías verdes, lávelas bien y quíteles los extremos. Déjelas enteras o pártalas por la mitad. En una cacerola mediana y tapada, hierva las judías en una pequeña cantidad de agua salada entre 10 y 15 minutos, o hasta que estén tiernas. Escurra y ponga en agua helada hasta que se enfríen. Escurra bien.

LOMO DE CERDO ASADO CON RATATOUILLE DE VERDURAS

Preparación: 40 minutos   **Asado:** 30 minutos   **Reposo:** 10 minutos
Temperatura del horno: 220°   **Cantidad:** 4 raciones

3	dientes de ajo, picados (1 ½ cucharadita de ajo picado)
2	cucharaditas de romero fresco cortado, o ½ cucharadita de romero seco
2	cucharadas de aceite de oliva virgen extra
1	solomillo de cerdo de 450 g a 600 g
2	cucharadas de orégano fresco cortado, o 2 cucharaditas de orégano seco
2	cucharaditas de corteza de limón rallada fina
3	cucharadas de zumo de limón
450	g de calabacines pequeños, partidos por la mitad a lo largo
½	cebolla, cortada en trozos de un centímetro de grosor
2	pimientos rojos pequeños, partidos por la mitad y sin semillas (230 g)
2	pimientos amarillos pequeños, partidos por la mitad y sin semillas (230 g)
2	tomates medianos, sin semillas y cortados
1	cucharada de alcaparras, aclaradas y escurrida
4	hojas de albahaca fresca grandes, cortadas en tiras finas
	Sal
	Pimienta negra recién molida

1. En un recipiente pequeño, mezcle 2 dientes de ajo, el romero y 1 cucharada de aceite. Extienda la mezcla sobre la carne y frótela con los dedos.

2. En el mismo recipiente, mezcle el diente de ajo sobrante, la otra cucharada de aceite, el orégano, la corteza de limón y el zumo de limón. Unte con la mezcla los calabacines, la cebolla y los pimientos.

3. Coloque una rejilla sobre una fuente de horno grande y poco profunda. Coloque el solomillo sobre la rejilla. Disponga las verduras aderezadas en los extremos de la fuente. (No es necesario que las ver-

duras estén en la rejilla.) Ase entre 30 y 40 minutos en el horno a 220° o hasta que un termómetro de lectura instantánea insertado en la parte central del solomillo indique 70°. Retire el solomillo de la rejilla. Tape con papel de aluminio y deje reposar durante 10 minutos antes de cortar. La temperatura de la carne después del reposo debería ser de 75°. Pase las verduras a una fuente de servir grande, añada los tomates, las alcaparras y la albahaca. Mezcle bien. Sazone con sal y pimienta. Tape y deje reposar hasta que el cerdo esté listo para servir.

4. Corte la carne de cerdo en trozos de menos de 1 centímetro de grosor. Sirva acompañada de las verduras.

Información nutricional por ración: 308 calorías, 11 g grasas totales (2 g grasas saturadas), 73 mg colesterol, 252 mg sodio, 26 g carbohidratos, 7 g fibra, 29 g proteínas.

Truco: La ratatouille de verduras puede servirse también como acompañamiento de carne de ave o para completar un sándwich de carne.

ENSALADA DE LENTEJAS Y ESPINACAS CON NUECES TOSTADAS

De principio a fin: 30 minutos   **Cantidad:** 4 raciones

1	taza de agua
1/2	taza de lentejas, aclaradas y escurridas
1/2	taza de pimiento rojo cortado
1/3	de taza de judías verdes cortadas
1/4	de taza de perejil cortado
1/4	de taza de nueces, cortadas y tostadas
6	tazas de espinacas o ensalada mixta
350	g de pechuga de pollo a la plancha, fileteada
1/4	de taza de Vinagreta de vino tinto (véase receta, pág. 171)

1. En una cacerola pequeña, mezcle el agua y las lentejas. Lleve a ebullición y baje el fuego. Tape y deje hervir a fuego lento entre 20 y 25 minutos, o hasta que las lentejas estén tiernas y hayan absorbido prácticamente todo el líquido. Escúrralas y coloque en un recipiente de tamaño mediano. Agregue el pimiento, las judías verdes, el perejil y las nueces.

2. Divida las espinacas entre 4 platos. Añada las lentejas y el pollo. Aliñe con la Vinagreta de vino tinto.

Información nutricional por ración: 341 calorías, 14 g grasas totales (2 g grasas saturadas), 72 mg colesterol, 166 mg sodio, 19 g carbohidratos, 10 g fibra, 36 g proteínas.

GAMBAS SZECHWAN

Preparación: 35 minutos   **Cocina:** 10 minutos
Cantidad: 4 raciones

600	g de gambas medianas, frescas o congeladas
4	cucharaditas de salsa de soja baja en sal
4	cucharaditas de jengibre fresco rallado, o 1/2 cucharadita de jengibre molido
1	cucharada de jerez seco, o agua
1	cucharada de salsa oriental de chile con ajo
1	cucharadita de maicena
1	cucharadita de aceite de sésamo tostado
1/8	de cucharadita de sal
1 1/2	cucharadita de salsa de soja baja en sal
1/2	cucharadita de maicena
4	cucharaditas de aceite de oliva
3	dientes de ajo, picados (1 1/2 cucharadita de ajo picado)
2	tazas de champiñones frescos, cortados
1	pimiento rojo mediano, cortado en trozos de un centímetro
2	tazas de guisantes frescos
6	tazas de col china
1/4	de taza de cacahuetes tostados
2	cucharadas de cebolla tierna

1. Descongele las gambas en el caso de estar congeladas. Pélelas y aclárelas. Seque con papel de cocina. Para la salsa mezcle en un recipiente pequeño las 4 cucharaditas de salsa de soja, el jengibre, el jerez seco o el agua, la salsa oriental de chile, 1 cucharadita de maicena, el aceite y el 1/8 de cucharadita de sal. Reserve.

2. Coloque las gambas en un recipiente mediano y salpimente. Vierta la 1 1/2 cucharadita de salsa de soja y la 1/2 cucharadita de maicena; reserve.

3. En un wok o en una sartén grande, caliente 2 cucharaditas de aceite de oliva a fuego medio. Añada el ajo y sofría durante 30 segundos. Añada los champiñones, sofría durante 3 minutos. Añada el pimiento y sofría durante 1 minuto. Añada los guisantes y sofría durante 2 minutos. Retire las verduras del wok.

4. Añada al wok o sartén las 2 cucharaditas de aceite restantes. Agregue la mezcla de las gambas y sofría entre 2 y 3 minutos o hasta que las gambas se vuelvan opacas. Mezcle la salsa y agréguela al wok. Mezcle hasta que hierva y siga removiendo 2 minutos más. Añada la mezcla de champiñones y col china. Mezcle para que todo quede cubierto

5. Para servir, rocíe con cacahuetes y cebolla tierna.

Información nutricional por ración: 328 calorías, 14 g grasas totales (2 g grasas saturadas), 215 mg colesterol, 714 mg sodio, 16 g carbohidratos, 3 g fibra, 35 g proteínas.

HUEVOS AL HORNO

Preparación: 10 minutos   **Horno:** 25 minutos   **Temperatura del horno:** 160º
Cantidad: 3 raciones

      Spray de cocina antiadherente
  6   huevos
      Cebollino fresco cortado u otra hierba
      Sal
      Pimienta negra recién molida
  6   cucharadas de queso cheddar rallado

1. Cubra tres cazuelitas individuales con el spray antiadherente. Parta con cuidado 2 huevos en cada una de ellas y rocíe con el cebollino, la sal y la pimienta. Coloque las cazuelitas en una fuente de horno. Vierta agua caliente alrededor de las cazuelitas y sobre la fuente del horno hasta una altura de 2,5 cm.
2. Hornee a 160º durante 20 minutos. Añada el queso rallado sobre los huevos. Hornee entre 5 y 10 minutos más o hasta que las claras estén opacas, las yemas firmes y el queso derretido.

Información nutricional por ración: 188 calorías, 13 g grasas totales (5 g grasas saturadas), 433 mg colesterol, 582 mg sodio, 1 g carbohidratos, 0 g fibra, 16 g proteínas.

ENSALADA GRIEGA DE POLLO CON ALUBIAS BLANCAS

De principio a fin: 20 minutos   **Cantidad:** 1 ración

    1   cucharada de tomates secos cortados (sin aceite)
        Agua hirviendo
    2   tazas de ensalada mixta
  100   g de pechuga de pollo a la plancha sin piel, fileteada
   ¼   de taza de alubias blancas envasadas, aclaradas y escurridas
    1   cucharada de queso feto a trocitos
    1   cucharada de almendras tostadas, partidas
    1   cucharada de Vinagreta de vino tinto (véase receta, pág. 171)

1. Coloque los tomates secos en un recipiente pequeño. Añada la cantidad suficiente de agua hirviendo para cubrirlos. Deje reposar 5 minutos y escurra bien.
2. Mientras, prepare la ensalada en un plato. Añada el pollo, las alubias blancas, el queso feta y las almendras. Añada finalmente los tomates secos. Aliñe con la Vinagreta de vino tinto.

Información nutricional por ración: 326 calorías, 15 g grasas totales (3 g grasas saturadas), 80 mg colesterol, 442 mg sodio, 16 g carbohidratos, 6 g fibra, 35 g proteínas.

HALIBUT Y VERDURAS DE VERANO EN PAPILLOTA

Preparación: 30 minutos   **Horno:** 15 minutos   **Temperatura del horno:** 200°
Cantidad: 4 raciones

4	filetes de halibut fresco o congelado de 125 g a 150 g cada uno
2	cucharadas de aceite de oliva virgen extra
2	dientes de ajo, cortados finos
	Papel vegetal
2	tomates medianos, en rodajas de $\frac{1}{2}$ cm de grosor
1	hinojo mediano, en rodajas
	Sal
	Pimienta negra recién molida
500	g de calabacín, cortado en rodajas de $\frac{1}{2}$ cm de grosor
$\frac{1}{4}$	de taza de aceitunas negras, partidas
2	cucharaditas de corteza de limón rallada fina
3	cucharadas de zumo de limón
2	cucharadas de albahaca fresca cortada fina, o 2 cucharaditas de albahaca seca

1. Descongele el halibut si está congelado. Aclárelo y séquelo con papel de cocina. En una cacerola pequeña, caliente el aceite a fuego lento. Añada el ajo, cocine durante 5 minutos con cuidado de que no adquiera un color marronoso. Reserve.

2. Recorte cuatro trozos de papel vegetal de 50 x 30 cm. Dóblelos por la mitad en diagonal. Vuelva a abrirlos. En una de las mitades de cada hoja de papel, coloque una cuarta parte del tomate y el hinojo, salpimiente. Aliñe con una pequeña cantidad de la mezcla de aceite y ajo. Coloque una cuarta parte del calabacín y vuelva a salpimentar. Coloque una cuarta parte de las aceitunas y un trozo de halibut. Salpimiente de nuevo y reparta la corteza de limón, su jugo y la albahaca. Para hacer el paquetito, doble el papel por encima del pescado y las verduras. Ciérrelo herméticamente por los extremos. Repita el proceso en los 4 paquetes.

3. Coloque los paquetitos en la fuente del horno. Hornee a 200° durante unos 15 minutos o hasta que el pescado se desmigaje fácilmente si prueba de hacerlo con un tenedor. Sirva enseguida.

Información nutricional por ración: 249 calorías, 11 g grasas totales (1 g grasas saturadas), 36 mg colesterol, 648 mg sodio, 13 g carbohidratos, 4 g fibra, 27 g proteínas.

PLANES DE COMIDAS PARA LA SEGUNDA RONDA

Le presentamos para la Segunda Ronda una lista de planes de comidas que se prolongan durante dos semanas. Igual que sucedía con los planes de comidas para la Primera Ronda, sugieren tres comidas completas para cada día, más dos tentempiés.

También igual que en la Primera Ronda, estos planes de comidas son opcionales. Puede preparar las comidas que los menús le sugieren o improvisar sus propias comidas siguiendo siempre las directrices de la dieta sonoma para la Segunda Ronda.

Los menús de la Segunda Ronda difieren en dos sentidos de los de la Primera Ronda. En primer lugar, presentamos recetas para catorce días en lugar de para diez. Naturalmente, es muy probable que antes de alcanzar su objetivo de peso deba permanecer en la Segunda Ronda más de catorce días. Puede elegir entonces repetir el ciclo de catorce días o elegir nuevos platos de las recetas adicionales de la Segunda Ronda y/o redistribuir las combinaciones siguiendo siempre las directrices de la Segunda Ronda. Las recetas y/o los menús de la Primera Ronda son también otra alternativa.

La otra principal diferencia es que los planes de comidas de la Segunda Ronda ofrecen mayor variedad. Y ello se debe a que aprovechan las alternativas más amplias disponibles en esta fase principal de la dieta sonoma. En ningún momento se aburrirá ni comerá cosas que no le gusten.

En la sección de recetas de los planes de comidas de la Segunda Ronda encontrará las instrucciones de preparación de los platos que aparecen en estos planes. Pese a no ser obligatorio, recomendamos que en la medida de lo posible siga estos planes de comidas diarios al menos durante las primeras dos semanas de la Segunda Ronda. Con ello no sólo no tendrá que pensar en nada en cuanto a seguir las pautas de la dieta, sino que además le introducirán en las nuevas fuentes del placer culinario del estilo de Sonoma y descubrirá maridajes de vinos (si es que decide beberlo).

DÍA UNO

Desayuno:	Cereales integrales con leche
Comida:	Sopa Tangy de judías pintas (pág. 212)
	Ensalada de espinacas con vinagreta
	Pruebe añadiendo unos tomates deshidratados cortados, 1 cucharadita de nueces y 1 cucharadita de queso mozzarella
	1 taza de frutas del bosque frescas
Cena:	Solomillo de cerdo con especias latinas (pág. 213)
	Pilaf de quinoa tostada (pág. 188)
	Calabacines asados (pág. 213)
	½ taza de melón o de otra fruta de Nivel 2
	1 vaso de Pinot Noir o Zinfandel (opcional)
Tentempiés para hombres:	2 palitos de queso mozzarella
	2 palitos de apio con 2 cucharaditas de mantequilla
	33 almendras
Tentempiés para mujeres:	2 palitos de apio con 2 cucharaditas de mantequilla
	22 almendras

DÍA DOS

Desayuno:	¼ de taza de copos de avena con leche
Comida:	Ensalada Sonoma con tomates y queso feta (pág. 214)
	Fruta fresca a elegir
	4 galletas integrales, o 1 pan de pita integral pequeño
Cena:	Gambas con jalapeños (pág. 214)
	Mezcla de legumbres del Sudoeste (pág. 215)
	1 taza de ensalada mixta
	Pruebe añadiendo 1 cucharadita de queso de cabra con vinagreta de vinagre balsámico o Vinagreta de vino tinto (pág. 171)
	Fruta a elegir
	1 vaso de Sauvignon blanco (opcional)
Tentempiés para hombres:	1 taza de zanahorias baby
	3 quesitos *light* de ajo y finas hierbas
	33 almendras
Tentempiés para mujeres:	1 taza de zanahorias baby
	1 quesito *light* de ajo y finas hierbas

DÍA TRES

Desayuno:	2 huevos
	1 rebanada de pan de trigo integral tostado
	con 1 cucharadita de mantequilla
Comida:	Rollito Sonoma Express (pág. 150)
	1 taza de Mezcla de legumbres del Sudoeste (de la noche anterior)
	Fruta fresca a elegir
Cena:	Solomillo de cerdo a las finas hierbas (pág. 216)
	Espinacas con vinagreta balsámica de ajos asados (pág. 217)
	Fruta fresca a elegir
	1 copa de Zinfandel o Cabernet Sauvignon (opcional)
Tentempiés para hombres:	2 cucharadas de Salsa de yogur y pepinos (pág. 161) untadas en ½ pan de pita integral y con 1 taza de rodajas de calabacín crudo
	22 almendras
Tentempiés para mujeres:	2 cucharadas de Salsa de yogur y pepino (pág. 161) untadas en ½ pan de pita integral y con 1 taza de rodajas de calabacín crudo

DÍA CUATRO

Desayuno: 2 rebanadas de pan de trigo integral con 1 cucharada de mantequilla

Comida: Ensalada californiana de pollo (pág. 217)
1 pan de pita integral

Cena: Estofado de lentejas (pág. 218)
Pescado con delicias de calabacín (pág. 219)
1 taza de verduras variadas con vinagreta a elegir
1 copa de Sauvignon blanco (opcional)

Tentempiés para hombres: 1 yogur natural descremado
1 taza de fresas frescas
2 quesitos *light* de ajo y finas hierbas
1 taza de tiras de pimiento crudo
22 almendras

Tentempiés para mujeres: 1 yogur natural descremado
1 taza de fresas frescas
2 quesitos *light* de ajo y finas hierbas
1 taza de tiras de pimiento crudo

DÍA CINCO

Desayuno: Tortilla ranchera (pág. 185)

Comida: Ensalada variada con pavo y queso azul (pág. 220)
4 galletas de trigo integral

Cena: Ternera con chile, jengibre y verduras asiáticas (pág. 220)
Fruta fresca a elegir
1 copa de vino rosado o vino de aguja semidulce (opcional)

Tentempiés para hombres: ¼ de taza de Hummus (pág. 168) con 1 pan integral de pita y 1 taza de rodajas de pepino
2 palitos de apio con 2 cucharadas de mantequilla

Tentempiés para mujeres: 2 cucharadas de Hummus (pág. 168) con 1 pan integral de pita y 1 taza de rodajas de pepino

DÍA SEIS

Desayuno: 2 rebanadas de pan de trigo integral con 2 cucharadas de mantequilla

Comida: Ensalada con judías y corazones de alcachofas (pág. 221)
$^3/_4$ de taza de frambuesas

Cena: Kebab de solomillo de cerdo a la marroquí (pág. 222)
Ensalada tunecina de zanahorias (pág. 223)
Arroz integral al vapor
1 copa de Zinfandel o Pinot Noir (opcional)

Tentempiés para hombres: 1 taza de brócoli
3 quesitos Mini Babybel
$^3/_4$ de taza de arándanos frescos
1 yogur natural descremado

Tentempiés para mujeres: 1 taza de brócoli
1 quesito Mini Babybel
$^3/_4$ de taza de arándanos frescos
1 yogur natural descremado

DÍA SIETE

Desayuno: Cereales integrales con leche

Comida: Rollito de pollo y judías pintas (pág. 184)
Fruta fresca a elegir

Cena: Risotto de setas silvestres y cebada (pág. 223)
Ensalada con manzanas, nueces y vinagreta de limón (pág. 224)
1 copa de Pinot Noir o Merlot (opcional)

Tentempiés para hombres: 33 almendras
2 palitos de apio con 2 cucharadas de mantequilla
1 palito de queso mozzarella
1 taza de zanahorias baby

Tentempiés para mujeres: 11 almendras
2 palitos de apio con 1 cucharada de mantequilla
1 palito de queso mozzarella
1 taza de zanahorias baby

DÍA OCHO

Desayuno: 2 huevos
1 rebanada de pan de trigo integral con 1 cucharada de mantequilla

Comida: Lechuga romana y berros con vinagreta (pág. 225)
2 galletas de trigo integral

Cena: Marisco Cioppino en papillota (pág. 226)
½ taza de pasta integral con 1 cucharada de pesto
½ taza de fruta fresca a elegir
1 copa de Zinfandel blanco o Pinot Noir (opcional)

Tentempiés para hombres: ½ taza de queso fresco descremado
1 taza de uvas
1 pan integral de pita con ¼ de taza de Hummus (pág. 168) y 1 taza de tiras de pimiento rojo crudo
11 almendras

Tentempiés para mujeres: ½ taza de queso fresco descremado
1 taza de uvas
1 pan integral de pita con 2 cucharadas de Hummus (pág. 168) y 1 taza de tiras de pimiento rojo crudo

DÍA NUEVE

Desayuno: ¼ de taza de copos de avena con leche

Comida: Ensalada mediterránea de judías blancas y espelta (pág. 227)
½ taza de fruta fresca a elegir

Cena: Ternera Szechwan con tirabeques (pág. 227)
Arroz integral al vapor
½ taza de fruta fresca a elegir
1 copa de Zinfandel o vino blanco de aguja semidulce (opcional)

Tentempiés para hombres: 3 quesitos *light* de ajo y finas hierbas
½ taza de rodajas de calabacín crudo
33 cacahuetes
1 huevo duro

Tentempiés para mujeres: 1 quesito *light* de ajo y finas hierbas
½ taza de rodajas de calabacín crudo
22 cacahuetes

DÍA DIEZ

Desayuno: Tortilla florentina (pág. 186)

Comida: Rollito Sonoma Express (pág. 150)

1 yogur natural descremado con ½ taza de frutas del bosque frescas y ½ taza de cereales integrales

Cena: Sopa de pasta con salchicha de pavo y garbanzos (pág. 228)

1 taza de ensalada de espinacas con Vinagreta de vino tinto (pág. 171)

½ taza de fruta a elegir

1 copa de Chardonnay (opcional)

Tentempiés para hombres: 1 taza de brócoli

1 palito de queso mozzarella

33 almendras

1 rebanada de pan de trigo integral con 1 cucharada de mantequilla

Tentempiés para mujeres: 1 taza de brócoli

1 palito de queso mozzarella

1 rebanada de pan de trigo integral con 1 cucharada de mantequilla

DÍA ONCE

Desayuno: Cereales integrales con leche

Comida: Sandwich de ensalada y atún (pág. 229)

Fruta fresca a elegir

1 taza de tiras de pimiento crudo

Cena: Hamburguesas con chile y menta (pág. 230)

Ensalada de judías verdes y tomate (pág. 230)

½ taza de fruta a elegir

1 copa de vino rosado o Sauvignon blanco (opcional)

Tentempiés para hombres: 2 palitos de apio con 2 cucharadas de mantequilla

½ taza de queso fresco descremado

22 almendras

1 huevo duro

Tentempiés para mujeres: 2 palitos de apio con 2 cucharadas de mantequilla

½ taza de queso fresco descremado

11 almendras

DÍA DOCE

Desayuno: 2 rebanadas de pan de trigo integral con 2 cucharadas de mantequilla

Comida: Rollito Sonoma Express (pág. 150) hecho con pavo
Pruebe añadiendo las sobras de la mezcla de judías y espinacas de la noche anterior
1/2 taza de fruta fresca a elegir

Cena: Pollo asado a las finas hierbas (pág. 231)
Coliflor con queso parmesano (pág. 232)
Arroz salvaje
1/2 taza de fruta fresca a elegir
1 copa de Cabernet Franc, Cabernet Sauvignon o Merlot (opcional)

Tentempiés para hombres: 1 yogur natural descremado
1/2 taza de fresas
33 almendras
2 quesitos *light* de ajo y finas hierbas

Tentempiés para mujeres: 1 yogur natural descremado
1/2 taza de fresas
1/2 taza de zanahorias baby
1 quesito *light* de ajo y finas hierbas

DÍA TRECE

Desayuno: Cereales integrales con leche

Comida: Ensalada de arroz salvaje con pollo (pág. 232)
1 taza de zanahorias baby y apio con 2 cucharadas de Hummus (pág. 168)

Cena: Costillas de cerdo con romero (pág. 233)
Coles de Bruselas con Prosciutto (pág. 234)
1 rebanada de pan de trigo integral
1/2 taza de fruta fresca a elegir
1 copa de Cabernet Sauvignon, Merlot o Syrah (opcional)

Tentempiés para hombres: 1 tortilla de trigo integral de 20 cm con 1/4 de taza de mozzarella rallada y 1/2 taza de brócoli. Calentar al microondas hasta que el queso se derrita; enrollar
33 almendras

Tentempiés para mujeres: 1 tortilla de trigo integral de 20 cm con 1/4 de taza de mozzarella rallada y 1/2 taza de brócoli. Calentar al microondas hasta que el queso se derrita; enrollar
11 almendras

DÍA CATORCE

Desayuno: 2 huevos
1 rebanada de pan integral con 1 cucharada de mantequilla

Comida: Ensalada con judías y corazones de alcachofas (pág. 221)
2 galletas de trigo integral

Cena: Pizza griega (pág. 234)
1 taza de rodajas de calabacín crudo
½ taza de fruta a elegir
1 copa de vino rosado o Sangiovese (opcional)

Tentempiés para hombres: ½ pan integral de pita con 2 cucharadas de Salsa de yogur y pepino (pág. 161) y ½ taza de pimiento rojo asado
33 almendras

Tentempiés para mujeres: ½ pan integral de pita con 2 cucharadas de Salsa de yogur y pepino (pág. 161) y ½ taza de pimiento rojo asado

SOPA TANGY DE JUDÍAS PINTAS

Preparación: 35 minutos   **Cocina:** 25 minutos
Cantidad: 6 raciones

- 1/2 taza de cebolla cortada
- 12 dientes de ajo picados (2 cucharadas de ajo picado)
- 2 cucharadas de aceite de oliva virgen extra
- 1/2 cucharadita de comino en polvo
- 8 tazas de caldo de pollo bajo en sal
- 2 botes de 450 g de judías pintas, aclaradas y escurridas
- 1 limón, cortado en rodajas de 1 cm
- 1/2 taza de tomates deshidratados cortados finos
- 1 pimiento jalapeño fresco pequeño, sin semillas y cortado fino* (opcional)
- 1 cucharada de orégano fresco cortado, o 1 cucharadita de orégano seco
- 1 1/2 cucharadita de vinagre de jerez o balsámico

1. En una cacerola de hierro fundido cocine la cebolla y el ajo en aceite caliente y a fuego medio hasta que quede tierno, removiendo de vez en cuando. Agregue el comino y remueva durante 1 minuto más. Añada el caldo, las judías, las rodajas de limón, los tomates, el jalapeño (si se desea) y el orégano seco (si se utiliza). Lleve a ebullición, baje el fuego. Deje hervir lentamente, destapado, durante 15 minutos y removiendo de vez en cuando.

2. Retire las rodajas de limón. Vierta 3 tazas de la sopa en un recipiente grande. Triture la mezcla de ese recipiente con un pasapurés. Agregue de nuevo a la cacerola de hierro fundido. Lleve de nuevo a ebullición y baje el fuego. Cocine, destapado, durante 10 minutos más, removiendo de vez en cuando.

3. Añada el vinagre y el orégano fresco (si se utiliza).

Información nutricional por ración: 223 calorías, 5 g grasas totales (1 g grasas saturadas), 0 mg colesterol, 1.381 mg sodio, 37 g carbohidratos, 12 g fibra, 17 g proteínas

* Los chiles picantes pueden contener aceites capaces de quemarle la piel y los ojos, por ello recomendamos manejarlos con guantes de plástico. Si toca los chiles con las manos, láveselas bien con agua y jabón.

Para congelar la sopa: Divida la sopa en distintos recipientes con cierre hermético y adecuados para la congelación. Tape, etiquete y congele hasta tres meses. Descongele en nevera antes de volver a calentar.

SOLOMILLO DE CERDO CON ESPECIAS LATINAS

Preparación: 10 minutos   **Asado:** 25 minutos   **Reposo:** 15 minutos
Horno: 220°   **Cantidad:** 8 raciones

- 2   cucharaditas de chile en polvo
- 1   cucharadita de sal de ajo
- 1   cucharadita de orégano seco
- 3/4   de cucharadita de sal
- 1/2   cucharadita de pimienta negra recién molida
- 1/2   cucharadita de comino en polvo
- 1/4   de cucharadita de pimienta de cayena
- 2   solomillos de 450 g

1. En un recipiente pequeño mezcle el chile en polvo, la sal de ajo, el orégano, la sal, la pimienta, el comino y la cayena. Frote con la mezcla ambos lados de la carne.
2. Coloque la carne sobre una rejilla en una fuente de horno. Ase en el horno a 220° entre 25 y 35 minutos o hasta que un termómetro de lectura instantánea insertado en la parte más gruesa de la carne indique 70°. Tape la carne con papel de aluminio y deje enfriar 15 minutos antes de cortar.

Información nutricional por ración: 137 calorías, 3 g grasas totales (1 g grasas saturadas), 73 mg colesterol, 294 mg sodio, 1 g carbohidratos, 0 g fibra, 24 g proteínas.

Truco: Si lo desea, sirva un solomillo con el menú del Día 1 y reserve el segundo para la Ensalada Sonoma con tomate y queso feta del Día 2.

CALABACINES ASADOS

Preparación: 15 minutos   **Asado:** 20 minutos   **Horno:** 220°
Cantidad: 4 raciones

- 2   dientes de ajo, picados (1 cucharadita de ajo picado)
- 1   cucharada de aceite de oliva virgen extra
- 1   cucharada de romero fresco cortado, o 1/2 cucharadita de romero seco
- 1/2   cucharadita de pimienta negra recién molida
- 1/4   de cucharadita de sal
- 700   g de calabacín, cortados en rodajas de 1 cm de grosor (unas 6 tazas)

1. En una cacerola pequeña, fría el ajo en aceite caliente y a fuego medio durante 30 segundos. Agregue el romero, la pimienta y la sal.
2. Coloque los calabacines en una fuente de horno y rocíelos bien con el aceite de la mezcla. Ase, destapados, en el horno a 425° unos 20 minutos o hasta que queden crujientes, dándoles una vez la vuelta.

Información nutricional por ración: 61 calorías, 4 g grasas totales (1 g grasas saturadas), 0 mg colesterol, 138 mg sodio, 6 g carbohidratos, 2 g fibra, 2 g proteínas.

ENSALADA SONOMA CON TOMATE Y QUESO FETA

De principio a fin: 20 minutos   **Cantidad:** 4 raciones

8	tazas de ensalada variada
350	g de pechuga de pollo o de pavo sin piel, o carne magra de ternera o cerdo, fileteada
1	taza de tomates cherry, partidos por la mitad
½	taza de pepino a rodajas
¼	de taza de hojas de albahaca fresca
1	receta de Vinagreta de vino tinto (véase receta, pág. 171)
	Sal
	Pimienta negra recién molida
¼	de taza de queso de feta o de cabra (30 g)
1	cucharada de piñones, tostados

1. En un recipiente grande mezcle la ensalada, la carne, los tomates, el pepino y la albahaca. Aliñe con la Vinagreta de vino tinto y mezcle bien. Sazone con sal y pimienta. Añada finalmente el queso y los piñones. Servir de inmediato.

Información nutricional por ración: 267 calorías, 13 g grasas totales (3 g grasas saturadas), 80 mg colesterol, 318 mg sodio, 6 g carbohidratos, 2 g fibra, 30 g proteínas.

GAMBAS CON JALAPEÑOS

De principio a fin: 25 minutos   **Cantidad:** 4 raciones

450	g de gambas medianas peladas, frescas o congeladas
2	cucharadas de aceite de oliva virgen extra
¼	de taza de escalonia cortada
3	dientes de ajo, picados (1 ½ cucharadita de ajo picado)
¼	de taza de pimiento morrón cortado
	De 2 a 3 pimientos jalapeños, sin semillas y cortados finos*
1	cucharada de zumo de limón
1	cucharada de cilantro fresco cortado

1. Descongele las gambas en el caso de estar congeladas. Aclárelas, séquelas con papel de cocina y reserve.

2. En una sartén grande a fuego medio-alto, caliente el aceite. Agregue la escalonia y el ajo y sofría durante 1 minuto. Añada el pimiento. Sofría 1 minuto más. Añada las gambas. Sofría entre 2 o 3 minutos o hasta que las gambas queden opacas. Rocíe con el zumo de limón y el cilantro.

Información nutricional por ración: 195 calorías, 9 g grasas totales (1 g grasas saturadas), 172 mg colesterol, 171 mg sodio, 5 g carbohidratos, 0 g fibra, 24 g proteínas.

* Los chiles picantes pueden contener aceites capaces de quemarle la piel y los ojos, por ello recomendamos manejarlos con guantes de plástico. Si toca los chiles con las manos, láveselas bien con agua y jabón.

MEZCLA DE LEGUMBRES DEL SUDOESTE

De principio a fin: 30 minutos   **Cantidad:** 4 raciones

- ½ taza de mazorcas de maíz frescas o congeladas
- 1 cucharadita de aceite de oliva virgen extra
- 1 taza de quinoa cocida*
- ½ taza de arroz integral o salvaje cocido
- ½ taza de judías pintas de bote, aclaradas y escurridas
- ½ taza de pimiento rojo cortado fino
- ½ taza de pimiento verde cortado fino
- ½ taza de pepino cortado fino
- 2 cucharadas de cebolla tierna cortada fina
- 2 cucharadas de zumo de lima
- 1 cucharada de aceite de oliva virgen extra
- 1 ½ cucharadita de pimiento jalapeño fresco cortado fino**
- 1 ½ cucharadita de cilantro fresco cortado
-    Sal
-    Pimienta negra recién molida

1. Descongele el maíz en el caso de estar congelado. Caliente una sartén grande antiadherente a fuego medio-alto. Agregue el maíz y 1 cucharadita de aceite. Sofría durante 5 minutos o hasta que el maíz esté tostado. Pase a un recipiente grande. Añada la quinoa, el arroz, las judías, los pimientos, el pepino, la cebolla tierna, el zumo de lima, 1 cucharada de aceite, el jalapeño y el cilantro. Mezcle bien. Salpimente.

Información nutricional por ración: 174 calorías, 6 g grasas totales (1 g grasas saturadas), 0 mg colesterol, 154 mg sodio, 28 g carbohidratos, 4 g fibra, 6 g proteínas.

* Compre la quinoa en una tienda de productos ecológicos o en la sección de cereales de una gran superficie

** Los chiles picantes pueden contener aceites capaces de quemarle la piel y los ojos, por ello recomendamos manejarlos con guantes de plástico. Si toca los chiles con las manos, láveselas bien con agua y jabón.

SOLOMILLO DE CERDO A LAS FINAS HIERBAS

Preparación: 15 minutos   **Adobo:** De 2 a 4 horas   **Asado:** 25 minutos
Reposo: 15 minutos   **Horno:** 220°   **Cantidad:** 8 raciones

2	solomillos de cerdo de 350 g
	Sal (opcional)
	Pimienta negra recién molida (opcional)
2	cucharadas de vinagre balsámico
2	cucharadas de jerez seco
1	cucharada de pimienta negra en grano
1	cucharada de aceite de oliva virgen extra
1	cucharada de salsa de soja
2	ramitas de romero fresco
2	ramitas de mejorana fresca
2	ramitas de tomillo fresco
2	dientes de ajo, picados (1 cucharadita de ajo picado)
2	cucharadas de aceite de oliva virgen extra

1. Si lo desea, sazone la carne con sal y pimienta. Coloque la carne en una bolsa de plástico con autocierre. Reserve.

2. Para el adobo, mezcle en un recipiente pequeño el vinagre, el jerez, 1 cucharada de pimienta negra en grano, 1 cucharada de aceite, la salsa de soja, el romero, la mejorana, el tomillo y el ajo. Vierta sobre la carne. Cierre la bolsa y déle la vuelta para cubrir bien la carne. Marine en la nevera entre 2 y 24 horas, dándole de vez en cuando la vuelta a la bolsa.

3. Escurra la carne y reserve el adobo. En una sartén grande, caliente las 2 cucharadas de aceite. Dore rápidamente la carne por todos los lados en el aceite caliente (unos 5 minutos).

4. Coloque la carne en una fuente de horno. Vierta el adobo por encima de la carne. Inserte un termómetro para horno en la parte más gruesa de uno de los solomillos. Ase, sin tapar, durante 15 minutos en el horno a 220°. Vaya rociando la carne con los jugos que queden en la fuente. Ase entre 10 y 15 minutos o más tiempo, hasta que el termómetro alcance los 70°. Tape el asado con papel de aluminio y deje reposar durante 15 minutos. Pase la carne a una fuente de servir, reservando los jugos de la fuente del horno. Cuele el jugo y vierta por encima de la carne.

Información nutricional por ración: 159 calorías, 8 g grasas totales (2 g grasas saturadas), 55 mg colesterol, 155 mg sodio, 2 g carbohidratos, 0 g fibra, 18 g proteínas.

ESPINACAS CON VINAGRETA BALSÁMICA DE AJOS ASADOS

Preparación: 30 minutos   **Asado:** 30 minutos (ajo)   **Horno:** 180°
Cantidad: 4 raciones

2	cucharadas de vinagre balsámico
1	cucharadita de zumo de limón
1	cucharada de escalonia cortada fina
1	cucharadita de puré de ajo asado
2	cucharadas de aceite de oliva virgen extra
3	tazas de escarola o endibia
3	tazas de hojas de espinaca frescas
1	taza de champiñones frescos, cortados
½	taza de tomates cherry, partidos por la mitad
2	cucharadas de piñones, tostados
2	cucharadas de queso parmesano rallado fino

1. En un recipiente pequeño, mezcle el vinagre, el zumo de limón y la escalonia. Deje reposar 5 minutos. Vierta, mezclando, el puré de ajo asado, el aceite, la sal y la pimienta.

2. En un recipiente grande, mezcle la escarola, las espinacas, los champiñones, los tomates y los piñones. Aliñe con la vinagreta anterior. Rocíe con el queso. Sirva de inmediato.

PURÉ DE AJO ASADO: Corte la parte superior de la cabeza de ajos para dejar los dientes de ajo al descubierto. Frote la cabeza con aceite de oliva virgen extra y colóquela con el corte hacia abajo en una fuente para el horno pequeña. Cubra con papel de aluminio. Ase en el horno a 200° de temperatura entre 30 y 45 minutos o hasta que el ajo quede muy tierno. Enfríe. Retire la piel del ajo. Separe los dientes y aplaste los dientes de ajo asados en un recipiente pequeño con la ayuda de un tenedor. Utilice el ajo asado en sopas, purés vegetales, salsas, vinagretas o como salsa para untar.

Información nutricional por ración: 123 calorías, 10 g grasas totales (2 g grasas saturadas), 2 mg colesterol, 131 mg sodio, 6 g carbohidratos, 2 g fibra, 4 g proteínas.

Truco: Para un plato principal, sirva la ensalada con 350 g de carne magra de cerdo, pechuga de pollo sin piel o ternera magra.

ENSALADA CALIFORNIANA DE POLLO

De principio a fin: 35 minutos   **Cantidad:** 6 raciones

450	g de pechuga de pollo a la plancha cortada a dados
2	manzanas Granny Smith cortadas
1	taza de apio cortado

½ taza de cebolla tierna cortada

2 cucharadas de perejil fresco cortado

¼ de taza de crema de leche descremada

¼ de taza de vinagre de vino

3 cucharadas de mayonesa, o salsa para ensalada

½ cucharadita de sal

¼ de cucharadita de pimienta negra recién molida

¼ de taza de nueces tostadas cortadas

6 tazas de ensalada variada

1. En un recipiente grande, mezcle el pollo, la manzana, el apio, la cebolla y el perejil. Añada la crema de leche, el vinagre, la mayonesa, la sal y la pimienta. Añada las nueces. Reparta la ensalada en 6 platos y añada por encima la mezcla de pollo.

Información nutricional por ración: 258 calorías, 12 g grasas totales (2 g grasas saturadas), 70 mg colesterol, 288 mg sodio, 11 g carbohidratos, 3 g fibra, 26 g proteínas.

ESTOFADO DE LENTEJAS

Preparación: 30 minutos   **Cocina:** 30 minutos   **Cantidad:** 6 raciones

1 cebolla mediana, cortada

1 zanahoria mediana, cortada

3 dientes de ajo, picados (1 ½ cucharadita de ajo picado)

2 cucharadas de aceite de oliva virgen extra

8 tazas de caldo de pollo bajo en sal

1 ½ tazas de lentejas, aclaradas y escurridas

1 tomate mediano, cortado

3 cucharadas de perejil fresco, cortado

1 cucharada de zumo de limón

½ cucharadita de semillas de comino, tostadas y molidas,* o ½ cucharadita de comino en polvo

½ cucharadita de semillas de hinojo, tostadas y molidas,* o ½ cucharadita de semillas de hinojo molidas finas

Sal (opcional)

Pimienta negra recién molida (opcional)

1. En una cacerola de hierro fundido, cocine la cebolla, la zanahoria y el ajo en aceite caliente durante unos 10 minutos o hasta que quede tierno.

2. Añada el caldo y las lentejas. Lleve a ebullición y baje el fuego. Tape y deje hervir a fuego lento unos 30 minutos o hasta que las lentejas estén tiernas.

3. Agregue el tomate, el perejil, el zumo de limón, el comino y las semillas de hinojo. Si lo desea, sazone con sal y pimienta.

Información nutricional por ración: 240 calorías, 5 g grasas totales (1 g grasas saturadas), 0 mg colesterol, 775 mg sodio, 33 g carbohidratos, 16 g fibra, 17 g proteínas.

* Para tostar las semillas, caliente una sartén pequeña a fuego medio. Añada las semillas. Ase unos dos minutos o hasta que estén tostadas y aromáticas, agitando con frecuencia la sartén. Coloque las semillas tostadas en un molinillo de especias y muela hasta que queden convertidas en un polvillo fino.

PESCADO CON DELICIAS DE CALABACÍN

Preparación: 15 minutos   **Asado:** 4 minutos por un centímetro de grosor
Horno: 230º   **Cantidad:** 4 raciones

450	g de filetes de pescado blanco, fresco o congelado
1 ¼	de taza de calabacines cortados
½	taza de pimiento rojo cortado
¼	de taza de cebolla cortada fina
1	pimiento jalapeño pequeño, cortado fino (2 cucharaditas)*
1	cucharada de vinagre de vino blanco
1	cucharada de aceite de oliva virgen extra
½	cucharadita de sal
¼	de cucharadita de comino en polvo
¼	de cucharadita de pimienta negra recién molida
1	cucharada de aceite de oliva virgen extra
	Trozos de tomate fresco (opcional)

1. Descongele el pescado si está congelado. Aclare el pescado y seque con papel de cocina. Córtelo en 4 trozos. Mida el grosor del pescado. Reserve. Para las delicias de calabacín, mezcle en un recipiente mediano el calabacín, el pimiento, la cebolla, el jalapeño, el vinagre de vino blanco, 1 cucharada de aceite de oliva y ¼ de cucharadita de sal. Reserve.

2. En un recipiente pequeño mezcle ¼ de cucharadita de sal restante, el comino y la pimienta negra. Disponga el pescado en una fuente de horno en una sola capa, doblando hacia abajo los extremos más finos. Rocíe con comino y aliñe con 1 cucharada de aceite.

3. Hornee a 230º entre 4 y 6 minutos por centímetro de grosor del pescado o hasta que el pescado se desmigue fácilmente con un tenedor.

4. Sirva el pescado con las delicias de calabacín y, si lo desea, con trozos de tomate.

Información nutricional por ración: 170 calorías, 8 g grasas totales (1 g grasas saturadas), 48 mg colesterol, 357 mg sodio, 4 g carbohidratos, 1 g fibra, 21 g proteínas.

* Los chiles picantes pueden contener aceites capaces de quemarle la piel y los ojos, por ello recomendamos manejarlos con guantes de plástico. Si toca los chiles con las manos, láveselas bien con agua y jabón.

ENSALADA VARIADA CON PAVO Y QUESO AZUL

De principio a fin: 20 minutos   **Cantidad:** 4 raciones

8	tazas de ensalada variada
350	g de pechuga de pavo o de pollo a la plancha, sin piel y fileteada
2	peras, a trozos
1/4	de taza de nueces, cortadas y tostadas
1/4	de taza de queso azul a trocitos (30 g)
1	receta de Vinagreta de mostaza y vino tinto

1. En un recipiente grande, mezcle la ensalada, el pollo, las peras, las nueces y el queso azul. Añada la Vinagreta de mostaza y vino tinto y mezcle bien. Sirva de inmediato.

VINAGRETA DE MOSTAZA Y VINO TINTO: En un recipiente pequeño mezcle 1/4 de taza de vinagre de vino tinto, 2 cucharadas de escalonia cortada fina y 1 diente d ajo picado (1/2 cucharadita de ajo picado). Deje reposar durante 5 minutos. Mezcle removiendo con 3 cucharadas de aceite de oliva virgen extra, 1 1/2 cucharadita de mostaza de Dijon, 1/4 de cucharadita de sal y 1/4 de cucharadita de pimienta negra recién molida.

Información nutricional por ración: 378 calorías, 21 g grasas totales (4 g grasas saturadas), 79 mg colesterol, 362 mg sodio, 18 g carbohidratos, 5 g fibra, 31 g proteínas.

TERNERA CON CHILE, JENGIBRE Y VERDURAS ASIÁTICAS

Preparación: 1 hora   **Adobo:** De 30 minutos a 1 hora   **Plancha:** 17 minutos
Cantidad: 6 raciones

600	g de bistec de falda de ternera
1	receta de Salsa de chile con hierbas
230	g de tirabeques, cortados
3	tazas de col china, cortada
230	g de zanahoria, cortada fina
1	taza de judías de soja, frescas o congeladas
1	taza de rábanos, cortados finos
1	taza de tiras de pimiento rojo y/o verde
1/4	de cilantro fresco, cortado
1/4	de taza de cebolla tierna, cortada
2	cucharadas de cacahuetes tostados, cortados

1. Retire la grasa de la carne. Marque ambos lados del bistec con formas romboidales haciendo cortes superficiales. Coloque la carne en una bolsa de plástico con autocierre y vierta en ella la mitad de la Salsa de chile con hierbas. Reserve la salsa restante para la ensalada. Cierre la bolsa y dele la vuelta para que la salsa cubra toda la carne. Marine en la nevera entre 30 minutos y 1 hora, dándole una vez la vuelta a la bolsa.

2. Mientras, para la ensalada, en una fuente de horno tapada, cocine los tirabeques con una cantidad pequeña de agua hirviendo durante 1 minuto y escurra a continuación. Sumerja en agua helada para que se enfríen rápidamente, escurra. En un recipiente grande, mezcle los tirabeques, la col china, las zanahorias, las judías de soja, los rábanos, las tiras de pimiento, el cilantro y la cebolla tierna. Añada el resto de Salsa de chile con hierbas. Mezcle bien. Tape y guarde en la nevera hasta el momento de servir.

3. Escurra la carne. En el caso de utilizar barbacoa, colocar la carne en la parrilla sobre las brasas. Asar entre 17 y 21 minutos, o al gusto, dándole una vez la vuelta a mitad de cocción. (En la cocina, precalentar la plancha y bajar luego a fuego medio. Colocar la carne en la plancha. Tapar y seguir las instrucciones anteriores.) Para servir, corte la carne en cortes finos.

4. Sirva los filetes de carne con la ensalada. Rocíe con cacahuetes.

SALSA DE CHILE CON HIERBAS: En un recipiente con tapón de rosca, mezcle 1/3 de taza de salsa de soja, 1/3 de taza de vinagre de arroz, 2 cucharadas de jengibre fresco rallado, 1 pimiento chile cortado fino,* 2 cucharadas de albahaca fresca cortada o 2 cucharaditas de albahaca seca, 2 cucharadas de menta fresca cortada o 2 cucharaditas de menta seca, 2 cucharadas de cilantro fresco cortado, 6 dientes de ajo picados (1 cucharadita de ajo picado) y 1 cucharadita de aceite de sésamo tostado. Tape y agite bien.

Información nutricional por ración: 313 calorías, 13 g grasas totales (4 g grasas saturadas), 38 mg colesterol, 770 mg sodio, 18 g carbohidratos, 6 g fibra, 30 g proteínas.

* Los chiles picantes pueden contener aceites capaces de quemarle la piel y los ojos, por ello recomendamos manejarlos con guantes de plástico. Si toca los chiles con las manos, láveselas bien con agua y jabón.

ENSALADA CON JUDÍAS Y CORAZONES DE ALCACHOFAS

De principio a fin: 25 minutos   **Cantidad:** 4 raciones

8	tazas de ensalada variada
1	lata de 400 g de corazones de alcachofas, escurridos y partidos
350	g de pechuga de pollo o de pavo a la plancha, sin piel y fileteada
3/4	de taza de judías blancas envasadas, aclaradas y escurridas
2	cucharadas de cebolla roja cortada fina
1	receta de Vinagreta de vino tinto (véase receta, pág. 171)

1/4   de taza de queso de cabra a trocitos (30 g)
2   cucharadas de piñones, tostados
1   cucharada de perejil, o albahaca fresca, cortada

1. En un recipiente grande, mezcle la ensalada, las alcachofas, el pollo, las judías y la cebolla roja. Aliñe con la Vinagreta de vino tinto. Añada el queso de cabra, los piñones y el perejil o albahaca. Sirva inmediatamente.

Información nutricional por ración: 356 calorías, 15 g grasas totales (4 g grasas saturadas), 78 mg colesterol, 553 mg sodio, 20 g carbohidratos, 7 g fibra, 36 g proteínas.

KEBAB DE SOLOMILLO DE CERDO A LA MARROQUÍ

Preparación: 35 minutos   **Adobo:** De 1 a 2 horas   **Plancha:** 10 minutos
Cantidad: 4 raciones

2   cucharadas de perejil fresco, cortado
2   cucharadas de zumo de limón
1   cucharada de aceite de oliva virgen extra
8   dientes de ajo, picados (4 cucharaditas de ajo picado)
1   cucharada de orégano fresco cortado, o 1 cucharadita de orégano seco
1 1/2   cucharadita de semillas de cilantro molidas, o 1 cucharadita de cilantro molido
1   cucharadita de páprika
1   cucharadita de jengibre fresco, rallado
1/2   cucharadita de pimienta negra recién molida
1/4   de cucharadita de sal
1/4   de cucharadita de pimienta de cayena o de pimienta roja
1/4   de cucharadita de cúrcuma molida
1   solomillo de cerdo de 450 g, cortado en cuadraditos de 1 cm*
2   tazas de uvas verdes sin semilla

1. Para el adobo, mezcle en un recipiente grande el perejil, el zumo de limón, el aceite, el ajo, el orégano, las semillas de cilantro, la páprika, el jengibre, la pimienta negra, la sal, la pimienta de cayena y la cúrcuma. Agregue los trozos de carne y las uvas. Mezcle bien hasta que el cerdo y las uvas queden cubiertos. Tape y deje en la nevera entre 1 y 2 horas.
2. Utilice brochetas de 25 cm** para alternar la carne y las uvas, dejando medio centímetro entre pieza y pieza. En el caso de hacerlo a la barbacoa, coloque los kebabs en la rejilla sobre las brasas. Ase entre 10 y 12 minutos, o hasta que el cerdo sólo esté algo rosado en la parte central, dándole la vuelta de vez en cuando para que se dore por todos los lados. (En la cocina, precaliente la plancha y baje a continuación a fuego medio. Coloque los kebabs sobre la plancha, tape y ase siguiendo las instrucciones anteriores.)

Información nutricional por ración: 211 calorías, 7 g grasas totales (2 g grasas saturadas), 73 mg colesterol, 170 mg sodio, 12 g carbohidratos, 1 g fibra, 25 g proteínas.

*__Truco:__ Puede sustituir el cerdo por la misma cantidad de pechuga de pollo sin piel y sin hueso.

** Si utiliza brochetas de madera, sumérjalas en la cantidad de agua suficiente para cubrirlas durante un mínimo de una hora antes de utilizarlas para asar.

ENSALADA TUNECINA DE ZANAHORIAS

Preparación: 20 minutos   **Cocina:** 5 minutos   **Reposo:** 30 minutos
Cantidad: 4 raciones

450	g de zanahorias, cortadas entre $1/2$ cm y 1 cm de grosor
$1/4$	de taza de Salsa Harissa (véase receta, pág. 163)
1	diente de ajo, picado ($1/2$ cucharadita de ajo picado)
$1/4$	de taza de aceitunas negras, cortadas
$1/4$	de taza de queso feta (30 g)
4	rodajas de limón

1. En una cacerola grande y tapada, haga hervir las zanahorias en una pequeña cantidad de agua durante 5 minutos. Escurra, aclare con agua fría para enfriar rápidamente. Escurra bien. Coloque las zanahorias en un recipiente mediano. Agregue la Salsa Harissa y el ajo y mezcle bien. Tape y deje reposar a temperatura ambiente durante 30 minutos para potenciar el aroma. Mezcle de vez en cuando.
2. Añada a cada ración aceitunas y queso feta. Sirva con rodajas de limón.

Información nutricional por ración: 136 calorías, 8 g grasas totales (2 g grasas saturadas), 8 mg colesterol, 340 mg sodio, 18 g carbohidratos, 6 g fibra, 3 g proteínas.

RISOTTO DE SETAS SILVESTRES Y CEBADA

Preparación: 35 minutos   **Cocina:** 1 hora
Cantidad: 5 raciones

50	g de setas silvestres frescas, cortadas
1	escalonia grande, cortada fina ($1/2$ taza)
1	diente de ajo, picado ($1/2$ cucharadita)
1	cucharada de aceite de oliva virgen extra
$1/3$	de taza de vino blanco seco
$3\,3/4$	tazas de caldo de pollo bajo en sal
$1/2$	taza de cebada
	Perejil fresco cortado

1. En una sartén grande, cocine las setas, la escalonia y el ajo en aceite caliente y a fuego medio entre 5 y 10 minutos o hasta que esté todo tierno y ligeramente tostado. Añada el vino. Lleve a ebullición y baje el fuego. Deje hervir lentamente, sin tapar, unos 5 minutos o hasta que el líquido esté prácticamente evaporado.

2. Mientras, en una cacerola mediana, lleve a ebullición el caldo de pollo y baje luego el fuego. Mantenga caliente a un fuego mínimo.

3. Añada la cebada a la mezcla de setas y mezcle bien. Añada 1 taza de caldo caliente. Cocine a fuego medio hasta que se absorba el líquido, removiendo de vez en cuando. (Esto debería llevarle unos 15 minutos. Si el líquido se absorbe demasiado rápidamente, baje el fuego.) Repita con dos tazas más de caldo caliente, añadiendo 1 taza cada vez y cocinando hasta que se absorba el líquido antes de añadir más, removiendo de vez en cuando. (Debería llevarle unos 30 minutos.)

4. Vierta el caldo caliente restante. Cocine hasta que la cebada quede algo cremosa y tierna. (Esto debería llevarle unos 15 minutos. Suba un poco el fuego si la mezcla queda demasiado líquida.) Rocíe con perejil.

Información nutricional por ración: 145 calorías, 3 g grasas totales (0 g grasas saturadas), 0 mg colesterol, 366 mg sodio, 23 g carbohidratos, 4 g fibra, 5 g proteínas.

ENSALADA CON MANZANAS, NUECES Y VINAGRETA DE LIMÓN

De principio a fin: 25 minutos   **Cantidad:** 4 raciones

- 2 cucharadas de zumo de limón
- 2 cucharadas de escalonia cortada fina
- 1 cucharada de vinagre de vino blanco
- 2 cucharadas de aceite de oliva virgen extra
- 1/4 de cucharadita de sal
- 1/8 de cucharadita de pimienta negra recién molida
- 6 tazas de ensalada variada
- 3 manzanas Granny Smith, cortadas a tiras
- 3/4 de taza de perejil fresco, cortado
- 1/2 taza de pepino en rodajas
- 1/4 de taza de nueces, en trozos y tostadas
- 350 g de pechuga de pollo a la plancha, sin piel y fileteada, u 8 huevos duros, pelados y partidos por la mitad.

1. Para la vinagreta, mezcle en un recipiente pequeño el zumo de limón, la escalonia y el vinagre. Deje reposar 5 minutos. Agregue removiendo el aceite, la sal y la pimienta.

2. En un recipiente grande, mezcle la ensalada, las manzanas, el perejil, el pepino y las nueces. Añada la vinagreta y mezcle bien. Divida en 4 platos y añada finalmente el pollo o los huevos. Servir de inmediato.

Información nutricional por ración: 327 calorías, 15 g grasas totales (2 g grasas saturadas), 72 mg colesterol, 203 mg sodio, 20 g carbohidratos, 5 g fibra, 29 g proteínas.

Truco: Puede añadir también una cucharada de queso de cabra.

LECHUGA ROMANA Y BERROS CON VINAGRETA

De principio a fin: 30 minutos   **Cantidad:** 4 raciones

¼	de taza de vinagre de vino tinto
2	cucharadas de escalonia cortada fina
1	diente de ajo, picado (½ cucharadita de ajo picado)
1 ½	cucharadita de mostaza de Dijon
3	cucharadas de aceite de oliva
¼	de cucharadita de sal
¼	de cucharadita de pimienta negra recién molida
450	g de lechuga romana, partida
120	g de berros o espinacas frescas
2	zanahorias medianas, cortadas finas
1	pimiento rojo mediano, sin semillas y cortado
2	cebollas tiernas, cortadas finas
¼	de taza de almendras, cortadas y tostadas
350	g de pechuga de pollo a la plancha, sin piel y fileteada, u 8 huevos duros, pelados y partidos por la mitad
1	cucharada de queso parmesano rallado fino

1. Para la vinagreta, mezcle en un recipiente pequeño el vinagre, la escalonia y el ajo. Deje reposar durante 5 minutos. Agregue la mostaza, mezclando. Añada el aceite poco a poco, removiendo sin parar hasta que se mezcle bien. Salpimiente.
2. En un recipiente grande, mezcle la lechuga romana, los berros o espinacas, las zanahorias, el pimiento, la cebolla tierna y las almendras. Añada la vinagreta y remueva bien. Divida en 4 platos para servir. Añada finalmente el pollo o el huevo duro y rocíe con queso. Sirva de inmediato.

Información nutricional por ración: 334 calorías, 18 g grasas totales (3 g grasas saturadas), 73 mg colesterol, 294 mg sodio, 13 g carbohidratos, 5 g fibra, 32 g proteínas.

MARISCO CIOPPINO EN PAPILLOTA

Preparación: 35 minutos   **Horno:** 12 minutos
Temperatura del horno: 200°   **Cantidad:** 4 raciones

230	g de gambas grandes, frescas o congeladas*
230	g de vieiras, frescas o congeladas, o 300 g de filetes de halibut, fresco o congelado*
	Papel vegetal o de aluminio
2	tomates maduros medianos, sin semillas y cortados
1	cucharada de zumo de limón
1 ½	cucharadita de albahaca fresca cortada, o ½ cucharadita de albahaca seca
1 ½	cucharadita de tomillo fresco cortado, o ½ cucharadita de tomillo seco
1	cucharadita de aceite de oliva virgen extra
1	diente de ajo, picado (½ cucharadita de ajo picado)
¼	de cucharadita de sal
	Una pizca de azafrán
1	calabacín pequeño, cortado en rodajas de ½ cm
4	cebollas tiernas, cortadas en rodajas de 1 cm

1. Descongele las gambas, las vieiras o el halibut, en el caso de estar congelados. Pele las gambas. Parta por la mitad las vieiras más grandes o corte el halibut en trocitos de 2 cm. Reserve.

2. Corte 4 trozos de papel vegetal o de aluminio de 30 cm de lado. Doble cada cuadrado por la mitad para formar un triángulo. Abra los triángulos para que queden planos.

3. En un recipiente grande, mezcle los tomates, el zumo de limón, la albahaca, el tomillo, el aceite, el ajo, la sal y el azafrán. Añada las gambas, el pescado, el calabacín y la cebolla, y remueva bien. Divida la mezcla en los cuatro triángulos de papel vegetal o de aluminio, colocándolo en el centro de un lado de cada triángulo. Doble el papel sobre la mezcla. Para cerrar los paquetes, doble el lado abierto.

4. Coloque los paquetes en una fuente del horno grande. Hornee a 200° entre 12 y 15 minutos o hasta que las gambas estén opacas y el halibut se desmigue fácilmente con un tenedor.

Información nutricional por ración: 141 calorías, 3 g grasas totales (0 g grasas saturadas), 105 mg colesterol, 305 mg sodio, 6 g carbohidratos, 1 g fibra, 22 g proteínas.

* Si lo desea, utilice 450 g de gambas grandes y omita las vieiras o el halibut.

ENSALADA MEDITERRÁNEA DE JUDÍAS BLANCAS Y ESPELTA

Preparación: 30 minutos   **Cocina:** 45 minutos
Cantidad: 6 raciones

- 3   tazas de agua
- 1   taza de espelta integral
- 450   g de judías tiernas frescas, cortadas en trozos de 5 cm
- 1   bote de 450 g de judías blancas, aclaradas y escurridas
- 1   taza de tomates cherry, partidos por la mitad
- 1/4   de taza de aceitunas negras, partidas
- 1/3   de taza de Vinagreta al pesto (véase receta, pág. 174)
- 2   latas de 170 g de atún blanco al natural, escurrido y cortado en pedazos
- 350   g de queso mozzarella cortado, o 12 huevos duros, pelados y partidos por la mitad

1. En una cacerola mediana, mezcle el agua y la espelta. Lleve a ebullición, baje el fuego. Tape y deje hervir a fuego lento entre 45 y 60 minutos o hasta que esté tierna. (O deje la espelta en remojo en agua en la nevera entre 6 y 24 horas. No escurra. Lleve a ebullición y baje el fuego. Tape y deje hervir durante 300 minutos.) Escurra. Pase la espelta por agua fría hasta que esté completamente enfriada y escurra.

2. Mientras, en una cacerola mediana y tapada, hierva las judías verdes en una cantidad pequeña de agua con sal durante 10 minutos o hasta que estén tiernas. Escurra. Vierta en un recipiente con agua helada para detener la ebullición y enfríe bien. Escurra.

3. En un recipiente grande, mezcle la espelta, las judías verdes, las judías blancas, los tomates y las aceitunas. Añada la Vinagreta al pesto y mezcle bien. Sirva de inmediato junto con el atún, el queso o los huevos.

Información nutricional por ración: 387 calorías, 12 g grasas totales (2 g grasas saturadas), 24 mg colesterol, 356 mg sodio, 46 g carbohidratos, 10 g fibra, 25 g proteínas.

TERNERA SZECHWAN CON TIRABEQUES

Preparación: 20 minutos   **Reposo:** 15 minutos   **Cocina:** 10 minutos
Cantidad: 4 raciones

- 450   g de solomillo de ternera
- 1   cucharada de salsa de soja baja en sal
- 1   cucharadita de maicena
- 3   cucharadas de salsa de soja baja en sal
- 2   cucharadas de jerez seco o agua

2 cucharadas de salsa oriental picante con ajo
2 cucharadas de agua
1   cucharada de maicena
1 cucharada de aceite de sésamo tostado
1 cucharada de aceite de oliva
3 dientes de ajo, picados (1 1/2 cucharadita de ajo picado)
2 cucharadas de jengibre fresco
230 g de champiñones frescos, cortados
3 zanahorias, cortadas finas
2 pimientos rojos medianos, cortados a tiras
230 g de tirabeques frescos, partidos por la mitad
1 cebolla tierna, cortada fina

1. Retire toda la grasa de la carne y córtela en tiras finas. Coloque la carne en un recipiente mediano. Añada 1 cucharada de salsa de soja y 1 cucharadita de maicena. Mezcle bien. Tape y deje reposar durante 15 minutos. Mientras, para la salsa, mezcle las 3 cucharadas de salsa de soja, el jerez, la salsa picante, el agua, la cucharada de maicena y el aceite. Reserve.

2. En un wok o una sartén muy grande, caliente el aceite a fuego medio. Agregue el ajo y el jengibre y sofría 30 segundos. Añada los champiñones y sofría 1 minuto. Añada las zanahorias y sofría 2 minutos. Añada los pimientos y los tirabeques y sofría 2 minutos. Retire las verduras del wok o sartén.

3. Ponga en el wok o sartén la mezcla de carne y sofría entre 2 y 3 minutos o hasta que esté la carne hecha a su gusto. Mezcle la salsa y añádala al wok o sartén. Cocine sin dejar de remover hasta que espese y hierva. Siga removiendo 2 minutos más. Ponga de nuevo las verduras en el wok o sartén. Remueva bien para cubrirlas con la salsa. Siga removiendo hasta que esté bien caliente.

4. Para servir, añada la cebolla tierna.

Información nutricional por ración: 328 calorías, 13 g grasas totales (2 g grasas saturadas), 69 mg colesterol, 775 mg sodio, 21 g carbohidratos, 5 g fibra, 30 g proteínas.

SOPA DE PASTA CON SALCHICHA DE PAVO Y GARBANZOS

Preparación: 15 minutos   **Cocina:** 9 minutos
Cantidad: 6 raciones

170 g de salchichas de pavo sin la piel
1 taza de cebolla cortada
3 dientes de ajo, picados (1 ½ cucharadita de ajo picado)
2 cucharadas de salvia fresca cortada, o 2 cucharaditas de salvia seca
2 cucharadas de romero fresco cortado, o 1 ½ cucharadita de romero seco
3 latas de 400 g de caldo de pollo

1 bote de 450 g de garbanzos, aclarados y escurridos
³/₄ de taza de agua
¹/₃ de taza de pasta de tomate
³/₄ de taza de pasta de trigo integral
   Pimienta negra recién molida

1. En una cacerola grande, cocine la salchicha, la cebolla y el ajo a fuego medio hasta que la carne se dore y la cebolla esté tierna– añada la salvia y el romero y cocine a fuego lento 1 minuto (no dore las hierbas).
2. Vierta el caldo, los garbanzos, el agua y la pasta de tomate. Lleve a ebullición. Vierta la pasta. Hierva sin tapar entre 9 y 11 minutos, o hasta que la pasta esté tierna. Sazone con pimienta.

Información nutricional por ración: 213 calorías, 4 g grasas totales (1 g grasas saturadas), 20 mg colesterol, 1.331 mg sodio, 31 g carbohidratos, 5 g fibra, 13 g proteínas.

* Si utiliza una cacerola normal, tendrá que añadir de 1 a 2 cucharaditas de aceite de oliva virgen extra para que no se pegue el guiso. Si utiliza una cacerola antiadherente, el aceite no será necesario.

SANDWICH DE ENSALADA Y ATÚN

De principio a fin: 10 minutos   **Cantidad:** 1 ración

1 lata de 100 g de atún al natural, escurrido y desmigajado*
1 cucharada de mayonesa o salsa para ensalada
1 cucharadita de encurtidos
1 cucharada de apio rallado fino
1 cucharada de cebolla roja rallada fina
1 cucharadita de mostaza de Dijon
¹/₂ cucharadita de zumo de limón
   Una pizca de sal
   Una pizca de sal de ajo
   Una pizca de salsa Worcestershire
1 pizca de pimienta negra recién molida
2 rebanadas de pan de trigo integral
1 hoja de lechuga

1. En un recipiente pequeño, mezclar el atún, la mayonesa, los encurtidos, el apio, la cebolla roja, la mostaza, el zumo de limón, la sal, la sal de ajo, la salsa Worcestershire y la pimienta. (Si se desea, tapar y dejar enfriar de un día para otro.) Untar con la mezcla una rebanada de pan. Añadir la lechuga. Terminar el sandwich con la otra rebanada.

Información nutricional por ración: 354 calorías, 16 g grasas totales (3 g grasas saturadas), 41 mg colesterol, 964 mg sodio, 29 g carbohidratos, 4 g fibra, 27 g proteínas.

Para la Primera Ronda: Servir la ensalada de atún en un pimiento morrón vaciado en lugar de utilizar pan.

* Puede sustituir el atún por 100 g de pollo a la plancha sin piel.

HAMBURGUESAS CON CHILE Y MENTA

Preparación: 15 minutos   **Plancha:** 14 minutos   **Cantidad:** 4 raciones

1/2	taza de cebolla cortada fina
1	pimiento jalapeño fresco, sin semillas y cortado fino,* o 2 cucharadas de chiles verdes de bote cortados
1	cucharada de menta fresca cortada, o 1 cucharadita de menta seca
3/4	de cucharadita de comino en polvo
1	diente de ajo, picado (1/2 cucharadita de ajo picado), o 1/8 de cucharadita de sal de ajo
1/4	de cucharadita de sal
450	g de carne de ternera picada o de pechuga de pavo picada
2	pitas integrales partidas por la mitad
1/4	de taza de Salsa de yogur y pepino (véase receta, pág. 161)

1. En un recipiente mediano, mezcle la cebolla, el pimiento picante, la menta, el comino, el ajo y la sal. Añada la carne, mezcle bien. Forme 4 hamburguesas.
2. En el caso de hacerlas a la barbacoa, coloque las hamburguesas sobre la parrilla y sobre las brasas. Ase entre 14 y 18 minutos o hasta que la carne esté hecha, dándole una vez la vuelta a media cocción. (En la cocina, precalentar la plancha. Bajar el fuego a medio y colocar las hamburguesas en la plancha. Tapar y cocinar según las instrucciones anteriores.)
3. Servir cada hamburguesa en una mitad de la pita con 1 cucharada de Salsa de yogur y pepino.

Información nutricional por ración: 361 calorías, 19 g grasas totales (7 g grasas saturadas), 77 mg colesterol, 407 mg sodio, 22 g carbohidratos, 3 g fibra, 25 g proteínas.

* Los chiles picantes pueden contener aceites capaces de quemarle la piel y los ojos, por ello recomendamos manejarlos con guantes de plástico. Si toca los chiles con las manos, láveselas bien con agua y jabón.

ENSALADA DE JUDÍAS VERDES Y TOMATE

De principio a fin: 40 minutos   **Cantidad:** 8 raciones

450	g de judías verdes frescas
450	g de tomates cherry, partidos por la mitad
1	cebolla roja pequeña, cortada fina

1   receta de Vinagreta de vino tinto (véase receta, pág. 171)
2   cucharadas de albahaca fresca cortada, o 2 cucharaditas de albahaca seca
    Sal
    Pimienta negra recién molida

1. En una cacerola mediana tapada, hervir las judías verdes en una cantidad pequeña de agua salada entre 7 y 10 minutos o hasta que queden tiernas. Escurrir. Sumerja en agua helada para que se enfríen rápidamente. Escurrir.

2. En un recipiente grande, mezcle las judías verdes, los tomates y la cebolla. Aliñe con la Vinagreta de vino tinto y rocíe con la albahaca. Salpimiente. Mezcle bien.

Información nutricional por ración: 65 calorías, 4 g grasas totales (1 g grasas saturadas), 0 mg colesterol, 90 mg sodio, 8 g carbohidratos, 3 g fibra, 2 g proteínas.

Truco: Para servir como plato principal, añada 700 g de gambas a la plancha.

POLLO ASADO A LAS FINAS HIERBAS

Preparación: 25 minutos   **Nevera:** De 1 a 24 horas   **Asado:** 65 minutos
Reposo: 10 minutos   **Temperatura del horno:** 230°/170°   **Cantidad:** 4 raciones

12   dientes de ajo, picados (2 cucharadas de ajo picado)
 1   cucharada de salvia fresca cortada, o 1 cucharadita de salvia seca
 1   cucharada de romero fresco cortado, o 1 cucharadita de romero seco
 1   cucharada de tomillo fresco cortado, o 1 cucharadita de tomillo seco
 1   pollo de 1,5 kilos, entero
 ½   cucharadita de sal
 ¼   de cucharadita de pimienta negra recién molida
 1   cucharada de aceite de oliva virgen extra

1. En un recipiente pequeño mezcle el ajo y las hierbas. Salpimiente el pollo. Frote la cavidad interior del pollo con una tercera parte de la mezcla de hierbas.

2. Empezando por la abertura junto a la pata y el muslo, introduzca con cuidado los dedos entre la carne de la pechuga y la piel para separar la piel de la carne. Frote lo que queda de la mezcla de hierbas entre la carne de la pechuga y la piel y por todo el exterior del pollo. Con un cordel de algodón, una los extremos de las patas. Doble las puntas de las alas por debajo de la espalda. Tape y deje enfriar el pollo entre 1 y 24 horas.

3. Coloque el pollo, con el lado de las pechugas hacia abajo, en una rejilla sobre una fuente de horno. Unte con aceite la parte exterior del pollo. Inserte un termómetro resistente al horno en la parte interior de un muslo.

4. Ase con el horno a 230° durante 15 minutos. Déle la vuelta al pollo y baje la temperatura a 170°. Siga asando entre 50 y 60 minutos más o hasta que el pollo ya no esté rosado. Saque el pollo del horno. Tápelo con papel de aluminio y deje reposar 10 minutos antes de trinchar. Cuando lo trinche, retire con cuidado la piel del pollo.

Información nutricional por ración: 261 calorías, 9 g grasas totales (2 g grasas saturadas), 131 mg colesterol, 364 mg sodio, 2 g carbohidratos, 0 g fibra, 41 g proteínas.

COLIFLOR CON QUESO PARMESANO

Preparación: 20 minutos   **Cocina:** 5 minutos   **Cantidad:** 4 raciones

700	g de coliflor
2	cucharadas de aceite de oliva virgen extra
⅛	de cucharadita de pimienta roja molida
	Pimienta negra recién molida
¼	de taza de perejil fresco cortado
3	cucharadas de queso parmesano rallado
4	gajos de limón

1. Separe las flores de la coliflor (le debería ocupar no más de 5 tazas). En una sartén grande, caliente el aceite a fuego medio y añada la coliflor y la pimienta roja. Cocine removiendo entre 5 y 8 minutos o hasta que la coliflor quede tierna. Retire del fuego. Sazone con pimienta negra. Añada el perejil. Rocíe con parmesano. Sirva caliente o a temperatura ambiente (no deje reposar a temperatura ambiente más de 2 horas). Aliñe con el limón.

Información nutricional por ración: 125 calorías, 8 g grasas totales (2 g grasas saturadas), 3 mg colesterol, 112 mg sodio, 12 g carbohidratos, 6 g fibra, 5 g proteínas.

ENSALADA DE ARROZ SALVAJE CON POLLO

Preparación: 20 minutos   **Cocina:** 45 minutos   **Cantidad:** 4 raciones

2	cucharadas de cebolla o escalonia cortada fina
2	cucharadas de sidra de manzana o zumo de sidra
1	diente de ajo picado (½ cucharadita de ajo picado)
2	tazas de agua
⅔	de taza de arroz salvaje, aclarado y escurrido
¼	de taza de Vinagreta estándar (véase receta, pág. 170)
2	manzanas Granny Smith grandes, cortadas (unas 3 tazas)
1	cucharadita de salvia fresca cortada, o ¼ de cucharadita de salvia seca
350	g de pechuga de pollo o de pavo a la plancha, sin piel y fileteada
¼	de taza de nueces tostadas y cortadas

1. En una cacerola grande, mezcle la cebolla, la sidra de manzana y el ajo. Lleve a ebullición y baje el fuego. Deje cocer sin tapar durante 5 minutos o hasta que se evapore el líquido. Añada el agua. Lleve

a ebullición. Vierta el arroz salvaje. Recupere la ebullición y baje el fuego. Tape y deje hervir a fuego lento unos 45 minutos o hasta que la mayoría del agua haya sido absorbida y el arroz esté tierno. Escurra el exceso de líquido en caso necesario.

2. Agregue la Vinagreta estándar y remueva bien. Agregue las manzanas y la salvia, mezcle bien. Sirva caliente o a temperatura ambiente (no deje reposar a temperatura ambiente más de 2 horas). Sirva el pollo fileteado sobre la ensalada y añada las nueces.

Información nutricional por ración: 418 calorías, 17 g grasas totales (3 g grasas saturadas), 72 mg colesterol, 140 mg sodio, 34 g carbohidratos, 4 g fibra, 32 g proteínas.

COSTILLAS DE CERDO CON ROMERO

Preparación: 15 minutos   **Adobo:** 1 hora   **Plancha:** 11 minutos
Cantidad: 4 raciones

4	costillas de cerdo (con hueso), cortadas con 2 cm de grosor
1/3	de taza de vino blanco seco
1	cucharada de piel de limón rallada fina
1/3	de taza de zumo de limón
3	cucharadas de aceite de oliva virgen extra
1	cucharada de romero fresco cortado, o 1 cucharadita de romero seco
1/2	cucharadita de sal
1/4	de cucharadita de pimienta negra recién molida
	Ramitas de romero fresco (opcional)

1. Ponga las costillas en una bolsa de plástico con autocierre. Para el adobo, mezcle en un recipiente pequeño el vino, la piel de limón, el zumo de limón, el aceite, el romero, la sal y la pimienta. Vierta por encima de las costillas. Cierre la bolsa y déle la vuelta para que la carne quede bien cubierta. Deje marinar en la nevera durante 1 hora, dándole la vuelta a la bolsa de vez en cuando.

2. Escurra las costillas. En el caso de disponer de barbacoa, colocar las costillas sobre la parrilla engrasada y ésta directamente sobre las brasas. Asar entre 11 y 13 minutos o hasta que la carne esté hecha, dándole la vuelta una vez a mitad de cocción. (Si se preparan en la cocina, precalentar la plancha. Bajar la intensidad a fuego medio. Colocar las costillas sobre la plancha engrasada. Tapar y asar según las anteriores instrucciones.) Si se desea, adornar con ramitas de romero.

Información nutricional por ración: 139 calorías, 6 g grasas totales (2 g grasas saturadas), 47 mg colesterol, 60 mg sodio, 0 g carbohidratos, 0 g fibra, 19 g proteínas.

COLES DE BRUSELAS CON PROSCIUTTO

De principio a fin: 20 minutos   **Cantidad:** 4 raciones

350	g de coles de Bruselas
1	cucharada de aceite de oliva virgen extra
60	g de prosciutto, bacon o jamón cocido
1	cucharadita de piel de limón rallada fina
1	cucharada de zumo de limón
¼	de cucharadita de sal
⅛	de cucharadita de pimienta negra recién molida

1. Limpie y retire cualquier hojita de las coles de Bruselas. Parta por la mitad las más grandes. En una cacerola grande tapada, hierva las coles en la cantidad de agua salada necesaria para cubrirlas entre 7 y 9 minutos o hasta que estén tiernas. Escurra bien.

2. Ponga el aceite en la misma cacerola. Caliente a fuego medio. Añada las coles de Bruselas, el prosciutto, la piel de limón, el zumo de limón, la sal y la pimienta. Cocine removiendo entre 1 y 2 minutos o hasta que esté todo bien mezclado y caliente.

Información nutricional por ración: 113 calorías, 7 g grasas totales (1 g grasas saturadas), 0 mg colesterol, 393 mg sodio, 8 g carbohidratos, 3 g fibra, 6 g proteínas.

PIZZA GRIEGA

Preparación: 15 minutos   **Horno:** 10 minutos   **Temperatura del horno:** 200°
Cantidad: 4 raciones

1	pizza integral fresca
2	tazas de hojas de espinaca frescas
230	g de pechuga de pollo a la plancha, sin piel y fileteada
½	taza de tomates cherry partidos en cuatro
¼	de taza de trocitos de queso feta (30 g)
2	cucharadas de nueces o piñones
½	cucharadita de orégano seco, o 1 ½ cucharada de orégano fresco cortado
½	cucharadita de romero seco, o 1 ½ cucharada de romero fresco cortado
1	receta de Vinagreta de vino tinto (véase receta, pág. 171)

1. Ponga la pizza en una fuente de horno. Añada las espinacas, el pollo, los tomates, el queso, las nueces, el orégano y el romero. Aliñe con la Vinagreta de vino tinto. Hornee a 200° entre 10 y 15 minutos, o hasta que la pizza esté hecha.

Información nutricional por ración: 404 calorías, 17 g grasas totales (4 g grasas saturadas), 56 mg colesterol, 639 mg sodio, 38 g carbohidratos, 6 g fibra, 29 g proteínas.

RECETAS ADICIONALES DE LA PRIMERA RONDA

REDONDO DE TERNERA MARINADO

Preparación: 20 minutos   **Adobo:** De 2 a 3 días   **Asado:** 1 ½ hora
Cantidad: De 12 a 14 raciones

1	redondo de ternera de 1,5 kilo (atado)
	Sal (opcional)
	Pimienta negra recién molida (opcional)
2 ½	tazas de agua
2 ½	tazas de vinagre
2	cebollas medianas, cortadas
1	limón mediano, cortado
2	o 3 hojas de laurel
12	dientes de ajo enteros
6	granos de pimienta negra
1	cucharadita de sal

1. Si lo desea, sazone la carne con sal y pimienta. Coloque la carne en una bolsa de plástico grande con autocierre y luego en un recipiente profundo. Para el adobo, mezcle en un recipiente mediano el agua, el vinagre, las cebollas, el limón, los ajos, la pimienta y la sal. Vierta sobre la carne. Cierre la bolsa y déle la vuelta para que la carne quede bien cubierta. Marine en la nevera entre 2 y 3 días, dando la vuelta a la bolsa de vez en cuando. Escurra la carne y reserve el adobo.
2. Si dispone de barbacoa, prepare las brasas debajo de una bandeja de goteo. La bandeja debe estar a temperatura media. Coloque la carne en una parrilla sobre la bandeja. Tape y ase entre 1 ½ y 2 ho-

ras o hasta que la carne esté hecha al punto, untando de vez en cuando con el adobo reservado durante la primera hora de asado. (En una cocina de gas, precaliente la plancha. Baje el fuego a medio de modo que pueda cocinarse lentamente. Tape y siga las instrucciones anteriores.)

Información nutricional por ración: 147 calorías, 5 g grasas totales (2 g grasas saturadas), 72 mg colesterol, 83 mg sodio, 0 g carbohidratos, 0 g fibra, 24 g proteínas.

ASADO LONDINENSE CON SALSA DE PIÑA

Preparación: 10 minutos   **Adobo:** De 4 a 24 horas   **Asado:** 17 minutos
Cantidad: 6 raciones

4	cebollas tiernas
1/4	de taza de zumo de lima
1	trocito de 2 cm de jengibre fresco, a rodajas
1/2	pimiento chile, cortado fino (opcional)*
2	cucharadas de aceite de oliva virgen extra
3	dientes de ajos
2	cucharaditas de salsa jamaicana de piña
1	bistec de falda de costillar de 700 g
	Sal (opcional)
	Pimienta negra recién molida (opcional)

1. Para el adobo, mezcle en una batidora las cebollas, el zumo de lima, el jengibre, el pimiento chile (si lo desea), el aceite, el ajo y la salsa de piña. Marque ambos lados del bistec con cortes romboidales superficiales. Si lo desea, salpimente la carne. Coloque la carne en una bandeja de cristal y vierta el adobo por encima. Tape la bandeja con film de plástico y deje en adobo en la nevera entre 4 y 24 horas. Escurra bien.

2. Si dispone de barbacoa, coloque la carne en una parrilla directamente sobre las brasas y ase entre 17 y 21 minutos o hasta que la carne esté hecha al punto, dándole la vuelta a media cocción. (En una cocina de gas, precaliente la plancha. Baje el fuego a medio de modo que pueda cocinarse lentamente. Tape y siga las instrucciones anteriores.)

3. Para servir, corte en filetes finos.

Información nutricional por ración: 189 calorías, 11 g grasas totales (3 g grasas saturadas), 47 mg colesterol, 161 mg sodio, 2 g carbohidratos, 0 g fibra, 20 g proteínas

* Los chiles picantes pueden contener aceites capaces de quemarle la piel y los ojos, por ello recomendamos manejarlos con guantes de plástico. Si toca los chiles con las manos, láveselas bien con agua y jabón.

COSTILLAS DE CERDO CON LIMÓN Y AJO

Preparación: 5 minutos   **Adobo:** 30 minutos   **Asado:** 12 minutos
Cantidad: 4 raciones

8	costillas de cerdo sin hueso de 2 cm de grosor
	Sal (opcional)
	Pimienta negra recién molida (opcional)
¼	de taza de aceite de oliva virgen extra
1	cucharadita de piel de limón rallada fina
¼	de taza de zumo de limón
1	cucharada de estragón fresco cortado, o 1 cucharadita de estragón seco
4	dientes de ajo picados (2 cucharaditas de ajo picado)
½	cucharadita de pimienta negra recién molida

1. Si lo desea, sazone la carne con sal y pimienta. Coloque la carne en una bolsa de plástico con auto-cierre. Para el adobo, mezcle el aceite, la piel de limón, el zumo de limón, el estragón, el ajo y la pimienta. Vierta sobre la carne. Cierre la bolsa y déle la vuelta para que la mezcla cubra bien la carne. Deje marinar en la nevera durante 30 minutos, dándole la vuelta a la bolsa de vez en cuando.
2. Escurra la carne, guardando el adobo. Si dispone de barbacoa, coloque la carne en una parrilla directamente sobre las brasas y ase entre 12 y 15 minutos o hasta que la carne esté hecha, dándole la vuelta a media cocción y rociándola también a media cocción con el adobo. (En una cocina de gas, precaliente la plancha. Baje el fuego a medio de modo que pueda cocinarse lentamente. Tape y siga las instrucciones anteriores.)

Información nutricional por ración: 196 calorías, 9 g grasas totales (3 g grasas saturadas), 62 mg colesterol, 46 mg sodio, 1 g carbohidratos, 0 g fibra, 25 g proteínas.

ROLLITO DE CERDO CON RÁBANO PICANTE

De principio a fin: 10 minutos
Cantidad: 1 ración

1	cucharada de salsa de rábano picante y crema de leche
1	tortilla de trigo integral de 20 cm de diámetro
90	g de restos de Costillas de cerdo a la mediterránea* (véase receta, pág. 187), cortada, o de otra carne de cerdo cocinada
1	taza de lechuga u hojas de espinacas
1/2	taza de tiras de pimiento rojo

1. Unte uno de los lados de la tortilla con la Salsa de rábano picante. Ponga encima el cerdo, la lechuga y las tiras de pimiento. Enrolle.

Información nutricional por ración: 306 calorías, 9 g grasas totales (3 g grasas saturadas), 67 mg colesterol, 598 mg sodio, 23 g carbohidratos, 13 g fibra, 32 g proteínas.

* Si utiliza costillas de cerdo, separe la carne del hueso.

SALSA DE RÁBANO PICANTE Y CREMA DE LECHE: En un recipiente pequeño, mezcle 1/3 de taza de crema de leche descremada y 1 cucharada de rábano picante. Obtendrá 1/2 taza de salsa (8 cucharadas).

Información nutricional por ración: 14 calorías, 1 g grasas totales (0 g grasas saturadas), 3 mg colesterol, 12 mg sodio, 1 g carbohidratos, 0 g fibra, 1 g proteínas.

ROLLITO SONOMA CON POLLO TANDOORI

De principio a fin: 10 minutos
Cantidad: 1 ración

90	g de restos de Pollo Tandoori (véase receta, pág. 189), cortado
1	taza de lechuga u hojas de espinacas
1/3	de taza de restos de Ensalada de berenjenas asadas (véase receta, pág. 190)
1	tortilla de trigo integral de 20 cm de diámetro
1	cucharada de Salsa de yogur y pepino (véase receta, pág. 161)

1. Ponga en la tortilla el Pollo Tandoori, la lechuga y la Ensalada de berenjenas asadas. Añada la Salsa de yogur y pepino. Enrolle.

Información nutricional por ración: 268 calorías, 6 g grasas totales (1 g grasas saturadas), 47 mg colesterol, 488 mg sodio, 23 g carbohidratos, 12 g fibra, 30 g proteínas.

PECHUGAS DE POLLO CON AJO Y MENTA

Preparación: 15 minutos   **Adobo:** De 4 a 24 horas   **Asado:** 12 minutos
Cantidad: 4 raciones

1/2	taza de hojas de menta fresca
1	cucharada de zumo de limón
1	cucharada de aceite de oliva virgen extra
1	cucharada de salsa de soja baja en sal
1	cucharadita de chile en polvo
1/4	de cucharadita de pimienta negra recién molida
4	dientes de ajo
4	pechugas de pollo sin piel y sin hueso (550 g a 700 g)
	Ramitas de menta fresca (opcional)

1. Para el adobo, mezcle en una batidora las hojas de menta, el zumo de limón, el aceite, la salsa de soja, el chile en polvo, la pimienta y el ajo.

2. Ponga el pollo en una bolsa de plástico con autocierre. Vierta el adobo sobre el pollo. Cierre la bolsa y dele la vuelta para que la mezcla cubra bien el pollo. Deje marinar en la nevera entre 4 y 24 horas, dándole la vuelta a la bolsa de vez en cuando.

3. Escurra el pollo. Si dispone de barbacoa, coloque el pollo en una parrilla directamente sobre las brasas y ase entre 12 y 15 minutos o hasta que el pollo esté hecho, dándole la vuelta a media cocción. (En una cocina de gas, precaliente la plancha. Baje el fuego a medio de modo que pueda cocinarse lentamente. Tape y siga las instrucciones anteriores.) Si lo desea, adorne con ramitas de menta.

Información nutricional por ración: 202 calorías, 6 g grasas totales (1 g grasas saturadas), 82 mg colesterol, 228 mg sodio, 2 g carbohidratos, 0 g fibra, 34 g proteínas.

POLLO CON PIMIENTA Y LIMA

Preparación: 10 minutos　　**Asado:** 25 minutos
Cantidad: 6 raciones

De 900 g a 1.200 g de pechugas de pollo (con hueso)
1/2　cucharadita de corteza de lima rallada fina
1/4　de taza de zumo de lima
1　cucharada de aceite de oliva virgen extra
2　dientes de ajo, picados (1 cucharadita de ajo picado)
1　cucharada de tomillo o albahaca fresca cortada, o 1 cucharadita de tomillo
　　o albahaca seca
1/2　a 1 cucharadita de pimienta negra recién molida
1/4　de cucharadita de sal

1. Quítele la piel al pollo si lo desea. Precaliente la parrilla. Coloque en ella los trozos de pollo, con el lado del hueso hacia arriba. Ase a 20 cm. de la fuente de calor durante unos 20 minutos o hasta que el pollo esté ligeramente dorado.

2. Mientras, para el glaseado, mezcle en un recipiente la corteza de la lima, el zumo de lima, el aceite, el ajo, el tomillo, la pimienta y la sal. Unte generosamente el pollo con la mezcla. Déle la vuelta al pollo y úntelo también por el otro lado. Deje en la parrilla entre 5 y 15 minutos más o hasta que el pollo ya no esté rosado.

Información nutricional por ración: 120 calorías, 4 g grasas totales (1 g grasas saturadas), 48 mg colesterol, 126 mg sodio, 1 g carbohidratos, 0 g fibra, 19 g proteínas.

ATÚN A LA PLANCHA CON ROMERO

Preparación: 10 minutos   **Asado:** 8 minutos   **Cantidad:** 4 raciones

450	g de filetes de atún, halibut o salmón, fresco o congelado de 2 cm de grosor
2	cucharaditas de aceite de oliva virgen extra
2	cucharaditas de zumo de limón
1/8	de cucharadita de sal
1/8	de cucharadita de pimienta negra recién molida
2	dientes de ajo, picados (1 cucharadita de ajo picado)
2	cucharaditas de romero o estragón fresco cortado, o 1 cucharadita de romero o estragón seco
1	cucharada de alcaparras escurridas, un poco aplastadas
	Ramitas de romero fresco (opcional)

1. Descongele el pescado en el caso de estar congelado. Seque con papel de cocina. Corte el pescado en 4 raciones. Unte ambos lados del pescado con aceite y zumo de limón. Salpimiente. Esparza el ajo y el romero sobre el pescado y frótelo con los dedos.

2. Si dispone de barbacoa, coloque el pescado en una parrilla engrasada directamente sobre las brasas y ase entre 8 y 12 minutos o hasta que el pescado se desmigaje fácilmente con un tenedor, dándole la vuelta a media cocción. (En una cocina de gas, precaliente la plancha. Baje el fuego a medio de modo que pueda cocinarse lentamente. Tape y siga las instrucciones anteriores.)

3. Añada las alcaparras por encima. Si lo desea, adorne con ramitas de menta.

Información nutricional por ración: 145 calorías, 3 g grasas totales (1 g grasas saturadas), 51 mg colesterol, 179 mg sodio, 1 g carbohidratos, 0 g fibra, 27 g proteínas.

BACALAO CON PESTO DE CILANTRO

Preparación: 20 minutos   **Asado:** De 4 a 6 minutos por 1 cm de grosor
Cantidad: 4 raciones

450 a 700 g de filetes de bacalao	
1 1/2	taza de hojas de cilantro
1	pimiento jalapeño fresco, sin semillas y cortado*
1	diente de ajo, partido por la mitad
2	cucharadas de aceite de oliva virgen extra
1	cucharada de zumo de lima
1/4	de cucharadita de sal
1/4	de cucharadita de pimienta negra recién molida

1. Descongele el pescado en el caso de estar congelado. Seque con papel de cocina. Corte el pescado en 4 raciones. Mida el grosor del pescado. Resérvelo.

2. Para el pesto de cilantro, mezcle en una batidora el cilantro, el jalapeño, el ajo, la cucharada de aceite y el zumo de lima. Mezcle hasta que esté bastante fino. Reserve.

3. Coloque el pescado en la parrilla engrasada y no calentada del asador. Unte con la cucharada restante de aceite. Salpimente. Coloque la parrilla a 15 cm de la fuente de calor y ase el pescado hasta que se desmigaje con facilidad con la ayuda de un tenedor. Si el pescado tiene más de 2 cm de grosor, dele la vuelta a media cocción. Sirva con el pesto de cilantro.

Información nutricional por ración: 148 calorías, 8 g grasas totales (1 g grasas saturadas), 22 mg colesterol, 233 mg sodio, 2 g carbohidratos, 1 g fibra, 17 g proteínas.

* Los chiles picantes pueden contener aceites capaces de quemarle la piel y los ojos, por ello recomendamos manejarlos con guantes de plástico. Si toca los chiles con las manos, láveselas bien con agua y jabón.

VIEIRAS DORADAS CON ZUMO DE LIMÓN

Preparación: 20 minutos   **Cocina:** 6 minutos   **Cantidad:** 4 raciones

350	g de vieiras frescas o congeladas
1	limón
450	g de brotes de espárragos frescos, cortados en trocitos de 5 cm
1	cebolla roja mediana, cortada en rodajas finas
3	cucharadas de aceite de oliva virgen extra
	Sal (opcional)
	Pimienta negra recién molida (opcional)
2	o 3 ramitas de albahaca fresca

1. Descongele las vieiras en el caso de estar congeladas. Aclárelas y seque con papel de cocina. Reserve.

2. Marque el limón con un cuchillo afilado de manera que queden 4 secciones a lo largo. Pele el limón. Retire la piel blanca del limón. Corte la piel en tiras muy finas y resérvelas. Exprima para obtener 2 cucharadas de zumo de limón y reserve el zumo.

3. En una sartén grande, fría los espárragos y la cebolla en 1 cucharada de aceite durante 2 o 3 minutos o hasta que queden tiernos. Salpimiente. Pase la mezcla de espárragos a una bandeja y reserve al calor.

4. En la misma sartén, mezcle la piel de limón que tiene reservada, las 2 cucharadas de aceite restantes y las ramas de albahaca. Cocine entre 30 segundos y 1 minuto o hasta que se caliente. Retire la piel de limón y la albahaca con una espumadera, reservando el aceite de la sartén.

5. Si lo desea, salpimiente las vieiras. Cocínelas en el aceite caliente entre 3 y 5 minutos o hasta que queden opacas, dándoles la vuelta una vez. Vierta el zumo de limón restante. Sírvalas con la mezcla de espárragos.

Información nutricional por ración: 190 calorías, 11 g grasas totales (1 g grasas saturadas), 28 mg colesterol, 147 mg sodio, 6 g carbohidratos, 1 g fibra, 16 g proteínas.

MERLUZA CON PIMIENTA E HINOJO

Preparación: 25 minutos   **Horno:** 4 minutos   **Temperatura del horno:** 230°
Cantidad: 4 raciones

450	g de filetes de merluza, fresca o congelada, de 1 cm de grosor
	Sal (opcional)
	Pimienta negra recién molida (opcional)
1	cucharadita de semillas de hinojo molidas
1	cucharadita de piel de limón rallada fina
1	taza de hinojo cortado
1/2	taza de cebolla cortada
1/2	taza de pimiento rojo cortado
2	dientes de ajo, picados (1 cucharadita de ajo picado)
1	cucharada de aceite de oliva virgen extra
1/4	de taza de caldo de pollo
1	cucharada de eneldo fresco cortado o 1 cucharadita de eneldo seco
1/4	de cucharadita de sal
1/4	de cucharadita de pimienta negra recién molida
	Ramas de eneldo fresco (opcional)

1. Descongele el pescado en el caso de estar congelado, aclárelo y seque con papel de cocina. Córtelo para 4 raciones. Salpimiente si lo desea. Reparta las semillas de hinojo y la piel de limón por el pescado, frotándolo con los dedos, reserve.

2. En una sartén grande, sofría el hinojo, la cebolla, el pimiento y el ajo en aceite caliente a fuego medio entre 5 y 7 minutos, o hasta que las verduras empiecen a dorarse. Retire del fuego. Vierta el caldo, el eneldo, el 1/4 de cucharadita de sal y el 1/4 de cucharadita de pimienta.

3. Ponga 1 taza de la mezcla de verduras en una fuente de horno. Coloque el pescado encima de las verduras y cúbralo con el resto de la mezcla.

4. Hornee, sin tapar, en el horno a 230° entre 4 y 6 minutos, o hasta que el pescado se desmigaje fácilmente con un tenedor. Pase el pescado y las verduras a los platos. Si lo desea, adorne con ramitas de eneldo.

Información nutricional por ración: 157 calorías, 5 g grasas totales (1 g grasas saturadas), 28 mg colesterol, 195 mg sodio, 6 g carbohidratos, 2 g fibra, 24 g proteínas.

SOPA DE SETAS

Preparación: 15 minutos   **Cocina:** 30 minutos   **Cantidad:** 6 raciones

230	g de champiñones frescos cortados (3 tazas)
120	g de setas de temporada, cortadas con 1 cm de grosor
1/2	taza de cebolla cortada

3   dientes de ajo, picados (1 ½ cucharadita de ajo picado)
1   cucharada de aceite de oliva virgen extra
3   latas de 400 g de caldo de pollo bajo en sal
1   cucharada de tomillo fresco, o ½ cucharadita de tomillo seco

1. En una cacerola grande, sofría en aceite caliente las setas, la cebolla y el ajo durante 10 minutos, o hasta que las setas se hayan ablandado y la mayoría del líquido se haya evaporado, removiendo de vez en cuando.
2. Añada el caldo de pollo y el tomillo seco (si se utiliza), lleve a ebullición y baje luego el fuego. Tape y deje hervir a fuego lento durante 10 minutos. Añada el tomillo fresco (si se utiliza).

Información nutricional por ración: 58 calorías, 3 g grasas totales (0 g grasas saturadas), 0 mg colesterol, 474 mg sodio, 5 g carbohidratos, 1 g fibra, 4 g proteínas.

ENSALADA DE SALMÓN

De principio a fin: 35 minutos   **Cantidad:** 4 raciones

    Spray de cocina antiadherente de aceite de oliva
¾   de taza de salmón ahumado a trocitos
¼   de taza de cebolla tierna cortada fina
½   taza de pimiento amarillo cortado
1 ⅓ de taza de tomates cortados
¼   de taza de cebolla cortada
1   pepino mediano cortado (2 tazas)
2   cucharadas de aceitunas cortadas
2   cucharaditas de alcaparras escurridas
1   receta de Vinagreta de limón

1. Rocíe 4 flaneras con el spray. Divida los ingredientes en 6 partes proporcionales y colóquelos en las flaneras a capas con el siguiente orden: salmón, cebolla tierna, pimiento, tomate, cebolla y pepino. Tape las flaneras con film de plástico y presione con fuerza el contenido.
2. Para servir, invierta las flaneras sobre 4 platos. Levántelas con cuidado. Añada las aceitunas y las alcaparras. Aliñe con Vinagreta de limón.

VINAGRETA DE LIMÓN: En un recipiente con tapón de rosca, mezcle 2 cucharadas de aceite de oliva virgen extra, 2 cucharaditas de piel de limón rallada fina, 2 cucharadas de zumo de limón, sustituto del azúcar equivalente a ½ cucharadita de azúcar, ¼ de cucharadita de sal y unas pizcas de salsa picante envasada. Agite bien antes de utilizar.

Información nutricional por ración: 135 calorías, 9 g grasas totales (1 g grasas saturadas), 7 mg colesterol, 429 mg sodio, 9 g carbohidratos, 2 g fibra, 7 g proteínas.

BRÓCOLI Y PIMIENTOS CON SALSA DE SOJA

De principio a fin: 20 minutos   **Cantidad:** 12 raciones

- 3   cucharadas de salsa de soja
- 1   cucharada de zumo de limón
- 1   cucharadita de jengibre fresco rallado
- 1   diente de ajo, picado ($\frac{1}{2}$ cucharadita de ajo picado)
- 1   cucharadita de aceite de sésamo tostado
- 8   tazas de brócoli
- 2   pimientos rojos y/o amarillos, cortados en tiras (1 $\frac{1}{2}$ taza)
- 1   cucharada de cilantro fresco cortado

1. Para la salsa, mezcle la salsa de soja, el zumo de limón, el jengibre, el ajo y el aceite de sésamo. Reserve.

2. Coloque un cestillo para cocinar al vapor en una cacerola grande. Añada la cantidad de agua mínima. Lleve el agua a ebullición. Coloque el brócoli en el cestillo. Baje el fuego, tape y cocine al vapor durante 4 minutos. Añada el pimiento, tape y cocine al vapor 3 o 4 minutos más o hasta que las verduras estén tiernas. Escurra las verduras y páselas al recipiente que utilizará para servir. Vierta la salsa sobre las verduras mezclando bien. Rocíe con cilantro.

Información nutricional por ración: 30 calorías, 1 g grasas totales (0 g grasas saturadas), 0 mg colesterol, 246 mg sodio, 5 g carbohidratos, 2 g fibra, 0 g proteínas.

RECETAS ADICIONALES
DE LA SEGUNDA
Y LA TERCERA RONDA

MEZCLA DE CALABACÍN

De principio a fin: 20 minutos   **Cantidad:** 6 raciones

- 2   cucharadas de vinagre de vino blanco o tinto
- 2   cucharadas de aceite de oliva virgen extra
- 2   cucharaditas de orégano o tomillo fresco cortado, o ½ cucharadita de orégano o tomillo seco
- 1   cucharadita de piel de limón rallada fina
- ¼   de cucharadita de sal
- ⅛ a ¼ de pimienta roja molida
- 3   cebollas tiernas
- 1   calabacín mediano, partido en cuatro a lo largo
- 1   calabaza mediana, partida en cuatro a lo largo

1. En un recipiente pequeño mezcle el vinagre, el aceite, el orégano, la piel de limón, la sal y la pimienta roja. Unte las cebollas, el calabacín y la calabaza con esa mezcla.

2. En el caso de disponer de barbacoa, coloque las verduras sobre la rejilla directamente sobre las brasas. Ase hasta que estén tiernas, dándoles la vuelta de vez en cuando. Serán unos 3 o 4 minutos para las cebollas, y de 5 a 6 minutos para el calabacín y la calabaza. (En la cocina, precaliente una plancha. Baje a fuego medio y coloque las verduras. Tape y ase según las instrucciones anteriores.)

3. Corte adecuadamente las verduras y pase a una bandeja. Aliñe con la mezcla de vinagre restante. Sirva caliente.

Información nutricional por ración: 51 calorías, 5 g grasas totales (1 g grasas saturadas), 0 mg colesterol, 101 mg sodio, 2 g carbohidratos, 1 g fibra, 1 g proteínas.

HUEVOS CON VERDURAS Y QUESO

Preparación: 20 minutos **Horneado:** 20 minutos **Reposo:** 5 minutos
Temperatura del horno: 180º **Cantidad:** 4 raciones

- 1 cucharada de aceite de oliva virgen extra
- 1 cucharadita de tomillo fresco cortado
- 1 diente de ajo, picado (½ cucharadita de ajo picado)
- 2 tazas de cebolla cortada, pimiento cortado, champiñones cortados, tomates cortados y/o calabacín cortado
- ¼ de cucharadita de sal
- ⅛ de cucharadita de pimienta negra recién molida
   Spray antiadherente de aceite de oliva
- 8 huevos
- 1 cucharada de cebollino o perejil fresco cortado
- ⅔ de taza de queso emmental, mozzarella o cheddar rallado

1. En una sartén mediana antiadherente, caliente el aceite de oliva a fuego medio. Añada el tomillo y el ajo y fría 10 segundos. Vierta las verduras y sofría removiendo entre 3 y 4 minutos, o hasta que las verduras estén tiernas. Salpimiente y reserve las verduras.
2. Cubra con spray antiadherente una bandeja de horno. Extienda en ella las verduras. Parta con cuidado los huevos encima de las verduras. Rocíe con cebollino y, si lo desea, con un poco más de sal y pimienta.
3. Hornee, tapado, en el horno a 180º durante 20 minutos o hasta que las claras de los huevos estén opacas y las yemas firmes. Añada el queso rallado. Tape y deje reposar 5 minutos o hasta que el queso esté derretido.

Información nutricional por ración: 230 calorías, 15 g grasas totales (4 g grasas saturadas), 429 mg colesterol, 311 mg sodio, 6 g carbohidratos, 1 g fibra, 19 g proteínas.

HUEVOS REVUELTOS CON FETA Y ENELDO

De principio a fin: 25 minutos **Cantidad:** 4 raciones

- 1 cucharada de aceite de oliva virgen extra
- 8 lonchas de bacon
- 8 huevos
- ¼ de taza de agua

1 taza de queso feta a trocitos (120 g)
1 cucharada de eneldo fresco cortado, o 1 cucharadita de eneldo seco
⅛ de cucharadita de pimienta negra recién molida
  Spray de cocina antiadherente de aceite de oliva

1. Caliente el aceite en una sartén grande antiadherente a fuego medio. Añada el bacon y fría entre 4 y 6 minutos o hasta que empiece a dorarse, dándole una vez la vuelta. Pase al plato. Tape y mantenga caliente. Lave y seque la sartén.
2. En un recipiente mediano mezcle los huevos, el agua, el queso feta, el eneldo y la pimienta.
3. Ponga spray antiadherente en la sartén. Caliente a fuego medio y vierta la mezcla de huevo. Cocine, sin remover, hasta que la mezcla empiece a cuajar en el fondo y los bordes. Con una espátula, levante y doble la mezcla de huevo parcialmente hecha de modo que la parte sin hacer quede debajo. Siga cociendo hasta que esté hecha pero sin que se reseque. Retire del fuego y sirva acompañando el bacon.

Información nutricional por ración: 344 calorías, 24 g grasas totales (10 g grasas saturadas), 483 mg colesterol, 1.192 mg sodio, 3 g carbohidratos, 0 g fibra, 28 g proteínas.

TORTILLA ITALIANA DE SALMÓN AHUMADO

De principio a fin: 25 minutos   **Cantidad:** 4 raciones

6 huevos
¼ de cucharadita de pimienta negra recién molida
  Spray de cocina antiadherente
¼ de taza de cebollas tiernas a rodajas
1 trozo de salmón ahumado de 120 g, sin piel ni espinas
2 cucharadas de eneldo fresco cortado, o 1 cucharadita de eneldo seco
30 g de queso de cabra a trocitos

1. En un recipiente mediano, mezcle los huevos y la pimienta, reserve.
2. Cubra una sartén grande con spray antiadherente. Cocine las cebollas a fuego medio hasta que estén tiernas. Agregue el salmón y el eneldo. Agregue la mezcla de huevo. Cuando la mezcla empiece a cuajar, pase una espátula por los bordes de la sartén para separarla y déle la vuelta a la tortilla. Siga cocinando hasta que esté hecha pero sin estar reseca. Espolvoree con queso.

Información nutricional por ración: 166 calorías, 10 g grasas totales (4 g grasas saturadas), 329 mg colesterol, 344 mg sodio, 1 g carbohidratos, 0 g fibra, 16 g proteínas.

BISTEC CON AJO Y MOSTAZA

Preparación: 10 minutos   **Plancha:** 15 minutos
Cantidad: De 4 a 6 raciones

 400 a 600 g de bistec de falda
   Sal (opcional)
   Pimienta negra recién molida (opcional)
 2 cucharadas de mostaza de Dijon
 1 cucharada de salsa Worcestershire
 1 cucharada de mejorana o tomillo fresco cortado, o 1/2 cucharadita de mejorana
   o tomillo seco
 2 dientes de ajo picados (1 cucharadita de ajo picado)
 1/4 de cucharadita de pimienta negra recién molida

1. Marque ambos lados de la carne con cortes romboidales superficiales. Salpimente si lo desea. En un recipiente pequeño mezcle la mostaza, la salsa Worcestershire, la mejorana, el ajo y la pimienta. Unte ambos lados de la carne con la mezcla.

2. Coloque la carne sobre la rejilla sin calentar de una parrilla. Ase a unos 10 cm de la fuente de calor entre 15 y 18 minutos o hasta que la carne esté en su punto, dándole una vez la vuelta a media cocción. Corte la carne en filetes finos.

Información nutricional por ración: 183 calorías, 8 g grasas totales (3 g grasas saturadas), 56 mg colesterol, 360 mg sodio, 3 g carbohidratos, 0 g fibra, 25 g proteínas.

HAMBURGUESAS CON SALSA DE ENELDO

Preparación: 20 minutos   **Plancha:** 12 minutos   **Cantidad:** 4 raciones

 1/4 de taza de cebolla cortada fina
 1/4 de taza de perejil cortado
 1/2 cucharadita de sal
 6 dientes de ajo, picados (1 cucharada de ajo picado)
 450 g de carne picada de ternera o cordero
 1/4 de taza de crema de leche o yogur natural descremado
 2 cucharadas de mayonesa
 1 cucharada de mostaza de Dijon o mostaza a la Antigua
 1 cucharadita de eneldo fresco cortado, o 1/4 de cucharadita de eneldo seco
 1 cucharadita de vinagre balsámico
 1/4 de taza de pepino cortado

1. En un recipiente grande, mezcle la cebolla, el perejil, la sal y el ajo. Añada la carne y mezcle bien. Forme 4 hamburguesas.

2. Coloque las hamburguesas en la parrilla a unos 10 cm de la fuente de calor y ase entre 12 y 14 minutos o hasta que estén hechas, dándoles una vez la vuelta a media cocción.

3. Mientras, para la salsa, mezcle en un recipiente pequeño la crema de leche, la mayonesa, la mostaza, el eneldo y el vinagre. Agregue el pepino. Ponga sobre las hamburguesas.

Información nutricional por ración: 304 calorías, 22 g grasas totales (8 g grasas saturadas), 82 mg colesterol, 491 mg sodio, 3 g carbohidratos, 0 g fibra, 23 g proteínas.

COSTILLAS DE CERDO CON ADOBO DE CURRY

Preparación: 15 minutos   **Adobo:** De 6 a 24 horas   **Asado:** 20 minutos
Cantidad: 4 raciones

1/2	taza de mostaza picante
1/4	de taza de vino blanco seco
1	cucharada de curry en polvo
1	cucharada de aceite de oliva virgen extra
2	cucharadas de cebolla tierna cortada
1	cucharadita de jengibre fresco rallado
1	diente de ajo, picado (1/2 cucharadita de ajo picado)
1/4 a 1/2	cucharadita de pimienta roja molida
4	costillas de cerdo sin hueso de 2 cm de grosor (450 g en total)
	Sal (opcional)
	Pimienta negra recién molida (opcional)

1. Para el adobo, mezcle en un recipiente pequeño la mostaza, el vino, el curry, el aceite, la cebolla verde, el jengibre, el ajo y la pimienta roja.

2. Salpimente las costillas si lo desea. Colóquelas en una bolsa de plástico con autocierre y vierta el adobo en su interior. Cierre la bolsa y dele la vuelta para cubrir las costillas con la mezcla. Marine en la nevera entre 6 y 26 horas, dándole la vuelta a la bolsa de vez en cuando.

3. Escurra las costillas y reserve el adobo. Si dispone de barbacoa, coloque las costillas en una parrilla engrasada directamente sobre las brasas y ase entre 20 y 24 minutos o hasta que la carne esté hecha, dándole la vuelta a media cocción y untándola con el adobo. (En una cocina de gas, precaliente la plancha. Baje el fuego a medio de modo que pueda cocinarse lentamente. Tape y siga las instrucciones anteriores.)

Información nutricional por ración: 191 calorías, 12 g grasas totales (3 g grasas saturadas), 51 mg colesterol, 343 mg sodio, 2 g carbohidratos, 1 g fibra, 18 g proteínas.

LOMO DE CERDO RELLENO A LA GRIEGA

Preparación: 25 minutos   **Asado:** 1 hora   **Reposo:** 15 minutos
Temperatura del horno: 160°   **Cantidad:** 8 raciones

>   900 g a 1,2 kg de lomo de cerdo entero
>   Sal
>   Pimienta negra recién molida
> 1 ½   cucharadita de aliño griego
>   1   bote de 350 g de pimientos rojos asados, escurridos
>   ½   taza de queso feta a trocitos (60 g)
>   2   dientes de ajo, picados (1 cucharadita de ajo picado)
>   Col al vapor (opcional)

1. Para rellenar el lomo de cerdo, realice un corte longitudinal en el centro de la pieza formando una «v». Abra. Realice un corte paralelo en cada lado del primer corte. Abra la carne para que quede plana. Coloque entre dos trozos de film de plástico. Desde el centro hasta los extremos, golpee con el lado plano de un mazo de cocina hasta que quede un grosor de 1 cm. Retire el plástico. Salpimente la carne.
2. Unte con el aliño griego el lado más plano del lomo. Retire cualquier semilla de los pimientos asados. Disponga los pimientos formando una capa plana sobre la carne. En un recipiente pequeño, mezcle el queso feta y el ajo. Coloque sobre los pimientos. Empezando por el lado más corto, enrolle la carne y ate con un cordel de algodón. Acabe de salpimentar.
3. Coloque el asado en una rejilla sobre una bandeja de horno. Inserte un termómetro en el centro de la carne. Ase en horno a 160° durante 1½ hora o hasta que el termómetro indique 70°. Tape la carne con papel de aluminio y deje reposar 15 minutos. Si lo desea, sirva acompañado de col al vapor.

Información nutricional por ración: 196 calorías, 8 g grasas totales (3 g grasas saturadas), 68 mg colesterol, 171 mg sodio, 2 g carbohidratos, 1 g fibra, 26 g proteínas.

POLLO CON ESPECIAS

Preparación: 25 minutos   **Asado:** 1¼ horas   **Reposo:** 10 minutos
Temperatura del horno: 230°/170°   **Cantidad:** 4 raciones

>   12   dientes de ajo, picados (2 cucharadas de ajo picado)
>   4   cucharaditas de semillas de hinojo, tostadas y molidas*, o 4 cucharaditas
>   de semillas de hinojo, molidas
>   4   cucharaditas de páprika
>   2   cucharaditas de semillas de comino, tostadas y molidas*, o 2 cucharaditas
>   de comino en polvo
>   1   cucharada de aceite de oliva virgen extra
>   1   pollo entero de 1 1/2 kilo

1/ cucharadita de sal
1/8 de cucharadita de pimienta negra recién molida
1 limón o 1 naranja pequeña, a cuartos

1. En un recipiente pequeño, mezcle el ajo, las semillas de hinojo, la páprika y las semillas de comino. Añada el aceite. Salpimente el pollo. Frote la cavidad inferior del pollo con una tercera parte de la mezcla de ajo.
2. Empezando por la abertura junto a la pata y el muslo, introduzca con cuidado los dedos entre la carne de la pechuga y la piel para separar la piel de la carne. Frote lo que queda de la mezcla de ajo entre la carne de la pechuga y la piel y por todo el exterior del pollo. Introduzca en la cavidad del pollo el limón o la naranja a cuartos. Con un cordel de algodón, una los extremos de las patas. Doble las puntas de las alas por debajo de la espalda. Tape y deje enfriar el pollo hasta 24 horas.
3. Coloque el pollo, con el lado de las pechugas hacia abajo, en una rejilla sobre una fuente de horno. Inserte un termómetro resistente al horno en la parte interior de un muslo.
4. Ase con el horno a 230° durante 15 minutos. Dele la vuelta al pollo y baje la temperatura a 170°. Siga asando entre 60 y 70 minutos más o hasta que el pollo ya no esté rosado. Saque el pollo del horno. Tápelo con papel de aluminio y deje reposar 10 minutos antes de trinchar. Cuando lo trinche, retire con cuidado la piel del pollo.

Información nutricional por ración: 276 calorías, 9 g grasas totales (2 g grasas saturadas), 131 mg colesterol, 368 mg sodio, 4 g carbohidratos, 2 g fibra, 42 g proteínas.

*Para tostar las semillas, caliente una sartén pequeña a fuego medio. Añada las semillas. Ase unos dos minutos o hasta que estén tostadas y aromáticas, agitando con frecuencia la sartén. Coloque las semillas tostadas en un molinillo de especias y muela hasta que queden convertidas en un polvillo fino.

POLLO ASADO CON ENSALADA DE TOMATES Y GARBANZOS

Preparación: 25 minutos   **Adobo:** De 8 a 24 horas   **Asado:** 12 minutos
Cantidad: 4 raciones

4 pechugas de pollo, sin piel y sin hueso
Sal
Pimienta negra recién molida
3/4 de taza de Adobo marroquí Charmoula (véase receta, pág. 160)
2 pimientos verdes y/o rojos medianos, cortados
1 bote de 400 g de garbanzos, aclarados y escurridos
1 tomate grande, cortado
1/2 taza de cebolla, cortada fina
1/2 pimiento chile, sin semillas y cortado fino* (opcional)
2 cucharadas de perejil fresco, cortado

1. Salpimente el pollo. Colóquelo en una bolsa de plástico con autocierre y añada el $1/4$ de taza de Adobo marroquí Charmoula. Cierre la bolsa y dele la vuelta para que el pollo quede bien cubierto por el adobo. Marine en la nevera entre 8 y 24 horas, dándole la vuelta a la bolsa de vez en cuando.

2. Escurra el pollo y deseche el adobo. Si dispone de barbacoa, coloque el pollo en la rejilla directamente encima de las brasas. Ase entre 12 y 15 minutos o hasta que el pollo ya no esté rosado, dándole la vuelta a media cocción. (En una cocina, precaliente la parrilla. Baje el fuego y coloque el pollo en la parrilla. Tape y ase según las instrucciones anteriores.)

3. Mientras, en un recipiente grande, mezcle los pimientos, los garbanzos, el tomate, la cebolla, el chile y la $1/2$ taza que queda de Adobo marroquí Charmoula. Salpimente. Divida la mezcla de garbanzos en 4 platos y ponga una pechuga de pollo en cada plato. Espolvoree con perejil.

Información nutricional por ración: 433 calorías, 19 g grasas totales (3 g grasas saturadas), 66 mg colesterol, 907 mg sodio, 34 g carbohidratos, 8 g fibra, 33 g proteínas.

* Los chiles picantes pueden contener aceites capaces de quemarle la piel y los ojos, por ello recomendamos manejarlos con guantes de plástico. Si toca los chiles con las manos, láveselas bien con agua y jabón.

POLLO DEL BISTRO CON AJOS

Preparación: 20 minutos   **Horneado:** 12 minutos   **Temperatura del horno:** 200º
Cantidad: 4 raciones

1	cabeza de ajos
2	pechugas de polo sin piel y sin hueso (600 g a 700 g)
	Sal (opcional)
	Pimienta negra recién molida (opcional)
1	cucharada de aceite de oliva virgen extra
1	cucharadita de albahaca fresca cortada, o $1/4$ de cucharadita de albahaca seca
1	cucharadita de tomillo fresco cortado, o $1/4$ de cucharadita de tomillo seco
1	cucharadita de romero fresco cortado, o $1/4$ de cucharadita de romero seco
$1/4$	de cucharadita de sal
$1/8$	de cucharadita de pimienta negra recién molida
$1/4$	de taza de vermuth o vino blanco seco
	Ramitas de hierbas frescas (opcional)

1. Separe los dientes de ajo. Corte el extremo de cada diente de ajo pero no lo pele. Reserve.

2. Salpimiente el pollo si lo desea. En una sartén grande y resistente al horno, fría el pollo y los dientes de ajo en aceite caliente a fuego medio durante 4 minutos o hasta que el pollo se dore un poco, removiéndolo todo a la vez. Espolvoree el pollo con la albahaca, el tomillo, el romero, el $1/4$ de cucharadita de sal y el $1/8$ de cucharadita de pimienta.

3. Pase la sartén al horno a 200º. Hornee, tapada, entre 12 y 15 minutos, o hasta que el pollo ya no esté rosado y el ajo esté tierno.

4. Con una espumadera, pase el pollo a una bandeja y mantenga caliente. Guarde los jugos del pollo en la sartén. Aplaste los ajos en la sartén y quite la piel. Haga hervir y baje el fuego. Deje hervir lenta mente, destapado, unos 6 minutos o hasta que la salsa se espese un poco, removiendo con frecuencia. Vierta la salsa de ajo por encima del pollo. Salpimiente de nuevo. Si lo desea, adorne con ramitos de hierbas.

Información nutricional por ración: 177 calorías, 7 g grasas totales (1 g grasas saturadas), 60 mg colesterol, 189 mg sodio, 3 g carbohidratos, 0 g fibra, 22 g proteínas.

SALTEADO DE POLLO Y ESPÁRRAGOS

De principio a fin: 20 minutos   **Cantidad:** 4 raciones

350 g de espárragos frescos
  4 pechugas de pollo sin piel y sin hueso (de 600 g a 700 g en total)
    De 2 a 3 cucharaditas de hierbas de Provenza o salsa Cajun
  3 dientes de ajo, picados (1 ½ cucharadita de ajo picado)
¼ de cucharadita de sal
¼ de cucharadita de pimienta negra recién molida
  2 cucharaditas de aceite de oliva virgen extra
  1 pimiento rojo mediano, cortado en tiras finas
½ taza de vino blanco seco o de caldo de pollo
  1 cucharada de perejil fresco cortado
  1 cucharada de zumo de limón

1. Quite los extremos más duros de los espárragos y córtelos en trocitos de 2 cm (debería quedarle 1 ½ taza). Reserve.
2. Espolvoree el pollo con las hierbas, el ajo, la sal y la pimienta. En una sartén grande antiadherente, cocine el pollo a fuego medio-alto durante 3 minutos.
3. Déle la vuelta al pollo y agregue los espárragos, los pimientos y el vino. Lleve a ebullición y baje luego el fuego. Deje hervir a fuego lento, destapado, unos 8 minutos o hasta que el pollo ya no esté rosado y las verduras estén tiernas, removiendo de vez en cuando. Con la ayuda de una espumadera, pase el pollo y las verduras a los platos. Añada el perejil y el zumo de limón a los jugos que han quedado en la sartén. Sazone con sal y pimienta y vierta sobre el pollo.

Información nutricional por ración: 223 calorías, 5 g grasas totales (1 g grasas saturadas), 82 mg colesterol, 202 mg sodio, 5 g carbohidratos, 2 g fibra, 35 g proteínas.

POLLO AL CILANTRO CON NUECES

De principio a fin: 25 minutos   **Cantidad:** 4 raciones

2	cucharaditas de jengibre fresco rallado
4	dientes de ajo, picados (2 cucharaditas de ajo picado)
1/4	de cucharadita de sal
1/8	de cucharadita de pimienta negra recién molida
450	g de pechuga de pollo, sin piel y sin hueso, cortada en tiras de 2 cm
2	cucharaditas de aceite de cacahuete tostado
30	g de cacahuetes tostados
1	cucharada de salsa de soja
2	cucharaditas de vinagre de arroz
1	cucharadita de aceite de sésamo tostado
1	taza de hojas de cilantro fresco
4	tazas de col china cortada fina
1/4	de taza de menta fresca cortada
	Ramitas de cilantro fresco (opcional)
	Gajos de lima (opcional)

1. En un recipiente pequeño, mezcle el jengibre, el ajo, la sal y la pimienta. Vierta la mezcla sobre el pollo, cubriéndolo bien. En una sartén grande, sofría el pollo en aceite de cacahuete caliente a fuego fuerte durante 2 minutos. Añada los cacahuetes. Siga removiendo 3 minutos más hasta que el pollo ya no esté rosado.

2. Agregue la salsa de soja, el vinagre y el aceite de sésamo. Siga removiendo 2 minutos más. Retire del fuego. Añada la 1/2 taza de hojas de cilantro.

3. En un recipiente grande, mezcle la col, la menta y la 1/2 taza restante de hojas de cilantro. Disponga esta mezcla en 4 platos. Para servir, vierta la mezcla de pollo sobre la mezcla de col. Si lo desea, adorne con ramitas de cilantro y gajos de lima.

Información nutricional por ración: 217 calorías, 8 g grasas totales (1 g grasas saturadas), 66 mg colesterol, 402 mg sodio, 7 g carbohidratos, 2 g fibra, 30 g proteínas.

SOLOMILLOS DE PAVO RELLENOS

Preparación: 15 minutos   **Asado:** 16 minutos   **Cantidad:** 4 raciones

2	solomillos de pechuga de pavo (450 g)
2	tazas de espinacas frescas cortadas
100	g de queso de cabra, o 3/4 de taza de queso feta (100 g)
1/2	cucharadita de pimienta negra recién molida
1	cucharada de aceite de oliva
1	cucharadita de páprika

½   cucharadita de sal

⅛ a ¼ de cucharadita de pimienta de cayena

1. Forme una especie de bolsillo en cada trozo de pavo cortando casi al completo un lado en sentido longitudinal, pero sin llegar al lado opuesto. Reserve. En un recipiente mediano, mezcle las espinacas, el queso y la pimienta negra. Reparta esta mezcla en los bolsillos que ha creado. Sujételo con la ayuda de un cordel de algodón.

2. En un recipiente pequeño, mezcle el aceite, la páprika, la sal y la pimienta de cayena. Unte el pavo con la mezcla. En el caso de disponer de barbacoa, coloque el pavo sobre la parrilla engrasada directamente sobre las brasas. Ase entre 16 y 20 minutos o hasta que el pavo ya no esté rosado, dándole una vez la vuelta a mitad de la cocción. (En el caso de hacerlo en la cocina, precaliente la parrilla. Baje a fuego medio y coloque el pavo en la parrilla engrasada sobre la fuente de calor. Tape y siga las instrucciones de cocción anteriores.) Retire el cordel y corte la carne.

Información nutricional por ración: 219 calorías, 9 g grasas totales (4 g grasas saturadas), 80 mg colesterol, 373 mg sodio, 1 g carbohidratos, 1 g fibra, 32 g proteínas.

SOLOMILLOS DE PAVO CON ESPECIAS

Preparación: 15 minutos   **Asado:** 12 minutos   **Cantidad:** 4 raciones

2	solomillos de pechuga de pavo (450 g)
1 ½	cucharadita de comino en polvo
1 ½	cucharadita de semillas de cilantro en polvo
1	cucharadita de piel de lima rallada fina
¾	de cucharadita de sal
²⁄₄	de cucharadita de jengibre rallado
½	cucharadita de pimienta roja molida
½	taza de yogur natural descremado
2	cucharadas de zumo de lima

1. Corte los solomillos de pavo horizontalmente por la mitad para conseguir 4 filetes. Reserve. En un recipiente pequeño mezcle el comino, las semillas de cilantro, la piel de lima, la sal, el jengibre y la pimienta roja. Reserve ½ cucharadita de la mezcla de comino. Espolvoree el resto sobre los filetes de pavo y frote con los dedos.

2. En el caso de disponer de barbacoa, coloque el pavo sobre la parrilla engrasada directamente sobre las brasas. Ase entre 12 y 15 minutos o hasta que el pavo ya no esté rosado, dándole una vez la vuelta a mitad de la cocción. (En el caso de hacerlo en la cocina, precaliente la parrilla. Baje a fuego medio y coloque el pavo en la parrilla engrasada sobre la fuente de calor. Tape y siga las instrucciones de cocción anteriores.)

3. Mientras, en un recipiente pequeño, mezcle el yogur, el zumo de lima y la mezcla de comino que ha reservado. Sirva la salsa con los filetes de pavo asados.

Información nutricional por ración: 158 calorías, 2 g grasas totales (1 g grasas saturadas), 70 mg colesterol, 439 mg sodio, 4 g carbohidratos, 1 g fibra, 29 g proteínas.

LUBINA ASADA CON SALSA DE FRESAS

De principio a fin: 30 minutos **Cantidad:** 4 raciones

12	dientes de ajo, picados (2 cucharadas de ajo picado)
4	filetes de lubina o halibut, de 110 g a 140 g de 2 cm de grosor, frescos o congelados
1/4	de cucharadita de sal
1/4	de cucharadita de pimienta de cayena
1	taza de fresas cortadas
1/4	de taza de pimiento chile cortado fino*
2	cucharadas de cilantro fresco cortado
1/2	cucharadita de semillas de comino, tostadas
1/8	de cucharadita de sal

1. Descongele el pescado si está congelado, seque con papel de cocina. Ralle la piel de la lima. Pele y corte la lima, reserve. En un recipiente pequeño, mezcle la piel de la lima, el 1/4 de cucharadita de sal y la pimienta de cayena. Espolvoree sobre ambos lados del pescado y frótelo con los dedos.

2. En el caso de disponer de barbacoa, coloque las brasas en torno a una bandeja de goteo. Coloque el pescado sobre la parrilla engrasada y sobre la bandeja de goteo. Tape y ase entre 14 y 18 minutos o hasta que el pescado se desmigaje fácilmente con la ayuda de un tenedor, dándole una vez la vuelta a mitad de la cocción. (En el caso de hacerlo en la cocina, precaliente la parrilla. Baje a fuego medio y coloque el pescado en la parrilla engrasada sobre el calor indirecto. Tape y siga las instrucciones de cocción anteriores.)

3. Mientras, en un recipiente mediano, mezcle la lima cortada, las fresas, el chile, el cilantro, las semillas de comino y el 1/8 de cucharadita de sal. Sirva acompañando el pescado.

Información nutricional por ración: 137 calorías, 3 g grasas totales (1 g grasas saturadas), 46 mg colesterol, 299 mg sodio, 7 g carbohidratos, 1 g fibra, 22 g proteínas.

* Los chiles picantes pueden contener aceites capaces de quemarle la piel y los ojos, por ello recomendamos manejarlos con guantes de plástico. Si toca los chiles con las manos, láveselas bien con agua y jabón.

ATÚN A LA BRASA CON DELICIA CÍTRICA

Preparación: 20 minutos   **Cocina:** 6 minutos   **Cantidad:** 4 raciones

4	filetes de atún de 120 g y 2 cm de grosor, frescos o congelados
	Sal (opcional)
	Pimienta negra recién molida (opcional)

2 cucharaditas de vinagre de jerez o vinagre de vino blanco

2 cucharaditas de salsa de soja

1/2 cucharadita de jengibre fresco rallado

1 cucharada de aceite de oliva virgen extra

1 pomelo mediano, pelado y cortado

1 naranja mediana, pelada y cortada

2 cucharadas de cebolla roja, cortada fina

2 cucharadas de cilantro fresco, cortado fino

2 cucharaditas de aceite de oliva virgen extra

1. Descongele el pescado si está congelado, seque con papel de cocina. Salpimiente si lo desea. Reserve.

2. Para la delicia de cítricos, mezcle en un recipiente pequeño el vinagre, la salsa de soja y el jengibre. Añada 1 cucharada de aceite. Corte los gajos de pomelo en tres y corte los gajos de naranja. Agregue los trozos de fruta, la cebolla y el cilantro en la mezcla de vinagre. Reserve.

3. En una sartén grande, caliente las 2 cucharaditas de aceite a fuego medio-alto. Ponga a freír el pescado entre 6 y 9 minutos o hasta que se desmigaje fácilmente con la ayuda de un tenedor (el atún puede quedar algo rosado en el centro), dándole una vez la vuelta a mitad de la cocción. Sirva el pescado con la delicia de cítricos.

Información nutricional por ración: 244 calorías, 11 g grasas totales (2 g grasas saturadas), 43 mg colesterol, 199 mg sodio, 7 g carbohidratos, 1 g fibra, 27 g proteínas.

SALMÓN ESCALFADO CON SALSA DE ENELDO

Preparación: 10 minutos **Cocina:** 4 minutos **Reposo:** De 2 a 24 horas
Cantidad: 6 raciones

700 g de filetes de salmón, frescos o congelados, de 1 cm de grosor

1/8 de cucharadita de sal

1/8 de cucharadita de pimienta blanca recién molida

2/3 de taza de vino blanco seco

1/3 de taza de agua

1/2 limón, cortado en rodajas gruesas

1 cucharadita de semillas de cilantro

3 anises, o 1/2 cucharadita de semillas de anís

1/2 taza de crema de leche descremada

1 cucharada de eneldo fresco, cortado

1 cucharada de zumo de lima

Sal

Pimienta negra recién molida

1 cogollo cortado en trozos grandes

Rodajas de pepino (opcional)

Ramitas de eneldo fresco (opcional)

1. Descongele el pescado si está congelado, seque con papel de cocina. Corte en 6 raciones. Salpimiente.

2. En una sartén grande, mezcle el vino, el agua, las rodajas de limón, las semillas de cilantro y el anís. Lleve a ebullición y baje luego el fuego. Añada el pescado en una sola capa. Tape y deje hervir lentamente entre 4 y 6 minutos o hasta que el pescado se desmigaje fácilmente con la ayuda de un tenedor. Con la ayuda de una espumadera, pase con cuidado el pescado a una bandeja. Tape y deje en reposo en la nevera entre 2 y 24 horas.

3. En un recipiente pequeño, mezcle la crema de leche, el eneldo y el zumo de lima. Sazone con sal y pimienta. Tape y deje enfriar 1 hora o hasta el momento de servir.

4. Disponga los cogollos en los platos y coloque encima el pescado. Añada la salsa de crema de leche. Si lo desea, adorne con rodajas de pepino y ramitas de eneldo.

Información nutricional por ración: 259 calorías, 14 g grasas totales (3 g grasas saturadas), 73 mg colesterol, 143 mg sodio, 4 g carbohidratos, 1g fibra, 24 g proteínas.

HALIBUT CON SALSA DE PIMIENTA

Preparación: 25 minutos   **Asado:** De 4 a 6 minutos por 1 cm de grosor
Cantidad: 4 raciones

3	cucharadas de vinagre de arroz
2	cucharadas de salsa de soja
1/2	cucharadita de jengibre fresco rallado
1/8	de cucharadita de pimienta negra recién molida
3/4	de taza de pimiento rojo y/o amarillo cortado
1/2	taza de pepino cortado
2	cucharadas de cebolla tierna cortada fina
2	cucharadas de cilantro fresco cortado
1/2	pimiento chile jalapeño, cortado fino*
1/4	de cucharadita de aceite de sésamo tostado
4	filetes de halibut de 120 g, frescos o congelados, de 1 cm de grosor
1	cucharadita de semillas de sésamo
	Hojas de col china (opcional)

1. Para la salsa de pimienta, mezcle en un recipiente pequeño el vinagre, la salsa de soja y el jengibre. En otro recipiente pequeño, mezcle 2 cucharadas de esa mezcla de vinagre con la pimienta negra; reserve. En el resto de mezcla de vinagre, agregue el pimiento, el pepino, la cebolla, el cilantro, el jalapeño y el aceite de sésamo y mezcle bien. Tape y deje enfriar hasta 1 hora o hasta el momento de servir.

2. Descongele el pescado si está congelado, aclárelo y seque con papel de cocina. Coloque el pescado sobre la parrilla engrasada. Unte los filetes con las 2 cucharadas de mezcla de vinagre reservadas.

Espolvoree con semillas de sésamo. Ase a 10 cm de la fuente de calor entre 4 y 6 minutos por centímetro de grosor o hasta que el pescado se desmigaje fácilmente con la ayuda de un tenedor (si los filetes tienen más de 2 cm de grosor, deles una vez la vuelta a mitad de la cocción). Si lo desea, adorne los platos con hojas de col. Coloque el pescado encima y sirva con la salsa de pimienta.

Información nutricional por ración: 150 calorías, 3 g grasas totales (0 g grasas saturadas), 36 mg colesterol, 525 mg sodio, 3 g carbohidratos, 1 g fibra, 25 g proteínas.

* Los chiles picantes pueden contener aceites capaces de quemarle la piel y los ojos, por ello recomendamos manejarlos con guantes de plástico. Si toca los chiles con las manos, láveselas bien con agua y jabón.

GAMBAS CON CALABACINES Y ESPÁRRAGOS

De principio a fin: 30 minutos   **Cantidad:** 4 raciones

230	g de gambas medianas, frescas o descongeladas
	Sal (opcional)
	Pimienta negra recién molida (opcional)
5	calabacines pequeños (600 g)
230	g de espárragos frescos
1	pimiento chile jalapeño, sin semillas y cortado fino*
1	cucharada de jengibre fresco rallado
2	dientes de ajo, picados (1 cucharadita de ajo picado)
2	cucharadas de aceite de oliva virgen extra
2	cucharadas de cilantro fresco, cortado
1	cucharada de semillas de sésamo tostadas
2	cucharaditas de aceite de sésamo tostado
¼	de cucharadita de sal
¼	de cucharadita de pimienta negra recién molida
	Hojas de cilantro fresco (opcional)
	Semillas de sésamo tostadas (opcional)

1. Descongele las gambas si están congeladas, aclare y seque con papel de cocina. Salpimiéntelas si lo desea y reserve.

2. Parta por la mitad a lo largo cada calabacín. Coloque cada mitad de calabacín, boca abajo, en una tabla de cortar y corte entonces en tiras largas y finas. Reserve. Quite la parte dura de los espárragos y córtelos en trocitos de 2 cm.

3. Coloque un cestillo para cocinar al vapor en un recipiente grande y ponga el agua requerida. Lleve el agua a ebullición y coloque los espárragos en el cestillo. Deje cocinar al vapor durante 2 minutos y luego añada los calabacines. Deje al vapor 2 o 3 minutos más o hasta que las verduras queden crujientes. Escurra y mantenga en calor.

4. Mientras, en una sartén grande, sofría el jalapeño, el jengibre y el ajo en aceite caliente y a fuego medio-alto durante 30 segundos. Agregue las gambas. Sofría entre 2 y 3 minutos o hasta que las gambas queden opacas, removiendo con frecuencia. Añada las 2 cucharadas de cilantro, las semillas de sésamo, el aceite de sésamo, la sal y la pimienta. Agregue los calabacines y los espárragos y remueva bien. Pase a una bandeja. Si lo desea, espolvoree con más cilantro y/o semillas de sésamo.

Información nutricional por ración: 186 calorías, 11 g grasas totales (2 g grasas saturadas), 86 mg colesterol, 221 mg sodio, 8 g carbohidratos, 3 g fibra, 14 g proteínas.

* Los chiles picantes pueden contener aceites capaces de quemarle la piel y los ojos, por ello recomendamos manejarlos con guantes de plástico. Si toca los chiles con las manos, láveselas bien con agua y jabón.

ESTOFADO DE LENTEJAS CON JAMÓN

Preparación: 35 minutos   **Cocina:** 1 hora   **Cantidad:** De 4 a 6 raciones

1   taza de lentejas secas
1   cebolla mediana, cortada
1   taza de apio, cortado
1   taza de zanahorias, cortadas a cuadraditos
1   cucharada de aceite de oliva virgen extra
5   tazas de agua
2   pastillas de caldo de pollo
2   dientes de ajo, picado (1 cucharadita de ajo picado)
½   cucharadita de piel de limón rallada fina
¼   de cucharadita de pimienta de cayena
1   taza de jamón cocido, cortado a cubitos (unos 140 g)
2   tazas de espinacas frescas, cortadas

1. Aclare y escurra las lentejas, reserve.
2. En una cacerola grande, sofría la cebolla, el apio y las zanahorias en aceite caliente unos 10 minutos o hasta que esté tierno. Añada las lentejas, el agua, las pastillas de caldo de pollo, el ajo, la piel de limón y la pimienta. Lleve a ebullición y baje luego el fuego. Tape y deje hervir a fuego lento durante 45 minutos. Añada el jamón, deje hervir a fuego lento y sin tapar durante 15 minutos más. Agregue las espinacas y sirva de inmediato.

Información nutricional por ración: 261 calorías, 7 g grasas totales (2 g grasas saturadas), 19 mg colesterol, 948 mg sodio, 36 g carbohidratos, 17 g fibra, 20 g proteínas.

POLLO PICANTE

Preparación: 25 minutos
Cocina: 5 horas con cocción lenta o 2 ¹/₂ horas con cocción rápida   **Cantidad:** 4 raciones

	Spray de cocina antiadherente
450	g de pechuga de pollo sin piel y sin hueso, cortada en trozos de 2 cm
2	botes de 400 g de judías blancas, aclaradas y escurridas
2 ¹/₂	tazas de caldo de pollo bajo en sal
¹/₂	taza de cebolla, cortada
²/₃	de taza de pimiento verde, cortado
1	pimiento chile jalapeño, cortado fino*
¹/₂	cucharadita de comino molido
¹/₂	cucharadita de orégano seco
¹/₄	de cucharadita de pimienta blanca molida
2	dientes de ajo, picados (1 cucharadita de ajo picado)
¹/₂	taza de queso rallado (60 g) (opcional)

1. Aplique spray antiadherente a una sartén grande. Caliente la sartén a fuego medio-alto. Dore el pollo y quite toda la grasa que quede.

2. En una olla, mezcle el pollo, las judías, el caldo, la cebolla, el pimiento, el jalapeño, el comino, el orégano, la pimienta blanca y el ajo.

3. Tape y deje hervir a fuego lento entre 5 o 6 horas o a fuego alto entre 2 ¹/₂ y 3 horas. Si lo desea, al servir añada queso rallado.

Información nutricional por ración: 275 calorías, 2 g grasas totales (0 g grasas saturadas), 66 mg colesterol, 750 mg sodio, 32 g carbohidratos, 11 g fibra, 40 g proteínas.

* Los chiles picantes pueden contener aceites capaces de quemarle la piel y los ojos, por ello recomendamos manejarlos con guantes de plástico. Si toca los chiles con las manos, láveselas bien con agua y jabón.

ESTOFADO DE POLLO CON LIMA

De principio a fin: 30 minutos   **Cantidad:** 4 raciones

350	g de pechuga de pollo sin piel y sin hueso, cortada en trozos pequeños
	Sal (opcional)
	Pimienta negra recién molida (opcional)
3	dientes de ajo, picados (1 ¹/₂ cucharadita de ajo picado)
1	cucharada de aceite de oliva virgen extra
1	cucharada de chile molido
¹/₂	cucharadita de semillas de comino molidas, o ¹/₄ de cucharadita de comino molido

¼ a ½ cucharadita de pimienta roja molida (opcional)
1   bote de 450 g de caldo de pollo
½   taza de cebolla tierna, cortada
1   tomate grande, cortado
2   cucharadas de zumo de lima
1   cucharada de cilantro fresco, cortado

1. Salpimente el pollo si lo desea. En una cacerola de hierro fundido, cocine el pollo y el ajo en aceite caliente a fuego medio-alto hasta que el pollo ya no esté rosado. Agregue el chile, las semillas de comino y, si lo desea, la pimienta roja. Remueva bien durante 30 segundos. Añada el caldo de pollo y la cebolla tierna. Lleve a ebullición y después baje el fuego. Deje hervir lentamente, sin tapar, durante 10 minutos. Retire del fuego. Añada el tomate, el zumo de lima y el cilantro.

Información nutricional por ración: 178 calorías, 8 g grasas totales (1 g grasas saturadas), 45 mg colesterol, 719 mg sodio, 6 g carbohidratos, 1 g fibra, 21 g proteínas.

SOPA DE PESCADO

Preparación: 10 minutos   **Cocina:** 10 minutos   **Cantidad:** De 4 a 6 raciones

450   g de róbalo, rape y pescado para sopa sin espinas, fresco o congelado
½   taza de cebolla, cortada
½   taza de hinojo, cortado a tiras
2   dientes de ajo, picado, o 1 cucharadita de ajo picado
1   cucharada de aceite de oliva virgen extra
4   tazas de agua
2   pastillas de caldo de pescado
1   cucharada de zumo de limón
1   pastilla de caldo de pollo
½   cucharadita de romillo seco
¼   de cucharadita de semillas de hinojo, molidas
     Una pizca de azafrán (opcional)
1   hoja de laurel
4   tomates maduros, partidos por la mitad y cortados en rodajas finas
     Zumo de limón (opcional)

1. Descongele el pescado si está congelado y córtelo en trozos pequeños. Aclárelo y seque con papel de cocina. Reserve.
2. En una cacerola grande, sofría la cebolla, las tiras de hinojo y el ajo en aceite caliente y a fuego medio hasta que esté tierno. Agregue el agua, el caldo de pescado, 1 cucharada de zumo de limón, el caldo de pollo, el tomillo, las semillas de hinojo, el azafrán (si lo desea) y la hoja de laurel. Remueva hasta que se inicie la ebullición.

3. Agregue el pescado y los tomates. Recupere la ebullición y baje el fuego. Tape y deje hervir a fuego lento durante 10 minutos. Retire la hoja de laurel y, si lo desea, añada algo más de zumo de limón.

Información nutricional por ración: 176 calorías, 6 g grasas totales (1 g grasas saturadas), 46 mg colesterol, 583 mg sodio, 8 g carbohidratos, 2 g fibra, 22 g proteínas.

MINESTRONE

Preparación: 30 minutos   **Cocina:** 30 minutos   **Cantidad:** 4 raciones

1	bote de 400 g de caldo de pollo
1	bote de 450 g de tomates, cortados y sin escurrir
1 ¼	taza de agua
1	taza de col, partida
¾	de taza de salsa de tomate
½	taza de zanahoria, cortada
½	taza de apio cortado
1	cucharada de albahaca fresca cortada o 1 cucharadita de albahaca fresca
¼	de cucharadita de sal de ajo
1	bote de 450 g de judías blancas, aclaradas y escurridas
1	calabacín mediano a rodajas de ½ cm (1 ¼ tazas)
125	g de judías verdes
60	g de pasta integral (una ½ taza)
2	cucharadas de queso parmesano rallado

1. En una cacerola de hierro fundido, mezcle el caldo, los tomates sin escurrir, el agua, la cebolla, la col, la salsa de tomate, la zanahoria, el apio, la albahaca y la sal de ajo. Lleve a ebullición y luego baje el fuego. Tape y deje hervir a fuego lento durante 20 minutos.
2. Añada las judías blancas, el calabacín, las judías verdes y la pasta. Recupere la ebullición y baje de nuevo el fuego. Tape y deje hervir a fuego lento entre 10 y 15 minutos más o hasta que las verduras y la pasta estén tiernas. Espolvoree con parmesano rallado al servir.

Información nutricional por ración: 206 calorías, 2 g grasas totales (1 g grasas saturadas), 3 mg colesterol, 811 mg sodio, 43 g carbohidratos, 10 g fibra, 13 g proteínas.

ESTOFADO DE TERNERA Y CEBADA

Preparación: 25 minutos   **Cocina:** 1¼ horas   **Cantidad:** 6 raciones

350	g de ternera para estofar, cortada a cuadraditos
1	cucharada de aceite de oliva virgen extra
4	tazas de agua

1	taza de cebolla cortada
1/2	taza de apio cortado
1/2	taza de cebada
1	pastilla de caldo de carne
1	cucharadita de orégano o albahaca seca
1/4	de cucharadita de pimienta negra recién molida
2	dientes de ajo, picados (1 cucharadita de ajo picado)
1	hoja de laurel
1	taza de menestra de verdura congelada
1	bote de 450 g de tomate sin escurrir
1	taza de chirivía cortada en rodajas de 1 cm, o de patata cortada a cuadraditos

1. En una cacerola grande, dore la carne en aceite caliente. Añada el agua, la cebolla, el apio, la ceba-da, el caldo de carne, el orégano, la pimienta, el ajo y la hoja de laurel. Lleve a ebullición y baje luego el fuego. Tape y deje hervir lentamente durante una hora.

2. Añada las verduras congeladas, el tomate sin escurrir y la chirivía. Recupere la ebullición y baje lue-go el fuego. Tape y deje hervir lentamente 15 minutos más o hasta que la carne y las verduras estén tiernas. Retire la hoja de laurel.

Información nutricional por ración: 210 calorías, 6 g grasas totales (1 g grasas saturadas), 27 mg colesterol, 515 mg sodio, 23 g carbohidratos, 4 g fibra, 16 g proteínas.

ESTOFADO DE LENTEJAS CON TOMATE

Preparación: 20 minutos   **Cocina:** 45 minutos   **Cantidad:** 5 o 6 raciones

7	tazas de agua
1	bote de 450 g de tomate, sin escurrir
2	zanahorias medianas, cortadas (1 taza)
1	taza de lentejas secas, lavadas
1	taza de cebolla, cortada
1/2	taza de api,o cortado
1	pastilla de caldo de pollo
2	dientes de ajo, picados (1 cucharadita de ajo picado)
1	hoja de laurel
1/2	cucharadita de albahaca seca
1/2	cucharadita de orégano seco
1/2	cucharadita de tomillo seco
3/4	de taza de arroz integral
1/4	de taza de perejil fresco, cortado
1/2	cucharadita de sal
1/2	cucharadita de vinagre de sidra

¼   de cucharadita de pimienta negra recién molida
    Cebolla tierna (opcional)

1. En una cacerola de hierro fundido, mezcle el agua, los tomates sin escurrir, las zanahorias, las lentejas, la cebolla, el apio, la pastilla de caldo, la hoja de laurel, la albahaca, el orégano y el tomillo. Lleve a ebullición y baje luego el fuego. Tape y deje hervir lentamente durante 45 minutos.
2. Mientras, cocine el arroz siguiendo las instrucciones del paquete.
3. Retire la hoja de laurel. Agregue el perejil, la sal, el vinagre y la pimienta. Añada el arroz ya cocinado. Si lo desea, adorne con cebolla tierna.

Información nutricional por ración: 283 calorías, 1 g grasas totales (0 g grasas saturadas), 0 mg colesterol, 988 mg sodio, 53 g carbohidratos, 15 g fibra, 14 g proteínas.

ESPÁRRAGOS ASADOS CON PARMESANO

Preparación: 10 minutos   **Horneado:** 15 minutos   **Temperatura del horno:** 200º
Cantidad: 6 raciones

950   g de espárragos frescos
2   cucharadas de aceite de oliva virgen extra
      Sal
      Pimienta negra recién molida
½   taza de parmesano rallado (60 g)

1. Retire la parte más dura de los espárragos. Colóquelos sobre una fuente de horno. Aliñe con aceite cubriéndolos bien. Repártalos en una sola capa. Salpimiente.
2. Hornee en el horno a 200º durante 15 minutos o hasta que los espárragos estén tiernos, removiéndolos de vez en cuando. Pase a una bandeja y espolvoree con queso rallado.

Información nutricional por ración: 95 calorías, 7 g grasas totales (2 g grasas saturadas), 8 mg colesterol, 102 mg sodio, 4 g carbohidratos, 2 g fibra, 5 g proteínas.

BRÓCOLI CON LIMÓN Y ENELDO

De principio a fin: 25 minutos   **Cantidad:** 6 a 8 raciones

½   taza de cebolla o puerro, cortado
1   diente de ajo, picado (½ cucharadita de ajo picado)
1   cucharada de aceite de oliva virgen extra
½   taza de caldo de pollo bajo en sal
600   g de brócoli
1   cucharada de zumo de limón
1   cucharadita de maicena

2 cucharadas de eneldo fresco cortado o 1 cucharadita de eneldo seco
Sal
Pimienta fresca recien molida
Rodajas de limon (opcional)

1. En una cacerola grande, sofría la cebolla y el ajo, removiendo constantemente, durante 3 minutos o hasta que estén tiernos. Añada el caldo y lleve a ebullición. Añada el brócoli. Recupere la ebullición y baje el fuego. Tape y deje hervir lentamente entre 8 y 10 minutos o hasta que esté tierno. Pase las verduras a una bandeja, reservando el caldo en la cacerola (añada más caldo, si es necesario, hasta obtener 1/2 taza).
2. En un recipiente pequeño, mezcle el zumo de limón y la maicena. Añada el caldo de la cacerola. Cocine removiendo hasta que esté espeso. Deje hervir a fuego lento 2 minutos más. Incorpore el eneldo. Sazone con sal y pimienta. Vierta sobre las verduras y remueva bien. Si lo desea, adorne con rodajas de limón.

Información nutricional por ración: 55 calorías, 3 g grasas totales (0 g grasas saturadas), 0 mg colesterol, 90 mg sodio, 7 g carbohidratos, 2 g fibra, 2 g proteínas.

CALABACÍN Y PIMIENTOS CON QUESO FETA

De principio a fin: 25 minutos   **Cantidad:** 6 raciones

       1 cucharada de aceite de oliva virgen extra
       1 taza de cebolla, cortada
       3 calabacines medianos, cortados a rodajas de 1/2 cm (4 tazas)
       2 cucharadas de agua
    1/2 cucharadita de comino en polvo
   100 g de pimientos morrones, escurridos y cortados en tiras (1/2 taza)
       2 cucharadas de albahaca fresca, cortada
          Sal
          Pimienta negra, recién molida
       2 cucharadas de queso feta, a trocitos

1. En una sartén grande, caliente el aceite a fuego medio. Añada la cebolla y remueva unos 5 minutos o hasta que esté tierna. Añada el calabacín, el agua y el comino. Baje el fuego. Tape y deje hervir lentamente entre 3 y 5 minutos o hasta que el calabacín esté tierno.
2. Añada las tiras de pimiento morrón y la albahaca. Caliente. Salpimiente y espolvoree con el queso feta para servir.

Información nutricional por ración: 56 calorías, 3 g grasas totales (1 g grasas saturadas), 2 mg colesterol, 108 mg sodio, 6 g carbohidratos, 2 g fibra, 2 g proteínas.

ESPINACAS SECAS CON NUECES Y QUESO AZUL

De principio a fin: 15 minutos   **Cantidad:** 4 raciones

230 g de espinacas frescas o acelgas
2 cucharaditas de aceite de oliva virgen extra
2 cucharadas de nueces, cortadas y tostadas
1 cucharada de queso azul a trocitos
1/4 de cucharadita de pimienta negra, recién molida

1. Corte las espinacas en tiras de 2 cm de ancho. En una sartén grande, caliente el aceite a fuego medio-alto. Agregue las espinacas. Cocine, removiendo, durante 1 minuto o hasta que se sequen. Retire del fuego.
2. Divida las espinacas en 4 recipientes para servir. Agregue las nueces y el queso azul y espolvoree con pimienta.

Información nutricional por ración: 65 calorías, 6 g grasas totales (1 g grasas saturadas), 2 mg colesterol, 74 mg sodio, 2 g carbohidratos, 2 g fibra, 3 g proteínas.

JUDÍAS VERDES CON TOMATE AL PESTO

Preparación: 20 minutos   **Cocina:** 10 minutos   **Cantidad:** 6 a 8 raciones

600 g de judías verdes frescas
500 g de tomates pequeños, partidos por la mitad
1/4 de taza de Vinagreta de pesto
    Sal
    Pimienta negra recién molida

1. En una cacerola grande y tapada, hierva las judías verdes en una cantidad mínima de agua salada entre 10 y 15 minutos o hasta que esten tiernas. Escurra y aclare en agua fría. Seque con papel de cocina.
2. En un recipiente grande, mezcle las judías verdes y los tomates con la Vinagreta de pesto. Añada más vinagreta si es necesario. Salpimiente. Sirva de inmediato o guarde en la nevera hasta 8 horas.

VINAGRETA DE PESTO: En un recipiente mediano, mezcle 1/2 taza de pesto de albahaca de bote, 2 cucharadas de vinagre de vino blanco y 1 cucharada de zumo de limón. Agregue 1/4 de taza de aceite de oliva virgen extra, incorporándolo poco a poco y removiendo constantemente. Salpimente. Guarde en la nevera hasta el momento de su utilización o consérvelo hasta 3 días. Obtendrá 3/4 de taza.

Información nutricional por ración: 128 calorías, 8 g grasas totales (1 g grasas saturadas), 1 mg colesterol, 275 mg sodio, 13 g carbohidratos, 5 g fibra, 4 g proteínas.

ACELGAS ROJAS AL VAPOR

De principio a fin: 45 minutos **Cantidad:** 6 raciones

1.400 g de acelgas rojas, sin los tallos y cortadas
  2 cebollas grandes cortadas
  2 cucharadas de aceite de oliva virgen extra
  2 dientes de ajo, picados (1 cucharadita de ajo picado)
1/4 de taza de vinagre de jerez o de vinagre de vino tinto
1/2 cucharadita de sal
1/2 cucharadita de pimienta negra recién molida
1/2 taza de parmesano rallado (60 g)

1. Llene una cacerola de hierro fundido de 3 litros de capacidad con tres centímetros de agua. Lleve a ebullición. Ponga un cestillo para cocinar al vapor. Ponga una tercera parte de las acelgas en el cestillo. Tape y cocine al vapor durante 5 minutos o hasta que las acelgas estén tiernas. Retire y ponga en una escurridora para que suelten el agua. Reserve. Repita la operación con el resto de las acelgas.
2. En la misma cacerola, sofría la cebolla en aceite caliente a fuego medio hasta que esté tierna. Añada el ajo y fría durante 10 segundos. Añada las acelgas, el vinagre, la sal y la pimienta. Cocine removiendo hasta que se haya calentado.

Información nutricional por ración: 76 calorías, 4 g grasas totales (1 g grasas saturadas), 0 mg colesterol, 463 mg sodio, 10 g carbohidratos, 3 g fibra, 3 g proteínas.

SALSA PARA UNTAR DE PIMIENTOS MORRONES

Preparación: 25 minutos **Asado:** 10 minutos **Reposo:** 10 minutos
Nevera: De 1 a 24 horas **Cantidad:** 2 1/4 tazas

  2 pimientos rojos grandes, partidos a lo largo en cuatro trozos
  4 cucharadas de aceite de oliva virgen extra
225 g de crema de leche con queso
100 g de queso descremado blando
  1 cucharada de aceite de oliva virgen extra (opcional)
1/2 cucharadita de sal
  2 cucharadas de cebolla tierna, cortada fina
  2 cucharadas de albahaca fresca cortada, o 1 cucharadita de albahaca seca
     Verduras para untar o galletitas

1. Unte los pimientos con 4 cucharaditas de aceite de oliva. Para hacerlos a la barbacoa, coloque los pimientos, con los lados cortados hacia arriba, sobre la rejilla y directamente sobre las brasas. Ase

unos 10 minutos o hasta que la piel esté oscura. (En la cocina, precaliente la parrilla. Baje el fuego a medio-fuerte. Coloque los pimientos y cocine según las instrucciones anteriores.)

2. Envuelva bien los pimientos en papel de aluminio y deje reposar entre 10 y 15 minutos o hasta que se enfríen lo suficiente para poder tocarlos. Retire la piel de los pimientos.

3. En una batidora, mezcle hasta que quede suave los pimientos asados, la crema de leche, el queso, la cucharada de aceite (si se desea) y la sal. Pase a un recipiente mediano. Incorpore la cebolla tierna y la albahaca. Tape y deje enfriar entre 1 y 24 horas. Si lo desea, sirva con verduras para untar o galletitas.

Información nutricional por 2 cucharadas: 42 calorías, 3 g grasas totales (1 g grasas saturadas), 8 mg colesterol, 81 mg sodio, 2 g carbohidratos, 0 g fibra, 1 g proteínas.

ENSALADA DE COL CON MANZANAS Y PIMIENTOS

Preparación: 20 minutos   **Reposo:** 20 minutos
Cantidad: De 3 a 4 platos de acompañamiento

2	tazas de col roja o verde
1	pimiento pequeño rojo o verde, cortado en tiras finas (1/2 taza)
1/2	taza de manzana cortada
1/2	taza de zanahoria cortada
1/4	de taza de apio cortado fino
	Sal
1/3	de taza de yogur natural descremado
1	cucharadita de salsa ranchera para ensalada
2	cucharadas de cebollino fresco cortado

1. En una escurridora grande, mezcle la col, el pimiento, la manzana, la zanahoria y el apio. Espolvoree con un poco de sal y deje reposar 20 minutos. Escurra todo el líquido. Pase la mezcla a una ensaladera.

2. Para el aliño, mezcle en un recipiente pequeño el yogur, la salsa de ensalada y el cebollino. Si es necesario, añada un poco de agua hasta adquirir la consistencia deseada.

3. Vierta el aliño sobre la mezcla de col y remueva bien. Sirva de inmediato.

Información nutricional por ración: 100 calorías, 1 g grasas totales (0 g grasas saturadas), 2 mg colesterol, 301 mg sodio, 13 g carbohidratos, 3 g fibra, 3 g proteínas.

ENSALADA DE COL
CON VINAGRETA ASIÁTICA

De principio a fin: 35 minutos   **Cantidad:** 4 raciones

- 1   taza de guisantes frescos
- 4   tazas de col china cortada
- 1   taza de brotes de judía frescos
- 1   taza de tiras de pimiento rojo
- 1/2 taza de cebolla tierna cortada fina
- 1/2 taza de judias de soja
- 1/4 de taza de cilantro fresco cortado
- 1   cucharadita de jengibre fresco rallado
- 2   dientes de ajo, picados (1 cucharadita de ajo picado)
- 1   receta de Vinagreta asiatica (vease receta, página 173)
       Sal
       Pimienta negra recien molida

1. En una cacerola mediana tapada y con agua hirviendo con sal, hierva los guisantes 1 minuto. Escurra. Sumerja en agua helada para enfriarlos rapidamente. Escurra.

2. En un recipiente grande, mezcle los guisantes, la col china, los brotes de judía, el pimiento, la cebolla tierna, las judías de soja, el cilantro, el jengibre y el ajo. Incorpore la Vinagreta asiática y mezcle bien. Salpimente.

Información nutricional por ración: 135 calorías, 5 g grasas totales (1 g grasas saturadas), 0 mg colesterol, 1.079 mg sodio, 17 g carbohidratos, 4 g fibra, 10 g proteínas.

ENSALADA DE ESPINACAS Y ALBARICOQUES

De principio a fin: 20 minutos   **Cantidad:** 4 raciones

- 8   tazas de hojas de espinacas
- 1/3 de taza de albaricoques secos, cortados finos
- 1   cucharada de aceite de oliva virgen extra
- 1   diente de ajo, cortado fino o picado (1/2 cucharadita de ajo picado)
- 4   cucharaditas de vinagre balsámico
       Sal
       Pimienta negra, recién molida
- 2   cucharadas de almendras tostadas, partidas

1. En un recipiente grande, mezcle las espinacas con los albaricoques. Reserve.

2. En una sartén grande, caliente el aceite a fuego medio. Incorpore el ajo y fríalo removiendo hasta que esté dorado. Añada el vinagre y lleve a ebullición. Retire del fuego.

3. Mezcle las espinacas con la mezcla de vinagre. Vuelva a calentar removiendo en la sarten durante 1 minuto o hasta que las espinacas queden secas.

4. Pase la mezcla a una bandeja. Salpimiente. Espolvoree con las almendras. Sirva de inmediato.

Información nutricional por ración: 95 calorías, 6 g grasas totales (1 g grasas saturadas), 0 mg colesterol, 113 mg sodio, 9 g carbohidratos, 7 g fibra, 3 g proteínas.

CALABACINES Y CHAMPIÑONES MARINADOS

Preparación: 25 minutos   **Reposo:** 10 minutos   **Adobo:** De 8 a 24 horas
Cantidad: 6 a 8 raciones

2	cucharadas de zumo de limón
1	cucharada de escalonia, cortada
1	diente de ajo, picado ($\frac{1}{2}$ cucharadita de ajo picado)
$\frac{1}{8}$	de cucharadita de sal
1	calabacín pequeño
1	calabaza pequeña
1 $\frac{1}{2}$	taza de champiñones pequeños frescos, enteros
$\frac{1}{2}$	pimiento rojo pequeño, cortado a cuadraditos
1	cucharada de aceite de oliva virgen extra
$\frac{3}{4}$	de cucharadita de estragón u orégano fresco cortado, o $\frac{1}{8}$ de cucharadita de estragón u orégano seco
$\frac{1}{8}$	de cucharadita de pimienta negra recién molida

1. En un recipiente pequeño, mezcle el zumo de limón, la escalonia, el ajo y la sal. Deje reposar durante 10 minutos. Mientras, con un cuchillo especial para pelar verduras, corte tiras finas de calabacín y calabaza. En una bolsa de plástico con autocierre, mezcle el calabacín, la calabaza, los champiñones y el pimiento.

2. Incorpore el aceite, el estragon y la pimienta en la mezcla de zumo de limón. Vierta el adono sobre las verduras de la bolsa. Cierre la bolsa y dele la vuelta para que se mezcle todo bien. Marine en la nevera entre 8 y 24 horas, dándole la vuelta a la bolsa de vez en cuando.

3. Para servir, escurra las verduras, guardando el adobo. Disponga las verduras en una bandeja y aliñe con lo que queda de adobo.

Información nutricional por ración: 38 calorías, 3 g grasas totales (0 g grasas saturadas), 0 mg colesterol, 44 mg sodio, 3 g carbohidratos, 1 g fibra, 1 g proteínas.

PILAF DE ESPÁRRAGOS Y CEBADA

De principio a fin: 50 minutos
Cantidad: 3 platos principales o 6 platos de acompañamiento

1	taza de cebada
2	cucharadas de aceite de oliva virgen extra
½	taza de cebolla cortada fina
1	diente de ajo, picado (½ cucharadita de ajo picado)
400	g de caldo de pollo o caldo vegetal
230	g de espárragos frescos cortados en trocitos de 2 cm
½	de taza de zanahoria, rallada
¼	de taza de queso parmesano, rallado (30 g)
¼	de taza de albahaca fresca, cortada
	Sal
	Pimienta negra recién molida

1. En una cacerola grande, cocine la cebada con 1 cucharada de aceite a fuego medio durante 5 minutos o hasta que empiece a tostarse, removiendo a menudo. Agregue la cebolla, el ajo y la cucharada restante de aceite. Cocine hasta que la cebolla esté tierna.

2. Caliente el caldo en una cacerola pequeña. añada lentamente ³/₄ de taza del caldo a la cebada, removiendo constantemente. Siga cociendo y removiendo a fuego medio hasta que se haya absorbido el líquido. Añada ½ taza más de caldo, removiendo constantemente. Siga cociendo y removiendo hasta que se haya absorbido el líquido. Añada otra ½ taza de caldo y remueva hasta que el líquido esté casi absorbido por completo.

3. Agregue los espárragos y la zanahoria. Siga cociendo hasta que el líquido se haya absorbido y la cebada esté tierna. (Tendrían que ser unos 30 minutos en total.)

4. Retire del fuego y añada el queso y la albahaca. Salpimente.

Información nutricional por ración de plato principal: 166 calorías, 7 g grasas totales (2 g grasas saturadas), 6 mg colesterol, 349 mg sodio, 22 g carbohidratos, 4 g fibra, 5 g proteínas.

MEZCLA DE LEGUMBRES ASIÁTICA

Preparación: 20 minutos
Cocina: De 30 a 60 minutos (depende de las legumbres utilizadas)
Reposo: 5 minutos   **Cantidad:** 8 raciones

2	ramas de apio, cortadas en trocitos de 2 cm
1	zanahoria grande, cortada en trocitos de 2 cm
1	cebolla pequeña, cortada en trocitos de 2 cm
2	cucharadas de salsa china de ajo y judías pintas

1 trozo de 5 cm. de jengibre fresco, cortado

2 dientes de ajo, partidos por la mitad

230 g (1 ¼ de taza) de legumbres variadas* (como espelta, trigo integral, arroz salvaje, lentejas, cebada, garbanzos, quinoa), aclaradas y escurridas

3 tazas de agua

¼ de cucharadita de sal

¼ de cucharadita de pimienta negra recién molida

1. Corte un cuadrado de 30 cm de lado de tela de estopilla de doble grosor. Ponga el apio, la zanahoria, la cebolla, la salsa de judías pintas, el jengibre y el ajo en el centro del cuadrado de tela. Una las esquinas y ate con un cordel de cocina.

2. En una cacerola grande, introduzca las legumbres elegidas, el agua y la bolsita creada antes. Lleve a ebullición y baje el fuego. Tape y deje hervir a fuego lento entre 30 y 60 minutos o hasta que las legumbres estén tiernas. Retire del fuego. Deje reposar, tapado, 5 minutos. Retire la bolsa. Escurra el líquido de las legumbres. Salpimente.

Información nutricional por ración: 110 calorías, 1 g grasas totales (0 g grasas saturadas), 0 mg colesterol, 153 mg sodio, 21 g carbohidratos, 4 g fibra, 5 g proteínas.

* Puede cocinar juntos la espelta, el trigo, el arroz integral y el arroz salvaje, pues tienen entre 45 y 60 minutos de cocción. Puede cocinar juntas las lentejas, la cebada y la quinoa, pues tienen alrededor de 30 minutos de cocción. Si quiere combinar legumbres de cocción larga con otras de cocción más corta, cocine primero entre 20 y 30 minutos las legumbres de cocción más larga y luego añada hasta que estén tiernas las legumbres de cocción más corta.

MEZCLA DE LEGUMBRES MEDITERRÁNEA

Preparación: 20 minutos

Cocina: De 30 a 60 minutos (depende de las legumbres utilizadas)

Reposo: 5 minutos   **Cantidad:** 8 raciones

2 ramas de apio, cortadas en trocitos de 2 cm

1 zanahoria grande, cortada en trocitos de 2 cm

1 cebolla pequeña, cortada en trocitos de 2 cm

2 hojas de laurel

10 ramitas de tomillo fresco

10 ramitas de perejil fresco

230 g (1 ¼ de taza) de legumbres variadas* (como espelta, trigo integral, arroz salvaje, lentejas, cebada, garbanzos, quinoa), aclaradas y escurridas

3 tazas de agua

¼ de cucharadita de sal

¼ de cucharadita de pimienta negra recién molida

1. Corte un cuadrado de 30 cm de lado de tela de estopilla de doble grosor. Ponga el apio, la zanahoria, la cebolla, las hojas de laurel, el tomillo y el perejil en el centro del cuadrado de tela. Una las esquinas y ate con un cordel de cocina.

2. En una cacerola grande, introduzca las legumbres elegidas, el agua y la bolsita creada antes. Lleve a ebullición y baje el fuego. Tape y deje hervir a fuego lento entre 30 y 60 minutos o hasta que las legumbres estén tiernas. Retire del fuego. Deje reposar, tapado, 5 minutos. Retire la bolsa. Escurra el líquido de las legumbres. Salpimiente.

Información nutricional por ración: 103 calorías, 1 g grasas totales (0 g grasas saturadas), 0 mg colesterol, 64 mg sodio, 20 g carbohidratos, 4 g fibra, 4 g proteínas.

* Puede cocinar juntos la espelta, el trigo, el arroz integral y el arroz salvaje, pues tienen entre 45 y 60 minutos de cocción. Puede cocinar juntas las lentejas, la cebada y la quínoa, pues tienen alrededor de 30 minutos de cocción. Si quiere combinar legumbres de cocción larga con otras de cocción más corta, cocine primero entre 20 y 30 minutos las legumbres de cocción más larga y luego añada hasta que estén tiernas las legumbres de cocción más corta.

MEZCLA DE LEGUMBRES MEJICANA

Preparación: 20 minutos
Cocina: De 30 a 60 minutos (depende de las legumbres utilizadas)   **Reposo:** 5 minutos
Cantidad: 8 raciones

2	ramas de apio, cortadas en trocitos de 2 cm
1	zanahoria grande, cortada en trocitos de 2 cm
1	cebolla pequeña, cortada en trocitos de 2 cm
3	dientes de ajo partidos por la mitad
3	chiles de lata en salsa de adobo más 1 cucharada de salsa de adobo
4	ramitas de orégano fresco
230	g (1 1/4 de taza) de legumbres variadas* (como espelta, trigo integral, arroz salvaje, lentejas, cebada, garbanzos, quinoa), aclaradas y escurridas
3	tazas de agua
1/4	de cucharadita de sal
1/4	de cucharadita de pimienta negra recién molida

1. Corte un cuadrado de 30 cm de lado de tela de estopilla de doble grosor. Ponga el apio, la zanahoria, la cebolla, el ajo, los chiles y su salsa y el orégano en el centro del cuadrado de tela. Una las esquinas y ate con un cordel de cocina.

2. En una cacerola grande, introduzca las legumbres elegidas, el agua y la bolsita creada antes. Lleve a ebullición y baje el fuego. Tape y deje hervir a fuego lento entre 30 y 60 minutos o hasta que las legumbres estén tiernas. Retire del fuego. Deje reposar, tapado, 5 minutos. Retire la bolsa. Escurra el líquido de las legumbres. Salpimente.

Información nutricional por ración: 103 calorías, 1 g grasas totales (0 g grasas saturadas), 0 mg colesterol, 73 mg sodio, 20 g carbohidratos, 4 g fibra, 4 g proteínas.

* Puede cocinar juntos la espelta, el trigo, el arroz integral y el arroz salvaje, pues tienen entre 45 y 60 minutos de cocción. Puede cocinar juntas las lentejas, la cebada y la quinoa, pues tienen alrededor de 30 minutos de cocción. Si quiere combinar legumbres de cocción larga con otras de cocción más corta, cocine primero entre 20 y 30 minutos las legumbres de cocción más larga y luego añada hasta que estén tiernas las legumbres de cocción más corta.

TABULÉ DE TRIGO

Preparación: 25 minutos   **Cocina:** 1 hora   **Cantidad:** 6 raciones

2 $2/3$ de taza de trigo, cocido*
 $3/4$ de taza de tomate, cortado
 $3/4$ de taza de pepino, cortado
 $1/2$ taza de perejil fresco, cortado
 $1/4$ de taza de cebolla tierna, cortada fina
 1   cucharada de menta fresca, cortada
 3   cucharadas de aceite de oliva virgen extra
 3   cucharadas de zumo de limón
 $1/4$ de cucharadita de sal
     Pepino a rodajas (opcional)
     Limón a rodajas (opcional)

1. En un recipiente grande, mezcle el trigo cocido, el tomate, el pepino, el perejil, la cebolla tierna y la menta.
2. Para el aliño, mezcle en un recipiente con tapón de rosca el aceite, el zumo de limón y la sal. Tape y agite bien. Aliñe la mezcla de trigo cocido.
3. Para servir, si lo desea, disponga rodajas de pepino y limón alrededor de la bandeja.

Información nutricional por ración: 142 calorías, 7 g grasas totales (1 g grasas saturadas), 0 mg colesterol, 86 mg sodio, 17 g carbohidratos, 2 g fibra, 3 g proteínas.

Instrucciones para preparar con antelación: Prepare hasta el paso 2. Tape y deje enfriar hasta 24 horas. Para servir, si lo desea, disponga también las rodajas de pepino y limón.

* Para cocer el trigo, en una cacerola mediana lleve a ebullición 400 g de caldo de pollo y $1/4$ de taza de agua. Añada 1 taza de copos de trigo lavado y escurrido. Recupere la ebullición y baje el fuego. Tape y deje hervir lentamente una hora o hasta que el trigo esté tierno. Escurra. Tape y guarde en la nevera hasta 3 días.

ENSALADA DE TRIGO Y LENTEJAS

Preparación: 30 minutos   **Cocina:** 1 ¹/₂ hora   **Cantidad:** 12 raciones

-   3   tazas de agua
-   1/2   taza de trigo
-   1/2   taza de lentejas
-   1/3   de taza de zumo de limón
-   2   cucharadas de escalonia cortada fina
-   1   diente de ajo, picado (1/2 cucharadita de ajo picado)
-   1   cucharada de mostaza de Dijon
-   1/3   de taza de aceite de oliva virgen extra
-   1/2   cucharadita de pimienta roja molida
     Sal
     Pimienta negra recién molida
-   1   bote de 450 g de garbanzos, escurridos
-   1   tomate mediano, cortado
-   1   pepino pequeño, cortado
-   1/2   taza de perejil fresco, cortado
-   1/2   taza de cebollas tiernas, cortadas
-   2   cucharadas de albahaca fresca cortada, o 2 cucharaditas de albahaca seca

1. En una cacerola mediana, mezcle el agua y el trigo. Lleve a ebullición y baje el fuego. Tape y deje hervir lentamente durante 1 hora. Añada las lentejas. Siga cociendo 30 minutos más o hasta que todo esté tierno. Escurra. Enfríe a temperatura ambiente.

2. Para el aliño, mezcle en un recipiente mediano el zumo de limón, la escalonia y el ajo. Deje reposar 5 minutos. Añada la mostaza. Incorpore el aceite en un chorrito fino removiendo constantemente hasta que quede bien mezclado. Incorpore la pimienta roja. Salpimente. Reserve.

3. En un recipiente grande, mezcle el trigo, las lentejas, los garbanzos, el tomate, el pepino, el perejil, la cebolla tierna y la albahaca. Aliñe bien. Salpimente.

Información nutricional por ración: 162 calorías, 7 g grasas totales (1 g grasas saturadas), 0 mg colesterol, 202 mg sodio, 22 g carbohidratos, 5 g fibra, 6 g proteínas.

NIEVE DE FRESAS Y CÍTRICOS

De principio a fin: 10 minutos   **Cantidad:** 3 raciones

-   170   g de fresas enteras congeladas y sin azúcar (1 ¹/₃ de taza)
-   1   lata de refresco de pomelo *light* con gas
-   1   taza de cubitos de hielo
-   2   cucharaditas de sustituto del azúcar
-   ¹/₄   de cucharadita de extracto de naranja o de lima (opcional)

1. En una batidora, mezcle las fresas, el refresco con gas, los cubitos, el sustituto del azúcar y, si se desea, el extracto de naranja o de lima. Mezcle bien y divida el resultado en 3 copas de vino.

Información nutricional por ración: 22 calorías, 0 g grasas totales (0 g grasas saturadas), 0 mg colesterol, 24 mg sodio, 6 g carbohidratos, 1 g fibra, 0 g proteínas.

FRUTAS DEL BOSQUE CON SALSA DE ALMENDRAS

De principio a fin: 10 minutos   **Cantidad:** 6 raciones

   2   tazas de moras frescas
   1   taza de arándanos frescos
   3/4 de taza de crema de leche descremada o yogur natural descremado
        Sustituto del azúcar equivalente a 1 1/2 cucharadita de azúcar
   1/2 a 3/4 de cucharadita de extracto de almendra

1. Reparta las moras y los arándanos en 6 platos de postre. Reserve.
2. En un recipiente pequeño, mezcle la crema de leche, el sustituto del azúcar y el extracto de almendra. Reparta la mezcla sobre los frutos del bosque.

Información nutricional por ración: 69 calorías, 3 g grasas totales (2 g grasas saturadas), 10 mg colesterol, 21 mg sodio, 8 g carbohidratos, 4 g fibra, 3 g proteínas.

GRANIZADO DE FRUTA TROPICAL

Preparación: 15 minutos   **Congelador:** 6 horas
Cantidad: 8 vasos grandes o 12 pequeños

   1/2 taza de agua hirviendo
   1   paquete de gelatina sin azúcar de limón, frutas variadas o fresa, para 4 raciones
   1   lata de 450 g de piña
   2   plátanos medianos, cortados

1. Mezcle en un recipiente el agua hirviendo y la gelatina hasta que ésta se disuelva. Vierta en una batidora. Añada la piña y el plátano. Bata hasta que quede fino.
2. Vierta 1/2 taza de la mezcla de frutas en los vasitos de papel o plástico. Tápelos con papel de aluminio. Con la punta de un cuchillo, haga un pequeño agujero en el papel de aluminio de cada vasito. Inserte un palillo de madera a través de ese agujero. Congele 6 horas o hasta que la mezcla quede firme.
3. Para servir, pase rápidamente los vasitos por agua caliente para ablandar un poco la mezcla de frutas. Retire el papel de aluminio para poderlo beber.

Información nutricional por vaso grande: 65 calorías, 0 g grasas totales (0 g grasas saturadas), 0 mg colesterol, 29 mg sodio, 15 g carbohidratos, 1 g fibra, 1 g proteínas.

TARTITAS DE MANZANAS Y ARÁNDANOS

Preparación: 30 minutos   **Horneado:** 40 minutos   **Enfriamiento:** 15 minutos
Temperatura del horno: 190°   **Cantidad:** 6 tartitas

2	manzanas medianas, peladas y cortadas a trozos
2/3	de taza de arándanos frescos o congelados
1	cucharada de sustituto de azúcar, o 2 cucharadas de miel
1/4	de cucharadita de extracto de manzana
1 1/3	de taza de harina integral para pastelería
1/4	de cucharadita de sal
1/8	de cucharadita de extracto de manzana
1/3	de taza de aceite de oliva virgen extra
3	cucharadas de leche descremada

1. En un recipiente mediano, mezcle las manzanas, los arándanos, el sustituto del azúcar y el 1/4 de cucharadita de extracto de manzana. Reserve.

2. En otro recipiente mediano, mezcle la harina, la sal y el 1/8 de cucharadita de extracto de manzana. Agregue el aceite y la leche a la vez. Remueva ligeramente con un tenedor hasta formar bien la masa. Divida la masa en 6 partes. Utilice moldes de tartita con fondo desmontable para introducir en ellas la masa, presionándola bien en su interior. Reparta la mezcla de fruta entre las tartitas. Colóquelas en una fuente de horno. Cúbralas con un trozo grande de papel de aluminio. Hornee unos 20 minutos o hasta que la fruta esté tierna. Deje enfriarlas luego durante 15 minutos. Desmolde con cuidado. Sirva frías o calientes.

Información nutricional por tartita: 205 calorías, 12 g grasas totales (1 g grasas saturadas), 0 mg colesterol, 84 mg sodio, 23 g carbohidratos, 3 g fibra, 3 g proteínas.

PASTELITOS DE MELOCOTÓN Y FRUTAS DEL BOSQUE

Preparación: 35 minutos   **Horneado:** 15 minutos   **Temperatura del horno:** 200°
Cantidad: 8 raciones

1	taza de harina integral de pastelería
1 1/2	cucharadita de levadura
1/4	de cucharadita de jengibre molido o canela molida
1/8	de cucharadita de sal

2 cucharadas de mantequilla
1/3 de taza de agua fría
  4 cucharaditas de maicena
  2 cucharadas de sustituto del azúcar, o 2 cucharadas de miel
  3 tazas de trozos de melocotón, frescos o descongelados, pelados y sin azúcar
  2 tazas de frambuesas y/o arándanos, frescos o descongelados, sin azúcar
1/3 de taza de yogur natural descremado
  1 huevo ligeramente batido
    Jengibre en polvo o canela en polvo (opcional)

1. Para la cobertura, mezcle en un recipiente mediano la harina, la levadura, el 1/4 de cucharadita de jengibre y la sal. Con un amasador, añadir la mantequilla hasta que la mezcla quede en forma de migajas. Reserve.

2. Para el relleno, mezcle en una cacerola grande el agua y la maicena. Agregue el sustituto del azúcar. Añada el melocotón. Caliente y remueva hasta que quede espeso y empiece a hervir. Añada las frutas del bosque. Siga removiendo hasta que empiece a hervir. Tape y mantenga el relleno caliente mientras termina con la cobertura.

3. Para acabar con la cobertura, mezcle en un recipiente pequeño el yogur y el huevo. Añada esta mezcla a la harina, removiendo hasta que se humedezca bien.

4. Divida el relleno en 8 flaneras de 170 g de capacidad o en 4 cazuelitas de 280 a 340 g de capacidad.* Con una cuchara, vierta la cobertura sobre el relleno caliente. Ponga un montón en cada flanera o dos en caza cazuelita. Coloque los recipientes en la fuente del horno.

5. Hornee a 200° entre 15 y 20 minutos, o hasta que cuando inserte un palillo en la cobertura salga limpio. Enfríe un poco. Si lo desea, espolvoree con más jengibre. Sirva caliente.

Información nutricional por ración: 128 calorías, 4 g grasas totales (2 g grasas saturadas), 35 mg colesterol, 114 mg sodio, 22 g carbohidratos, 4 g fibra, 4 g proteínas.

* Para hacer un solo pastel, pase el relleno caliente a una fuente de horno cuadrada. Con una cucharada, ponga la cobertura sobre 8 montones de relleno caliente. Hornee a 200° unos 20 minutos o hasta que cuando inserte un palillo en la cobertura salga limpio.

ÍNDICE DE RECETAS

T

V